U0294829

中国工程院院士
是国家设立的工程科学技术方面的最高学术称号，为终身荣誉。

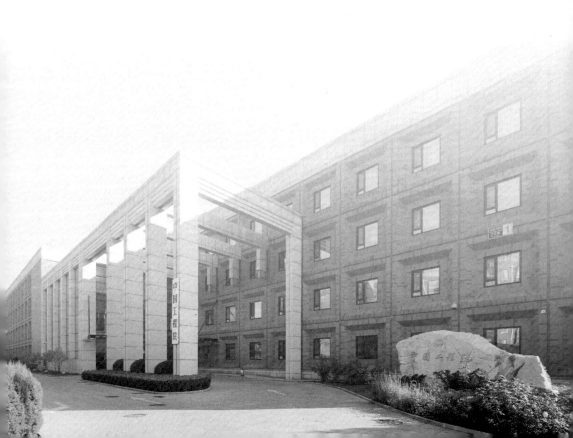

中国工程院院士传记

邱蔚六传

严伟明 著

人民卫生出版社

图书在版编目（CIP）数据

中国工程院院士传记:邱蔚六传 / 中国工程院组织编写.
—北京：人民卫生出版社，2018
ISBN 978-7-117-26072-5

I.①中… II.①中… III.①邱蔚六 – 传记 IV.①K826.2

中国版本图书馆 CIP 数据核字（2018）第 050636 号

人卫智网	www.ipmph.com	医学教育、学术、考试、健康，购书智慧智能综合服务平台
人卫官网	www.pmph.com	人卫官方资讯发布平台

中国工程院院士传记——邱蔚六传

组织编写：中国工程院
出版发行：人民卫生出版社（中继线 010-59780011）
地　　址：北京市朝阳区潘家园南里 19 号
邮　　编：100021
E - mail：pmph @ pmph.com
购书热线：010-59787592　010-59787584　010-65264830
印　　刷：北京虎彩文化传播有限公司
经　　销：新华书店
开　　本：710×1000　1/16　印张：30　插页：6
字　　数：390 千字
版　　次：2018 年 7 月第 1 版　2023 年 9 月第 1 版第 2 次印刷
标准书号：ISBN 978-7-117-26072-5
定　　价：88.00 元

打击盗版举报电话：010-59787491　E-mail：WQ @ pmph.com
（凡属印装质量问题请与本社市场营销中心联系退换）

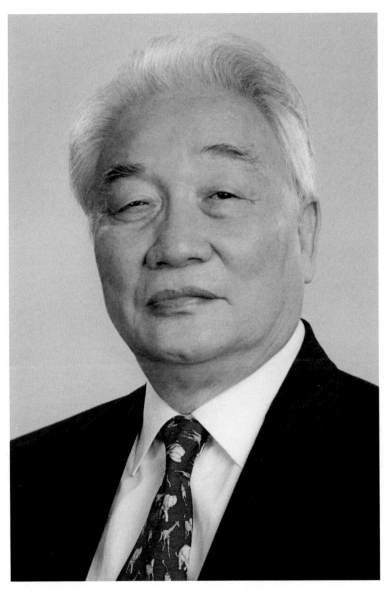

邱蔚六

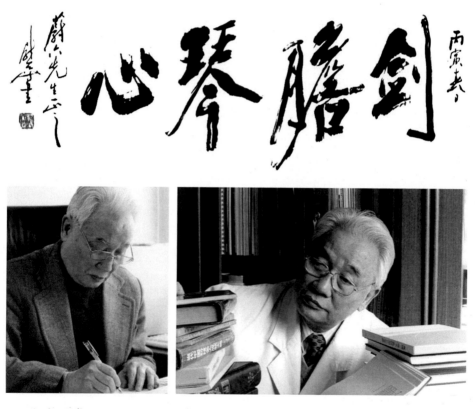

胡勤刚博士敬赠给恩师邱蔚六"剑胆琴心"横幅（著名书法家尉天池书）

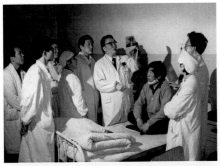
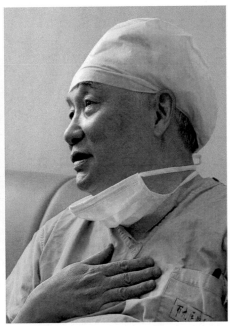
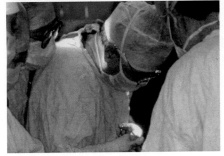

查房　手术

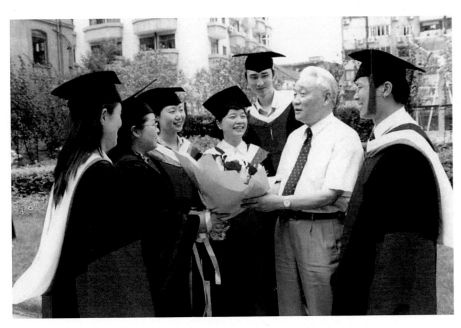

和博士研究生在一起

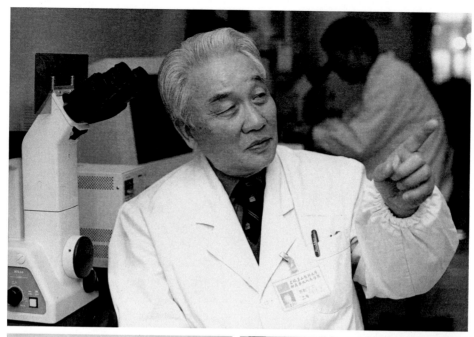

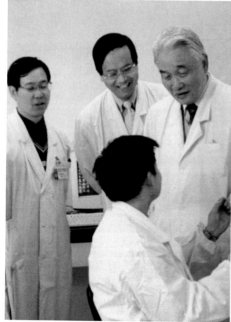

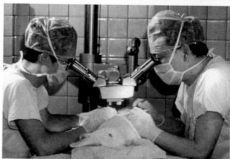

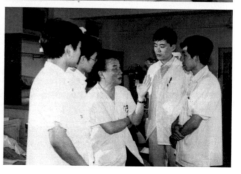

带教研究生

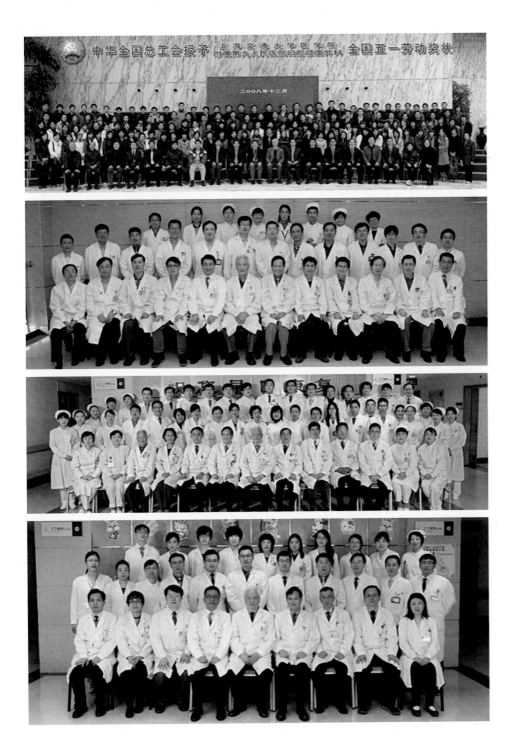

团队风采　荣获"全国五一劳动奖状"先进集体——九院口腔颌面外科学系下三个科室合影（从上至下依次为口腔颌面 - 头颈肿瘤科、口腔颅颌面科和口腔外科）

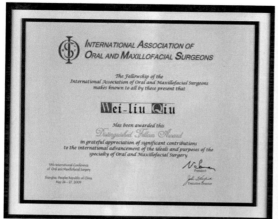

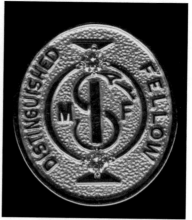

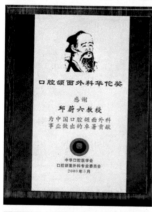

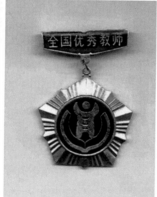

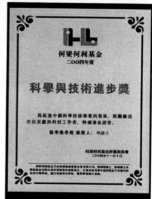

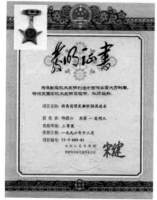

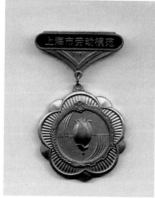

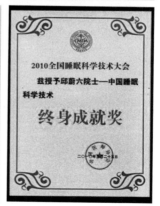

荣光掠影　从上到下从左到右依次是：国际口腔颌面外科医师学会"杰出会士奖"的奖状及徽章；中国口腔颌面外科华佗奖；全国优秀教师；何梁何利科技进步奖；国家发明三等奖；上海市劳动模范；中国睡眠科学技术终身成就奖

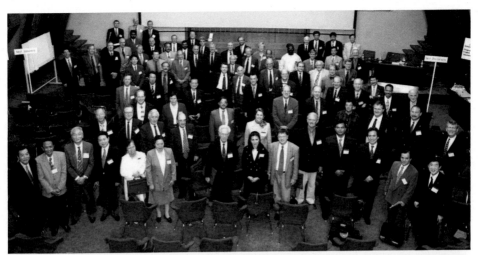

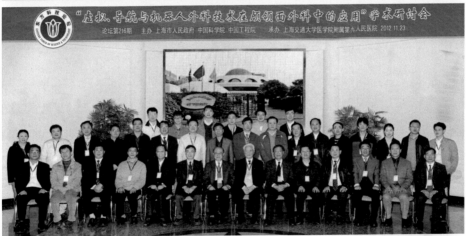

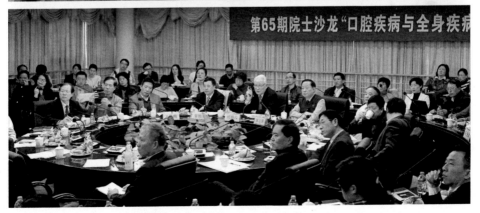

从上到下：国际口腔颌面外科第13届成员合影（1997年，日本京都）。主持216期东方论坛。主持65期院士沙龙

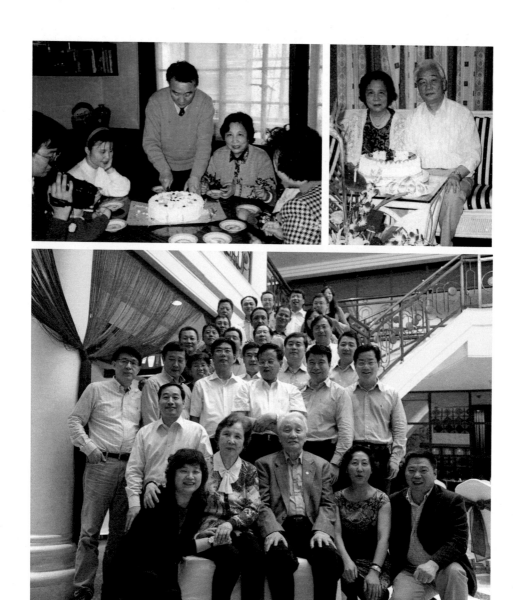

从上到下、从左到右依次是：甲子初度，七十尚惑，八十耄耋和家人学生在一起

中国工程院院士传记系列丛书

领导小组

顾　　问：宋　健　徐匡迪

组　　长：周　济

副组长：陈左宁　黄书元　辛广伟

成　　员：董庆九　任　超　沈水荣　于　青
　　　　　高中琪　王元晶　高战军

编审委员会

主　　任：陈左宁　黄书元

副主任：于　青　高中琪　董庆九

成　　员：葛能全　王元晶　陈鹏鸣　侯俊智　王　萍
　　　　　吴晓东　王成俊　黎青山　侯　春

编撰出版办公室

主　　任：侯俊智　吴晓东

成　　员：王成俊　侯　春　贺　畅　徐　晖　邵永忠　陈佳冉
　　　　　汪　逸　吴广庆　郑召霞　郭永新　王晓俊　范桂梅
　　　　　王爱红　宗玉生　唐海英　张　健　黄海涛　李冬梅
　　　　　于泽华

总　序

　　20 世纪是中华民族千载难逢的伟大时代。千百万先烈前贤用鲜血和生命争得了百年巨变、民族复兴,推翻了帝制,击败了外侮,建立了新中国,独立于世界,赢得了尊严,不再受辱。改革开放,经济腾飞,科教兴国,生产力大发展,告别了饥寒,实现了小康。工业化雷鸣电掣,现代化指日可待。巨潮洪流,不容阻抑。

　　忆百年前之清末,从慈禧太后到满朝文武开始感到科学技术的重要,办"洋务",派留学,改教育。但时机瞬逝,清廷被辛亥革命推翻。五四运动,民情激昂,吁求"德、赛"升堂,民主治国,科教兴邦。接踵而来的,是 14 年抗日战争和 3 年解放战争。恃科学救国的青年学子,负笈留学或寒窗苦读,多数未遇机会,辜负了碧血丹心。

　　1928 年 6 月 9 日,蔡元培主持建立了中国近代第一个国立综合科研机构——中央研究院,设理化实业研究所、地质研究所、社会科学研究所和观象台 4 个研究机构,标志着国家建制科研机构的诞生。20 年后,1948 年 3 月 26 日遴选出 81 位院士(理工 53 位,人文 28 位),几乎都是 20 世纪初留学海外、卓有成就的科学家。

　　中国科技事业的大发展是在新中国成立以后。1949 年 11 月 1 日成立了中国科学院,郭沫若任院长。1950—1960 年有 2500 多名留学海外的科学家、工程师回到祖国,成为大规模发展中国科技事业的第一批领导骨干。国家按计划向前苏联、东欧各国派遣 1.8 万名各类科技人员留学,全都按期回国,成为建立科研和现代工业的骨干力量。高等学校从新中国成立初期的 200 所增加到 600 多所,年招生增至

28 万人。到 21 世纪初,高等学校有 2263 所,年招生 600 多万人,科技人力总资源量超过 5000 万人,具有大学本科以上学历的科技人才达 1600 万人,已接近最发达国家水平。

新中国成立 60 多年来,从一穷二白成长为科技大国。年产钢铁从 1949 年的 15 万吨到 2011 年的粗钢 6.8 亿吨、钢材 8.8 亿吨,几乎是 8 个最发达国家(G8)总产量的两倍,20 世纪 50 年代钢铁超英赶美的梦想终于成真。水泥年产 20 亿吨,超过全世界其他国家总产量。中国已是粮、棉、肉、蛋、水产、化肥等世界第一生产大国,保障了 13 亿人口的食品和穿衣安全。制造业、土木、水利、电力、交通、运输、电子通信、超级计算机等领域正迅速逼近世界前沿。"两弹一星"、高峡平湖、南水北调、高速公路、航空航天等伟大工程的成功实施,无可争议地表明了中国科技事业的进步。

党的十一届三中全会后,改革开放,全国工作转向以经济建设为中心。加速实现工业化是当务之急。大规模社会性基础设施建设、大科学工程、国防工程等是工业化社会的命脉,是数十年、上百年才能完成的任务。中国科学院张光斗、王大珩、师昌绪、张维、侯祥麟、罗沛霖等学部委员(院士)认为,为了顺利完成中华民族这项历史性任务,必须提高工程科学的地位,加速培养更多的工程科技人才。中国科学院原设的技术科学部已不能满足工程科学发展的时代需要。他们于 1992 年致书党中央、国务院,建议建立"中国工程科学技术院",选举那些在工程科学中做出重大创造性成就和贡献、热爱祖国、学风正派的科学家和工程师为院士,授予终身荣誉,赋予科研和建设任务,指导学科发展,培养人才,对国家重大工程科学问题提出咨询建议。中央接受了他们的建议,于 1993 年决定建立中国工程院,聘请 30 名中国科学院院士和遴选 66 名院士共 96 名为中国工程院首批院士。1994 年 6 月 3 日,召开了中国工程院成立大会,选举朱光亚院士为首任院长。中国工程院成立后,全体院士紧密团结全国工程科技界共同奋斗,在各条战线上都发挥了重要作用,做出了新的贡献。

　　中国的现代科技事业起步比欧美落后了 200 年，虽然在 20 世纪有了巨大进步，但与发达国家相比，还有较大差距。祖国的工业化、现代化建设，任重路远，还需要数代人的持续奋斗才能完成。况且，世界在进步，科学无止境。欲把中国建设成科技强国，屹立于世界，必须继续培养造就数代以千万计的优秀科学家和工程师，服膺接力，担当使命，开拓创新，更立新功。

　　中国工程院决定组织出版《中国工程院院士传记》丛书，以记录他们对祖国和社会的丰功伟绩，传承他们治学为人的高尚品德、开拓创新的科学精神。他们是科技战线的功臣、民族振兴的脊梁。我们相信，这套传记的出版，能为史书增添新章，成为史乘中宝贵的科学财富，俾后人传承前贤筚路蓝缕的创业勇气、魄力和为国家、人民舍身奋斗的奉献精神。这就是中国前进的路。

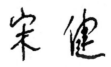

序

悬壶济世　学界楷模

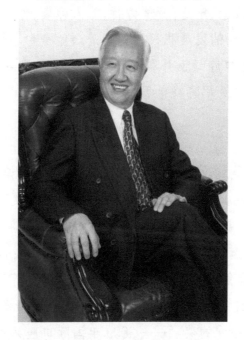

　　值此邱蔚六教授行医执教著研60周年之际，一本40万字的中国工程院院士传记《邱蔚六传》即将问世。作为邱蔚六教授的同道与挚友有幸先睹全书并撰写序言，我感到万分荣幸，并向广大读者热忱推荐此书。

　　60年在人类历史的长河中，只是短暂的一瞬。但自1955年邱蔚六教授开启其行医执教航程的60年来，是辛勤耕耘的60年，是开拓创新的60年，是桃李满园的60年，是硕果累累的60年。我是邱蔚六教授的学弟，我与他有几十年亲密合作共事的难忘经历。在我的心目中，他是一位悬壶济世的名医，一位传道授业的良师，一位勇于创新的智者,一位德高望重的楷模。

口腔医学的泰斗

邱蔚六教授是我国口腔医学界首位中国工程院院士。他与老一辈和同辈的专家开创和建立了被国际学术界誉为"中国式"的口腔颌面外科。作为医者,他践行救死扶伤的誓言,为无数患者解除病痛;作为教授,他传道、授业、解惑,身体力行,为人师表;作为院士,他高瞻远瞩,为中国医学事业的发展积极建言献策。他是中华口腔医学会名誉会长,他作为国际口腔颌面外科医学会理事会中唯一的中国代表,为中国口腔颌面外科医学跻身世界先进行列做出了突出贡献。

开拓创新的闯将

邱蔚六院士是践行上海交通大学医学院院训"博学、勤思、大爱、精诚"的光辉典范。他建立了以外科为主的口腔颌面部恶性肿瘤综合序列治疗模式,创造性地应用游离前臂皮瓣行软腭再造术,为因肿瘤切除后造成语言与吞咽障碍的患者带来了福音;他大力提倡学科交叉合作,与同事们一起建立了中国第一株人舌癌及涎腺癌的细胞系……我不想在此一一罗列他丰硕的科研成果和诸多科技成果奖项,我只想提出一项特殊的奖项——2009年国际口腔颌面外科医师学会"杰出会士奖"。这是全球口腔颌面外科领域的最高荣誉奖项,先后一共颁发给全球七位专家,邱蔚六院士是第六位和亚洲第一人。

甘为人梯的良师

蜚声中外的邱蔚六院士不仅是一位名医、一位巨匠,同时又是一位传道授业的智者、一位甘为人梯的师长。几十年来,邱蔚六院士精心培养了一大批口腔医学人才,组建了一支结构合理、有战斗力的学术团队。他的许多得意门生都已成为全国各地的学界精英,诸如上海交通大学医学院附属第九人民医院前院长张志愿教授、南京大学口腔医学院的胡勤刚院长等。给我印象最深刻的是他常对学生说的一句话："做人与做事是人生飞翔的一对翅膀。"这既是他自身的生动写照，也是他给莘莘学子的肺腑箴言。邱蔚六院士先后荣获全国和上海市优秀教师、上海科教系统伯乐奖及国际牙医学院大师等头衔，真可谓实至名归。

剑胆琴心的常人

邱蔚六院士是一位蜚声中外的学界泰斗，但又是一位和蔼可亲、魅力四射的普通人。他儒雅潇洒，他和蔼可亲，他平易近人，他多才多艺，在他身上我更加体会到医者的仁心仁术。在他的成就中，我更加体会到"人的医学"的精髓内涵，我特别欣赏他的座右铭：

为人之道——严于律己，宽以待人，做人知不足；

从医之道——救死扶伤，为民悬壶，仁术德为先；

执教之道——授之以渔，甘为人梯，青定胜于蓝；

著研之道——渴求创意，永不言弃，攀高无止境。

最后，我想以2005年邱蔚六院士的一首诗中的两句话作为拙序的结语："夕阳无限风光好，耄耋之年犹奋蹄"。

原上海第二医科大学校长

世界卫生组织医学官员

现上海交通大学医学院顾问

王飞

2015年11月28日

目　录

导言

国际口腔颌面外科医师学会最高奖项的获得者

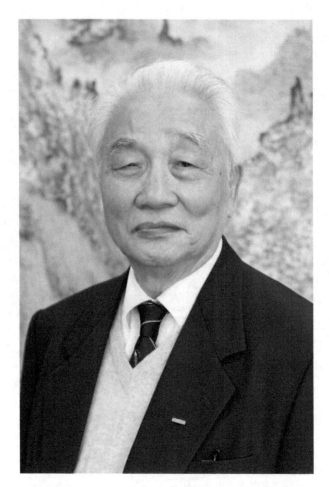

邱蔚六院士近影

邱蔚六院士人生格言——

为人之道：严于律己，宽以待人，做人知不足。

从医之道：救死扶伤，为民悬壶，仁术德为先。

执教之道：授之以渔，甘为人梯，青定胜于蓝。

著研之道：渴求创意，永不言弃，攀高无止境。

半个多世纪的执着，
只为心中的梦想

每个人都有自己的梦想，而实现梦想又是多少人梦寐以求的事。作为长期从事口腔颌面外科工作，擅长颌面部肿瘤、颌面整复外科与颞下颌关节外科的上海交通大学医学院附属第九人民医院邱蔚六院士，他的梦想又是什么呢？

在邱蔚六眼里，梦想就是如此令人着迷，让人为之奋斗不息。他风趣地说：一只毛毛虫因为有了变成蝴蝶的梦想，才会破茧而出，重获新生；一粒种子因为有了长成参天大树的梦想，才会不惧风雨，茁壮成长……有了冲向未来的梦想，我们的人生才会更加光彩夺目。英国诗人济慈说过："青春的梦想是未来真实的投影"。当年上大学正值青春年少的我们，更敢于梦想。历史上的诸多名人正是在年轻时创造了辉煌。牛顿在二十几岁时创建了微积分学，爱因斯坦也是在二十几岁时提出了著名的相对论。毋庸置疑的是，他们从儿童时代起，就不缺乏梦想。因此，当年年轻的他，正值追求梦想的黄金时期。就让自己用行动追梦，用自己火热的激情和聪明的才智，为自己的青春年华和未来岁月留下一抹绚烂夺目的色彩。

"决心即力量,信心即成功",这是邱蔚六为了圆梦的助推名言。

方形的脸庞,结实的身架,厚实的茶色眼镜镜片下面有一双睿智的眼睛透着执着和智慧。正是凭着这种执着和智慧,邱蔚六在医学领域留下了一行行闪光的足迹。

他在口腔颌面外科医学领域已经奋斗了半个多世纪,六十载弹指一挥间。满头的乌丝已花白,青涩的年轻住院医生成了闻名遐迩的名医专家,中国口腔医学界的中国工程院院士。

60多年前,他拒绝平庸,怀揣着救死扶伤的梦想、大医精诚的信念默默前行,毅然迈向追寻梦想的远方。虽然那是一条充满荆棘的艰难崎岖的路,但邱蔚六凭着对口腔颌面外科医学事业的满腔热忱和无限忠诚,付出了常人难以理解和想象的艰辛,终于跨过了看似不可企及的"鸿沟",用勤奋、坚韧、敬业和忠诚谱写了一曲令人敬佩的铿锵交响! 实现了中国口腔颌面外科事业的开拓者梦想!

作者扳指算来,近30年,邱蔚六收获了35枚奖牌、奖杯和奖章——

自1980年4月,邱蔚六的"颅颌面联合切除术治疗晚期颌面部恶性肿瘤"荣获卫生部科技成果乙等奖(相当于现在科学技术进步二等奖)荣誉称号,从此以后,他一发而不可收,成了"获奖专业户"。

历年来,他所获得国家级奖项的有:何梁何利科学技术进步奖(2004年)、游离前臂皮瓣软腭再造术(发明三等奖,1996年)、经关节镜滑膜下硬化疗法治疗习惯性颞下颌关节脱位(发明四等奖,1997年)、口腔颌面肿瘤根治术后的缺损与功能重建(科学技术进步二等奖,2007年)。

获得的省(市)科学技术进步一、二等奖项的有:口腔颌面-头颈部恶性肿瘤超声热化疗的基础研究及临床应用(上海市一等奖,2011年)、口腔颌面肿瘤术后缺损修复与功能重建(上海市一等奖,2000年)、舌鳞状细胞癌生物学特性及其防治实验研究(国家教委一等奖,1995年)、先天性唇腭裂的综合治疗(上海市二等奖,1991年)、

何梁何利基金2004年度颁奖典礼暨基金成立十周年纪念大会

2004年11月10日 于人民大

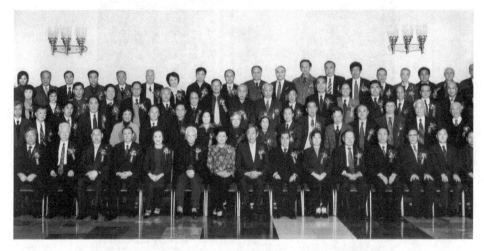

第十届何梁何利基金科学与技术进步奖颁奖典礼合影（第二排右二为邱蔚六）

腭成形术后的综合临床评价（国家教委二等奖，1998年）、颅面联合切除术治疗晚期口腔颌面部恶性肿瘤（上海市二等奖，1999年）以及口腔癌根治术后立即整复加放射治疗的应用研究（教育部二等奖，2002年）等。

获得教材或参考书类一、二等奖项的有：教材《口腔颌面外科学》第4版（教育部一等奖，2002年）、参考书《头颈肿瘤学》（原卫生部二等奖，1997年）等。

1991年起享受政府特殊津贴待遇。同时，他还先后荣获1989年度全国优秀教师、1996年度上海市高校优秀教师、1997年度上海市劳动模范、2004年首届中国医师扬子杯奖、2004年度全国卫生系统先进工作者、2007年度上海科教系统伯乐奖荣誉称号；2005年获中国头颈肿瘤外科20年突出贡献奖、2009年获中国口腔颌面外科华佗奖、2010年获中国睡眠科学技术终身成就奖、2013年获中国生物医学工程学会终身贡献奖、2014年获中国口腔医学教育杰出贡献奖，等等。值得一提的是：2009年国际口腔颌面外科医师学会将其最高奖

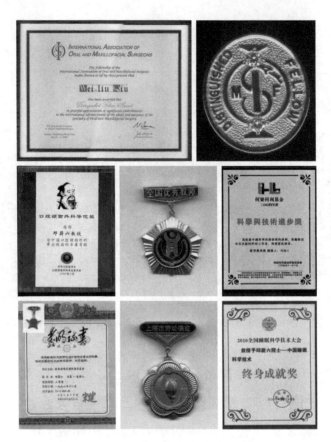

荣光掠影 从上到下、从左到右依次是：国际口腔颌面外科医师学会"杰出会士奖"的奖状及徽章；中国口腔颌面外科华佗奖；全国优秀教师；何梁何利科学与技术进步奖；国家发明三等奖；上海市劳动模范；中国睡眠科学技术终身成就奖

项——"杰出会士奖"这一至高无上的殊荣授予他。此前，全球只有五人获得过这一目前世界口腔颌面外科领域的最高荣誉奖项，而在亚洲，邱蔚六则是第一人。

如果说医疗工作60年的后35年属于他人生事业收获期的话，那么，前25年则是他艰辛跋涉、励精图治的夯基阶段。春华秋实，邱蔚六的人生轨迹，印证了一句古语的深刻哲理："有志者，事竟成"！

他为祖国赢得了荣誉

2009 年 5 月 23 日至 27 日，由国际口腔颌面外科医师学会（International Association of Oral and Maxillofacial Surgery，IAOMS）主办、中国口腔颌面外科学会（Chinese Society of Oral and Maxillofacial Surgery，CSOMS）、中国香港口腔颌面外科医师学会承办的为期 5 天的第 19 届国际口腔颌面外科学术大会（International Conference on Oral and Maxillofacial Surgery，ICOMS）在上海国际会议中心隆重举行。这是被业界称为"口腔颌面外科学界的奥林匹克盛会"，来自 76 个国家和地区的 1500 余名代表（其中，国外代表近千名）出席会议。这是在我国举行的口腔颌面外科国际会议中规模最大、国外代表最多的一次盛会。

其中，这次盛会的一项重要议程就是隆重举行国际口腔颌面外科医师学会的最高奖项——"杰出会士奖"的颁奖典礼。让国人感到自豪的是：在热烈的掌声和欢快的乐曲声中，荣膺这一殊荣的邱蔚六微笑着上台受奖。

"邱蔚六教授，恭喜！恭喜！"国际口腔颌面外科医师学会主席 Nabil Samman 教授亲切地为邱蔚六教授颁奖，并连连与他握手。邱蔚六激动地说："这份荣誉不仅属于我，而且它属于中国所有的口腔颌面外科医生。"

国际口腔颌面外科医师学会的最高奖项——"杰出会士奖"，相当于该领域的诺贝尔奖，是目前世界口腔颌面外科领域的最高荣誉奖项，用于表彰奖励在口腔颌面外科医疗科研事业中作出突出贡献的优秀口腔颌面外科医师，弘扬当代口腔颌面外科医师救死扶伤、乐于奉献、大爱无疆的人文情操和爱岗敬业、文明行医的精神风貌。在此前，

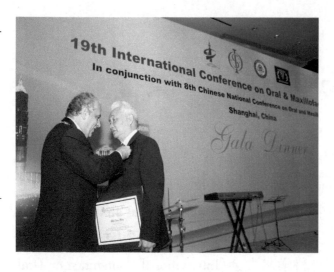

2009年,国际口腔颌面外科医师学会IAOMS主席向邱蔚六颁发"杰出会士奖"证书和奖章

HONORARY AND DISTINGUISHED FELLOWS OF THE IAOMS (continued)

Distinguished Fellows*

Robert M. Cook
Australia, 1999
Robert Cook was a member of the Executive Committee from 1986–1992 when he took over as President, serving until 1995. He then went on to serve as inaugural Chairman of the newly formed IAOMS Foundation, holding that position from 1995–2001.

György Szabó
Hungary, 2007
György Szabó was chair of the organizing committee of the 12th ICOMS in Budapest. He also was a close link between the east European countries and IAOMS during the difficult Soviet period.

Rudolph Fries
Austria, 2001
Rudi Fries was Vice President from 1992–1995, President from 1995–1997. Past President from 1997–1999. He was particularly recognized for his tireless efforts in involving the eastern European countries and less developed nations in Asia and Africa. The 17th ICOMS in Vienna was dedicated in his honor.

Qiu Wei-Liu
People's Republic of China, 2009
Qiu Wei-Liu was the chairman of the organizing committee of the 19th ICOMS in Shanghai. He is also recognized as the promoter of Chinese involvement in the international association.

Wilfried Schilli
Germany, 2005
Wilfried Schilli served as Chairman of the organizing committee of the 8th ICOMS in Berlin; Vice President of the IAOMS from 1983–1986; President from 1986–1989 and Past-President from 1989–1992. He was particularly recognized for his unstinting attempts at unifying maxillofacial surgery education and training worldwide.

John Helfrick
U.S.A., 2011
John Helfrick was recognized for his distinguished service to the specialty internationally. Throughout his career he was in the forefront of IAOMS leadership serving as President-Elect from 1997–1999 and as President from 1999–2001. In 2003 he assumed the position of IAOMS Executive Director, serving in that post until 2011.

Paul J.W. Stoelinga
The Netherlands, 2007
Paul Stoelinga has had a long, distinguished career as a leader within the profession. He served as Editor-in-Chief of the *International Journal of Oral and Maxillofacial Surgery* from 1988–2000; President-Elect from 1999–2001; President from 2001–2003; Past President from 2003–2005 during which he also became Chairman of the Foundation from 2003–2007.

IAOMS 50周年纪念册上刊出的现今获该奖的七名会士,邱蔚六为第六人,也是唯一的亚洲代表只有五人获得过这一奖项。而在亚洲,上海交通大学医学院附属第九人民医院邱蔚六教授是第一人。

作为新中国自己培养起来的第一代口腔医学人才,邱蔚六教授长期不懈地奋战在口腔颌面外科医学领域的第一线,他与老一辈和同辈医学专家开创和形成了被国外学者美誉为"中国式"的口腔颌面外科学。

邱蔚六教授建立了以外科为主的口腔颌面部恶性肿瘤的综合序列治疗模式。他创造性地应用游离前臂皮瓣行软腭再造术,解决了因肿瘤切除导致的语言、吞咽等功能障碍;首创了颞下颌关节镜滑膜下硬化疗法治疗颞下颌关节脱位;与同事们一起建立了中国第一株人舌癌及涎腺癌细胞系;率先开展的颅颌面联合切除治疗晚期口腔恶性肿瘤,填补了国内空白。率先将显微外科技术引进到口腔颌面外科领域,他领导的科室应用显微外科技术对肿瘤术后缺损立即组织移植修复近 7000 多例,组织游离移植瓣成活率达 98%,口腔癌、涎腺癌的 5 年生存率(65%、70%)和生存质量居世界先进水平。他主持的科研项目"游离前臂皮瓣软腭再造术"获得 1996 年国家发明三等奖、"关节镜滑膜下硬化疗法治疗习惯性颞颌关节脱位"获得 1997 年国家发明四等奖。

作为博士生导师,邱蔚六教授为中国口腔颌面外科事业培养了大批中青年专家。1986 年起他成为国际牙医学院院士(Fellow of International College of Dentists,FICD),2010 年被聘为为数不多的最高头衔——大师(Master of International College of Dentists,MICD)。1999 年起代表我国担任国际口腔颌面外科医师学会(IAOMS)理事(中国仅一名)。至今,他仍不辞辛劳地耕耘在口腔颌面外科医学事业上,引领着我国一大批口腔颌面外科著名专家开拓新的研究领域,推进中国口腔颌面外科医学跻身国际舞台!

时年 77 岁的邱蔚六荣膺"杰出会士奖"这一殊荣,这是对他毕生投身于口腔颌面外科医学事业所作出重大贡献的最大褒奖。

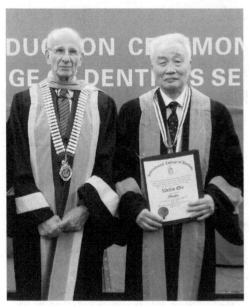
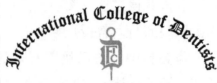

In recognition of distinguished achievements in the Art and Science of Dentistry and eminent contributions to the Dental Profession, and in appreciation of outstanding services rendered to the College as a Fellow

Weiliu Qiu

has been elected a

Master

of the International College of Dentists
M.I.C.D.
Given under the hand and the Seal of the College
August 24, 2010

2010 年，邱蔚六被授予国际牙医师学院大师称号

　　"生命之托，重于泰山"，这是共产党员邱蔚六对职业使命的解读。"如临深渊，如履薄冰"，是他一以贯之的工作态度。他从事口腔颌面外科临床工作和科学研究半个多世纪，临床经验丰富，擅长颌面肿瘤治疗，抢救无数重危疑难患者，深受患者和家属赞誉。

　　这次作者采访邱蔚六，见到他是在专家门诊室里。作为一个耄耋老者竟然如此精神矍铄地看病问诊和带教青年医师，空余时间还不忘埋头撰写专著和论文，确实令人叹服！

　　是啊，可敬可佩的邱蔚六，以"患者利益高于一切"的崇高境界，精彩演绎着自己的激扬人生。

　　哲人罗曼·罗兰有句名言："一切生命的意义在于创造的激情。"邱蔚六全身心地在自己钟爱的岗位上建功立业。他的一生激情都在创造，并在创造的激情中，践行"救死扶伤，一生为民悬壶；渴求创意，从不轻言放弃，是我最高的人身价值"这一铮铮誓言。

　　邱蔚六的一生，都为自己的理想飞奔。他的一生，都在为一个医院辉煌的梦而努力着,让自己的人生演绎绚烂。他追求的目标是:始终站在国际口腔颌面外科学科研的最前沿。

我们有理由相信,作为一名优秀的名医专家,邱蔚六还有更多的理想和梦想,他将离这些目标越来越近、越来越近……

第|一|章

中国口腔医学界泰斗

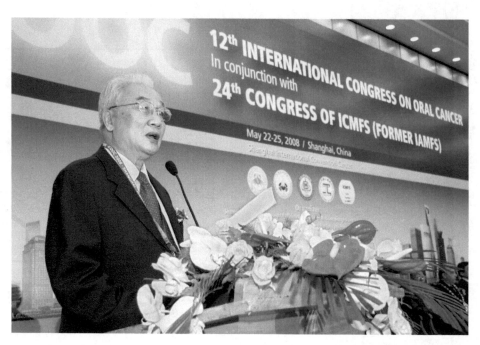

2008年,第12届国际口腔癌大会(ICOOC)在沪召开,邱蔚六作为大会主席致开幕辞

一、我国口腔颌面外科学的前世今生

在讲述我国口腔颌面外科学的前世今生那些事之前,让我们重拾昔日的脚步,倾听历史的回声,先把目光重新拉回到400多年前,看看1693年发生在紫禁城宫内的一段秘史。

那是康熙三十二年,紫禁城御床上的康熙帝突患颌面部疾病,进食困难,被折磨得死去活来。御病告急,皇榜张贴全国后,各路名医揭榜而来,却垂头而去,药石均未奏效。适逢法国传教士洪若翰来到中国,其率医生数人专程赶到宫廷为康熙诊断。卧床的康熙帝虽然将信将疑,但疼痛不堪的他只能"病急乱投医"。经过一个多小时的手术后,不日痊愈。满朝文武对西医的神效感到十分惊奇,无不瞠目结舌。

此后,西医还为康熙帝治病三次:一次是"疟疾",一次是"心悸症",还有一次是"上唇生瘤"。康熙帝对西医西药的好感和好奇与日俱增,他特地召法国传教士进宫,为自己授课讲解医学和人体解剖的生理知识。康熙帝接受西医的治疗和影响,成为西医东渐、立足中国的一个最重要的象征。

西医东渐,在1840年之前,还只是集中在广州、澳门一带。但是,随着第一次鸦片战争爆发,位于世界东方的中国即将面临一场空前的民族浩劫。帝国主义的大炮轻而易举地轰开了这扇关闭千年的文明古国的大门。美英等西方国家基督教的医学传教士也抢滩中国通商口岸,不但长驱直入广州、福州、厦门、宁波、上海和天津等沿海地区,而且深入到内地,如湖南、成都等地。于是,洋人纷纷在中国办医院。

蛇杖西来。清光绪十八年(1892年)由加拿大人启尔德(O.L. Kilbon)、斯蒂文森(Stevenson)等组成的英美会(教会)"先遣队"抵达成都,租用四圣祠北街12号民房建立福音堂,并创办了成都第一所西医诊所,取名福音堂医院,以后定名为仁济医院。这不仅是西医在成都的萌芽,而且也为以后建立华西协合大学医学院奠定了基础。

1907年,多伦多大学牙医学院年轻的大学毕业生林则(Ashely Woodward Lindsay)博士也被加拿大英美会作为牙医传教士来到成都,并在当时的仁济医院设立了牙科诊所,开始为中国老百姓解决牙疾。林则的这一创举为他以后在成都建立独立的牙症医院和华西协合大学牙医学系(1917年)打下了基础。林则在华西工作了43年,于1950年离开中国,为我国口腔医学的建立和发展作出了很大的贡献。他的塑像迄今仍保存在原校址,现四川大学口腔医学院内。

在华西协合大学牙医学系建立之前,我国虽在东北地区有过培养牙医人才的专科学校,但寿命不长,大多夭折。只有华西协合大学牙医学系一直不断发展成长,成为现四川大学口腔医学院,也因此被称为"中国口腔医学成长的摇篮和发源地"。

近代民主革命先驱、国民党元老、诗词书法大家于右任先生曾为林则题词,评价是:"林则博士推广牙医教育之宏绩,敝国人士每饭不忘。"

几乎所有的英美传教士都明白,没有比医学传教更能获取中国人好感的方式。只有通过人道主义和各种善举才能让中国人逐渐接受基督教这个完全陌生的事物。而由于中国在中医实践方面的深厚资历和经验,使得英美传教人士急于寻找一种更好的突破口。无疑,全新的西方医学理论和外科手术是最好的途径,它的立竿见影与现实性使得传教士们充满信心。于是,西方基督教医药传教事业的"传医布道"的铁轨铺到了古老的中国……

在中国较早开展医学传教的马礼逊曾经在自己的回忆录中这样写道——

我很久以来就认为,远在两千年前,中国人就精通医药学,要比西方任何国家早得多。问题是,时至今日,中医药却未见有多少改进。这许多错误在精明的中医师手中,并没有阻碍中医中药的有效使用……

晚清时期,虽然中国人已经能觉察到西方科学技术的强势,以及东西方实力上的巨大差距,但是在相当一部分的中国人心中,西方的船坚炮利只是一种蛮力而已,中国深厚古老的传统文化还是优于西方的,尤其让国人为之骄傲的也包括中医胜于西医。

但是,这一时期中医在医学理论的创新与系统化步伐中已经明显落后于西医。而在外科领域,这种差距尤为明显。作为医学传教的先驱者、西医理论著作翻译家合信曾经慨叹道:"然以中华大国能者固不乏人,而庸医碌碌唯利是图者亦指不胜屈,深为惜之。"诸多西医手术治疗立竿见影的疾病,在中医面前只能束手无策,而西医也正是依靠外科手术打开了中国民众的心窗,开始逐步渗透到中国社会,甚至将西方文明一并带入。

一门成熟的学科必须要有完整、系统、经典的理论著作来记录和表达。西医东渐伊始,整个过程并非一帆风顺,以医学为代表的西方文明经历了相当长时间的适应与磨合。这期间,西方医学著作的出现与流传起到了举足轻重的作用。

邱蔚六感慨地说:"中华民族的祖先,曾经为世界文化宝库奉献过无数颗灿烂夺目的明珠,只可惜的是原属中国人的发明和创造,居然要等到外国人承认下来、并由外国人加以发展的时候,我们才恍然大悟和自惭形秽,这不能不说是最大的憾事。其中,中国口腔医学研究也是如此。"

"如果从远古的旧石器时代谈起,就不难发现中国人在口腔医学上,不仅曾经致力于多种发明,而且早已是解除人类口腔病患的先驱。对于本该不负古人、已处在领先地位的中国口腔医学,由于近百年中国的传统口腔医学几乎停滞不前,现代口腔医学曾一度被美、英、法、德、意、日等发达国家远远地抛在后面。其中,口腔颌面外科学也是如此。"邱蔚六如是说。

口腔颌面部是身体的一个解剖部位,全身的疾病都可以发生在口腔颌面部,而牙源性疾病则基本只能发生在口腔颌面部。因此,它既有普遍性,又有特殊性。

邱蔚六说,口腔颌面外科学是一门以外科治疗为主,以研究口腔器官,包括(牙、牙槽骨、唇、颊、舌、腭、咽等)、面部软组织、颌面诸骨(上颌骨、下颌骨、颧骨等)、颞下颌关节、唾液腺以及颈部某些疾病的诊断、治疗和预防为主要内容的学科。口腔颌面外科学是在实践中逐步发展、形成的一个医学分科,是口腔医学的一个组成部分。在医学领域中,口腔颌面外科是一门年轻的学科。但是,有关口腔颌面外科疾病防治的实践却已有几千年的历史。

公元前 3 世纪,《内经》中就有过口腔生理、病理及其与全身关系的记述——

> 岐伯曰:"女子七岁,肾气盛,齿更发长。二七而天癸至,任脉通,太冲脉盛,月事以时下,故有子。三七,肾气平均,故真牙生而长极……"

公元 265 年至 316 年,西晋史书已有关于唇裂修复术的记载,也是迄今为止有记载的首例唇裂修复术,并被国外著名整形外科专家 D. Ralph. Millard 收入其专著 Cleft Craft 中。公元 652 年,唐朝医书《千金要方》对口腔脓肿切开引流和颞下颌关节脱位整复手法进行了介绍。从这些历史记载中可以清楚地看到,我国历代医学科学工作者在同疾病作斗争的实践中,对口腔颌面外科的发展作出了积极的贡献。

美国著名唇腭裂专家 D. Ralph. Millard 所著 Cleft Craft 一书引用

了我国《晋书》中有关唇裂手术的论述资料，这也是有文献记载的世界首例唇裂修复术。该唇裂患者痊愈后担任过六个省市的官员。

孙思邈《千金翼方》中首次记载了口腔颞下颌关节脱位的治疗方法——

治失欠、颊车蹉开张不合方。谓："一人以手指牵其颐，以渐推之，则复入矣。推当疾出指，恐误啮伤人指也。"

二、"口腔颌面外科事业是不落的太阳"

现在，让我们把目光转向现代口腔颌面外科学在我国实践中发展的历程吧！

现代的口腔颌面外科学应源于牙医学和临床医学中的整形外科学。追根溯源，早在希腊与古罗马的书籍中都有下颌骨脱位与下颌骨骨折的记载。400年前，被称为医学始祖的希波克拉底也描述过用口外绷带固定下颌骨的方法。至于用拔牙的方法治疗牙疾也是牙医学最早的萌芽手术。

早期的口腔颌面外科学创始者基本也都是从事普通外科学的医师。例如，被西方公认为"现代外科之父"的 Ambroise Pare，是第一位在出版的著作——《外科论述》(A Treatise on Surgery)中介绍有关口腔外科内容的医师。被称为"牙医学之父"的法国人 Pierre Fauchard 也是一位外科医师，于1728年正式出版了《牙外科医师关于牙科的论述》(Le Chirurgien dentiste, ou, treate des dentes)一书。19世纪中期，牙科医师 H. Wells（1845年），T.G.Morton（1846年）先后用笑气（nitrous

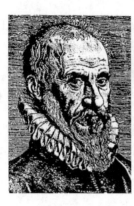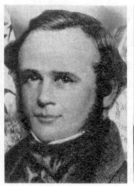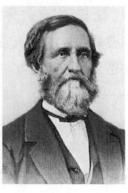

从左到右依次为"世界外科学之父"法国佩尔（Paré）医师，笑气发现者美国威尔（Wells）医师，乙醚发现者美国莫尔顿（Morton）医师

oxide）和乙醚（ether）作为全身麻醉药以拔除病牙。他们都为外科的发展作出了里程碑式的贡献。

现代口腔外科学奠基人，公认为美国的 James Edmund Garretson，他是第一个外科医师并拥有牙医学学位（D.D.S）者。他于 1873 年出版了《口腔外科大全》（*A System of Oral Surgery*），并于 1896 年在美国滨州大学附属医院建立了世界上第一个独立的口腔外科，因而他被称为"口腔外科之父"。

在 18~19 世纪时，不少从事口腔颌面外科的医师大都具有双学位，即医学博士和牙医学博士。例如 Truman William.Brophy，他在芝加哥建立了牙医学院，同时把业务范围扩大至面裂外科、肿瘤等领域。是此外，他在 1921 年成立了"口腔外科学会（Association of Oral Surgery）"。该学会以后又两度易名：1933

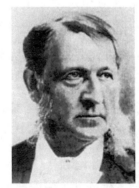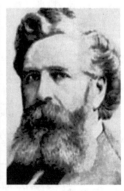

从左到右为"现代口腔外科之父"美国加里森（Garretson）医师，创建了世界上第一个口腔和整形外科学会的美国布洛芬（Broghy）医师

年称"口腔和整形外科学会（Association of Oral and Plastic Surgery）"；1941 年以后再次更名为"美国整形外科学会（American Association Society of Plastic Surgery）"。

由于整形外科的发展以及众多整形外科医师，例如 Ivy、Blair、Brown 以及 Gillies 等的参与，使得口腔颌面外科的发展具有新的交叉学科的性质，具有双属性。所以就不难理解，为什么目前国外仍必须有双学位才能成为执业口腔颌面外科医师的理由；也不难理解，为什么在欧洲的一些国家，把口腔颌面外科仍设置在医学院而不是牙医学院里。

在我国口腔颌面外科学的发展中，整形外科医师也发挥了很大的作用，如第一代创始人中的宋儒耀教授、张涤生教授都是整形外科的奠基人，而他们也都曾毕业于牙医学院。

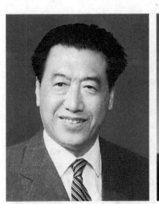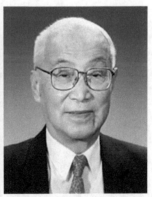

从左到右为宋儒耀教授，张涤生教授

邱蔚六介绍说，现代"口腔颌面外科"的概念最早起源于西欧，而由前苏联传入我国。战争也是促使口腔颌面外科发展的因素之一，特别是第二次世界大战。1941~1945 年，前苏联及东欧各国卫国战争期间，医护工作者在处理大量因战争所致的颌面创伤时，积累了丰富的实践经验，因此口腔颌面外科学在欧洲得到迅速发展，并在 20 世纪40 年代末被确立为口腔医学的重要分支学科。

我国的现代口腔颌面外科起步相对较晚。新中国成立之前，我国尚未设置口腔颌面外科专业，有关口腔颌面外科疾病的诊疗主要分散在普外科以及耳鼻咽喉科进行。1950年，抗美援朝战争爆发，为适应阶梯治疗的需要，在沈阳首先建立了因颌面战伤而入院的病区。国内的口腔科医生，包括一些整形外科医生，开始大量接触颌面创伤患者。1951年，原华西医科大学首先建立了口腔颌面外科病房。1953年，原上海第二医科大学在张锡泽教授的带领下也建立了专科病房。随后，北京医科大学也于1955年正式建立口腔颌面外科病房。除了开设口腔颌面外科病房以外，上述医科院校还相继成立了口腔医学系，并在临床口腔医学中正式建立口腔颌面外科学专业，开展口腔颌面外科疾病的防治、教学和科研工作。这一阶段为我国口腔颌面外科发展的起步阶段。

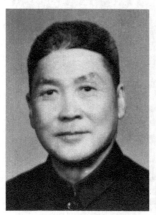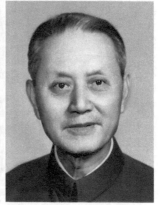

从左到右为华西口腔颌面外科奠基人夏良才教授，
上海第二医科大学口腔颌面外科奠基人张锡泽教授

"1959年，由夏良才教授主编的我国第一本正式高等医学院校教材——《口腔颌面外科学》正式出版，标志着我国口腔颌面外科进入教学和研究的新阶段。'文革'结束后，由上海第二医科大学张锡泽教授主编的《口腔颌面外科学》作为我国口腔颌面的规划教材迄今已至第7版,为进一步培养我国口腔医师奠定了良好基础。"邱蔚六如是说。

邱蔚六介绍了我国口腔颌面外科的形成和发展的三个阶段,即萌芽期、成长期和成熟期——

20世纪50年代是我国口腔颌面外科的萌芽期。其标志是:我国"牙医学"正式转向定名为"口腔医学",为口腔颌面外科的形成奠定了坚实的基础。1951年,我国第一个口腔颌面外科病房在原华西协合大学附属医院正式建立。同年,由于朝鲜战争的需要,来自成都、上海、北京的老一代著名口腔颌面外科专家加盟的医疗队,担负起了口腔颌面部战伤的救治工作。50年代中期,前苏联选派了口腔颌面外科专家柯绥赫(C.X.Косых 俄文)教授来华进行学术交流。这些都为我国口腔颌面外科的正式建立提供好了技术条件和物质条件。50年代中期,国家教育部正式下达的口腔医学专业教学内容中明确规定了口腔颌面外科学的教学内容。此后在教学医院及专业口腔医院内也相继有了口腔颌面外科的正式建制。

20世纪60~70年代应属我国口腔颌面外科的成长期。虽然在60年代经历了较多的困难和反复,但我国的口腔颌面外科医师大多数仍坚持在临床第一线,在大量临床实践的基础上,获得了无数宝贵的经验,并逐步形成了一支专业队伍。

从20世纪80年代开始,随着我国改革开放政策的实施,迎来了"走出去,请进来"的国际学术交往年代。我们不但向世界学习到不少先进的理念和技术,同时国外同行也开始认识我们和了解我们的发展进程。伴随着我国研究生制度的恢复,基础研究获得了良好的条件并逐步向国际水平靠近。

20世纪90年代以后,经过我国几代人的开拓性工作,我国的口腔颌面外科已成为一个特色鲜明的,被外国朋友称为是"中国式"的口腔颌面外科。与国外口腔颌面外科相比,病例多、病种丰富;涉及相

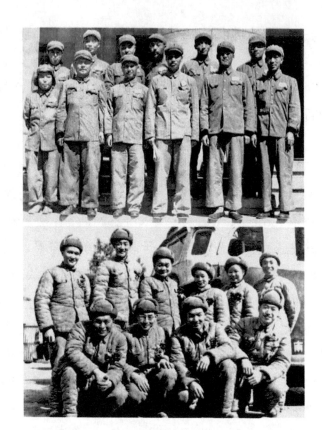

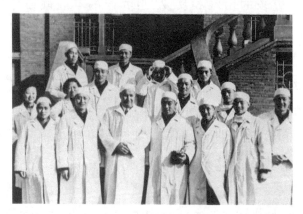

上为 1950 年上海抗美援朝手术队合影,前排右一为队长张涤生教授。下为
1951 年西南抗美援朝手术队合影,前排右一为队长宋儒耀教授

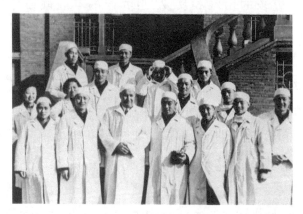

1957 年,苏联专家 C.X.Kocыx(俄文)教授访问上海第二医学院瑞金医院口腔颌
面外科时留影(前排左二为张锡泽、左三为 C.X.Kocыx、左四为张涤生。第二排
左三为邱蔚六)

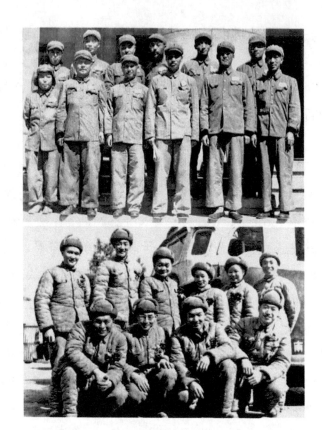

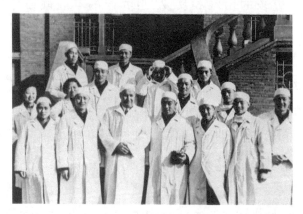

关学科面广，有中医中药可资借鉴和发掘。我国的口腔颌面外科发展迅速，在某些方面，比如口腔颌面外科恶性肿瘤的综合序列治疗和生存率、颌面整复外科的成功率和效果、显微外科的手术量和成功率等方面均已达到国际先进水平。以至国际口腔颌面外科医师学会的几任主席，都曾竭尽全力为中国的口腔颌面外科学会能加入到国际学术活动和组织中去而多次来我国游说。如曾任国际口腔颌面外科医师学会主席的 Fries 教授就多次来函表示："在亚洲，没有来自中国的同仁们，没有他们的学识、才能和影响，前景不容乐观""与中国同仁相互合作，交流思想，使其参与国际口腔颌面外科医师学会(IAOMS)对口腔颌面外科专业的未来至关重要"。

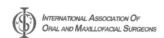

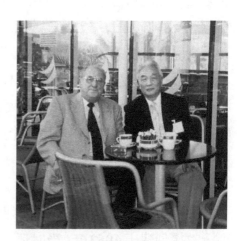

1996 年，国际口腔颌面外科医师学会(IAOMS)时任主席弗里斯(Fries)致信邱蔚六，邀请中国口腔颌面外科学会加盟 IAOMS

2001 年南非 ICOMS 会议上邱蔚六与 Fries 合影

至 20 世纪末,我国第三代口腔颌面外科的专家们已茁壮成长,大多已成为口腔颌面外科学界的学术带头人和口腔颌面外科专业委员会及其下属 11 个学组和协作组的领导人;也有不少是口腔学会其他相关专业委员会的学术骨干。他们中不少人已是博士研究生导师,已能担负起我国口腔颌面外科的发展和培养人才以及对外交流等重任。

2003 年 5 月,在希腊雅典召开的第 16 届口腔颌面外科医师学会理事会上,经过 9 个国家和地区的激烈竞争,中国口腔颌面外科学会和中国香港特区口腔颌面外科学会联合申办并取得了 2009 年第 19 届国际口腔颌面外科学术交流会在上海召开的举办权,中国的口腔颌面外科获得了国际的再次公认。至此,应当说:我国口腔颌面外科的成熟期已经到来。

有着 60 年历史的上海交通大学医学院附属第九人民医院(以下简称"九院")口腔颌面外科的苍生沉浮,现年 85 岁高龄的邱蔚六不仅见证了九院口腔颌面外科从无到有、从小到大、从弱变强的历史巨变,更生动地印证了"力量蕴藏于历史"这句经典哲理。邱蔚六神采飞扬地说:"口腔颌面外科事业是不落的太阳。"

雨后彩虹,是那样的艳丽,那样的壮观。每一位执着奋斗的人,都渴望看到它、靠近它。在第九人民医院就有一位离彩虹最近的人,他就是邱蔚六。他在工作中,是一个兢兢业业、从来不认输、就喜欢向困难挑战的人。几经风雨的他迎来了手持彩虹当空舞的今天,用心谱写了赤橙黄绿青蓝紫的绚丽篇章。

上海交通大学医学院附属第九人民医院口腔颌面外科病房由张锡泽教授创建于 1953 年,当时还是上海第二医学院口腔系,建在原广慈医院(现瑞金医院)内。1955 年,第一任科主任为国内知名整形外科专家张涤生教授,副主任为著名口腔颌面外科专家张锡泽教授。早在 20 世纪 50 年代,张涤生教授在唇腭裂治疗及颌面整复外科,张锡

泽教授在口腔颌面 - 头颈肿瘤方面的诊治水平和科研成就已享誉国内,并发表多篇相关论文。

1979 年,张锡泽教授、邱蔚六教授等在国内首创颅面联合根治术治疗晚期颌面部恶性肿瘤,同年开始应用显微外科技术进行各类组织瓣游离移植整复肿瘤术后缺损。1977 年,受原卫生部委托出版了针对三年制的《口腔颌面外科学》教材。1980 年,张锡泽教授、邱蔚六教授主编的全国五年制口腔医学统编教材《口腔颌面外科学》(第一版)由人民卫生出版社出版。1981 年,口腔颌面外科实验室成功建立了我国第一个人舌鳞癌 Tca-8113 舌癌细胞系,1995 年获得国家教委科技进步一等奖。1982 年,口腔颌面外科被列为上海市高教局首批重点建设学科之一。1986 年,口腔颌面外科科室组建了国内一流的口腔颌面外科重症苏醒室;1989 年,又建成了 ^{60} 钴放射治疗室和冷冻激光治疗室。

1984 年至 1993 年,邱蔚六任上海交通大学医学院附属第九人民医院院长兼口腔颌面外科主任。2001 年,当选为中国工程院院士。

在张锡泽教授、邱蔚六教授、张志愿教授等几代学科带头人的领导下,目前,上海交通大学口腔医学院已建立了口腔颌面外科学系;在第九人民医院建立了国际口腔颌面外科医师学会培训中心、英国爱丁堡外科学院头颈 - 颌面培训中心和 AO 内固定研究学会培训中心第三个国际中心,以及分属上海市口腔医学重点实验室及医院的病房诊治研究中心 4 个,即上海市头颈肿瘤诊治及转化医学中心、唇腭裂诊治研究中心、正颌正畸联合诊治中心、睡眠呼吸阻塞暂停诊治中心。另外,还有肿瘤生物实验室等 5 个实验室。为了科室更好地发展,临床上也由原口腔颌面外科建制,再分为口腔颌面 - 头颈肿瘤科、口腔颅颌面科和口腔外科三个独立的科室。

此外,上海第九人民医院口腔颌面外科学还是国家级(教育部、原国家卫生计生委)重点学科和重点专科,教育部“211 工程”第一、二、三批重点建设学科以及上海市重点学科。主攻方向分别为:口腔癌细胞增殖转移相关基因的克隆和鉴定、晚期口腔癌综合序列治疗的临床研究和肿瘤术后缺损立即修复重建、牙颌面畸形的功能和外形重建临床研究、口腔颌面部微创外科的实验与临床应用和组织工程技术构建口腔颌面部骨组织的应用研究等。

进入 21 世纪以来,上海交通大学医学院附属第九人民医院口腔颌面外科,尤其在口腔颌面-头颈肿瘤外科、正颌正畸外科和颞下颌关节外科等方面的发展更为迅猛,取得了显著成绩。

"倡导'个体化'的综合序列治疗。"邱蔚六说,对晚期头颈部肿瘤的综合序列治疗原则曾被提出多年。近年来"个体化"治疗,即"量体裁衣""度身定制"的概念又被重新肯定。而且随着数字科技的进展,在肿瘤术后缺损的修复重建方面表现得更为抢眼。为了提高晚期头颈部癌瘤患者的生存率和生存质量,继续大力推行"个体化"的综合序列治疗是必须和必要的。

"努力建立头颈肿瘤内科治疗体系,促进基础研究。"邱蔚六说,肿瘤内科应包括八个方面内容:肿瘤诊断、肿瘤随访、肿瘤药物治疗、肿瘤关怀治疗、肿瘤生物治疗、肿瘤内科急症和并发症、肿瘤预防和肿瘤微创治疗。多年来,口腔颌面外科医师在头颈肿瘤的药物治疗(包括化疗、中医中药治疗)、生物治疗和肿瘤微创治疗(包括冷冻、激光、热疗等)方面积累了不少经验,并被应用到综合序列治疗中。应该说,这些都应属于头颈肿瘤的内科治疗范畴。上海交通大学医学院附属第九人民医院口腔颌面外科在 20 世纪 90 年代就组建了头颈肿瘤内科治疗组专门从事头颈肿瘤内科治疗的研究,并召开了数次全国性的研讨会。这对今后头颈肿瘤的治疗和发展不仅有推动作用,而且也是必不可少的内容。寄希望于大肿瘤内科花大力气去发展头颈肿瘤内科,可能是不现实的。

邱蔚六说,头颈肿瘤内科体系的建立,十分有助于促进头颈肿瘤基础研究的发展。肿瘤内科应与实验室建立紧密的联系和协作;应成为基础研究过渡到临床的中试基地;各种新疗法应都有可能在此基地获得经验和疗效验证。

在邱蔚六眼里，继续完善头颈肿瘤的规范化治疗、随访与评估，提高临床科研水平十分重要。他认为，规范化治疗是现代医学中一项重要的质控标准。各种常规、指南都是规范化治疗的一种具体化。无论是国内还是国外都在朝这方面努力。规范化治疗以后的随访和评估则是不断总结和反复修正规范化内容的重要依据；也是提高医疗质量和科研水平的重要保证。纵观国内有关头颈肿瘤的文献报道，在规范化治疗，特别是规范化随访和评估水平方面还比较落后，表现在生存率的统计，影响因素的评估方法等方面还未能跟上和符合现代标准。此外，多中心随机对照的研究报道极少，而这方面往往是高水平科研的体现。他多次强调，逐步完善规范化治疗、随访与评估，开展多中心随机对照研究应是今后头颈肿瘤研究方面的一项重要任务。

邱蔚六在 2006 年就提出："探索和发展头颈肿瘤微创外科。"他认为，微创外科将是 21 世纪外科的主旋律，也是 21 世纪医学的瑰宝之一。很难给微创外科下一个准确的定义。由于外科手术本身具有创伤性，因而顾名思义，凡是能减少对机体创伤（含机体内环境的创伤）的手术都可以称为微创外科手术。微创可以通过切口小、分离、牺牲组织少，以及手术操作细致和治疗方式的改变来实现。比如，通过激光或冷冻外科等达到减少手术创伤的目的。同样，如果能减少患者生理上的创伤和精神心理上的负担，使其更快地得到生理和心理上的恢复，也应当隶属于微创手术效应。目前小切口、内镜手术、介入治疗，以及显微外科、激光、冷冻外科等均应属微创外科范畴。但应看到，微创外科决不同于小切口外科、内镜外科等概念。如果片面追求小切口而不考虑手术的暴露和操作，反而会造成更多的、更大的组织创伤，这就与微创外科初衷背道而驰了。内镜外科同样也是如此。因此，大都同意"微创外科"到目前为止仍是一个相对概念的认识，"微创外科"是一个需要继续开展和进一步研究总结的一门新兴学科。

邱蔚六说，口腔颌面部的微创外科当年在我国应属刚起步阶段，微创手术包括颞下颌关节镜手术、涎腺内镜手术和肿瘤的介入治疗，包括颌骨中心性血管畸形、恶性肿瘤的化学治疗、甲状腺内镜手术以及牵引成骨术等。头颈肿瘤特别是恶性肿瘤手术的微创手术开展得尚不够多，不如其他口腔颌面外科手术。这是由于对恶性肿瘤，特别是原发灶的手术来说，既应坚持肿瘤手术大块、完整，无肿瘤播散的原则，又要做到手术的微创，有时是有一定矛盾和困难的。所幸近年来在颈淋巴转移灶的手术范围方面得到了较好的规范，特别在 CN_0 患者的选择性、区域性手术方面得到了广泛的认同。这种缩小手术范围的措施，也在实际上起到了减少创伤的作用，同样具有微创手术的性质。

邱蔚六指出，肿瘤手术与其他手术相比还有一定的特殊性：肿瘤的治疗首先要保证"根治性"；对手术效果的评价需要假以时日，短期内不易作出结论。如果只有微创而疗效得不到保证的话，微创也就没有价值了。为此，头颈部恶性肿瘤微创手术的探索是要花更大力气和时间的。微创手术具有高新技术的含量，特别是对手术器械及手术操作的要求都非常高。相信手术器械的进一步改进和手术技巧的进一步提高，对头颈部肿瘤微创外科的发展将会有很大的帮助。

邱蔚六现为：上海交通大学口腔医学院名誉院长、口腔颌面外科教授、中国工程院资深院士、上海市临床口腔医学中心名誉主任、中华口腔医学会名誉会长、中华医学会理事、口腔疾病国家重点实验室学术委员会（设在四川大学华西口腔医学院）主任、上海交通大学学术委员会委员、《中国口腔颌面外科杂志》名誉主编和 *International J. of Oral Science* 编委，是十几所兄弟院校或附属医院的名誉院长、名誉或客座教授，以及省部级重点实验室的正副主委或委员；也是日本齿科大学名誉教授、中国香港医学会牙科专科学院（Dental Surgeon）名誉院士、国际牙医师学院院士和大师、国际牙医学研究会及美国颞下颌关节外科学会会员和国际颌面外科医师学会（IAOMS）会士。

在过去的日子里，他还曾先后担任过上海第二医科大学附属第九人民医院院长；上海第二医科大学口腔医学院院长；上海第二医科大学学术委员会副主任委员；上海市科委医学专业组委员；上海市抗癌协会理事、顾问；中华医学会第 19、20、21 届理事；中华医学会上海分会理事、副会长、顾问；国务院学位委员会学科评议组成员、临床 II 组和口腔医学组召集人之一；中国抗癌协会头颈肿瘤外科专委会副主委、主委、名誉主委；上海生物医学工程学会常务理事；全国牙病防治指导组委员、副组长；卫生部高等医学教材口腔医学评审委员会副主委；卫生部、教育部口腔生物医学工程重点实验室学术委员会委员；上海第二医科大学学位委员会副主委；中华口腔医学会副会长、口腔颌面外科专委会主任委员；全国临床医学专业学位教育指导委员会委员；全国博士后管委会第 4、5 届专家组成员；上海交通大学医学院顾问委员会委员；上海市科学奖励委员会委员；国家科技进步奖评审委员会委员；上海市口腔医学重点实验室学术委员会主任委员；《上海口腔医学》《中国口腔颌面外科杂志》主编，《中华口腔医学杂志》副主编，以及 The Chinese Journal of Dental Research、Oral Oncology 编委；在国内外杂志发表论文 400 多篇。

三、以"九院梦"托起"中国梦"

"梦"，这个简单的汉字，承载着人们对未来生活的美好憧憬。习近平总书记深情阐述了"中国梦"，认为实现中华民族伟大复兴是中华民族近代以来最伟大的梦想。"中国梦"是民族的梦，也是每个中国人的梦。"中国梦"也深深地镌刻在邱蔚六和全体九院医务工作者的心中。他们的"中国梦"与"探索生命科学的奥妙、攀登口腔颌面外科高峰、跻身世界一流医院"有关,即俗称"九院梦"。

何谓"九院梦"？邱蔚六说,坚持科学发展,奋力做强做优,奠定近百年基业,将九院建设成为具有核心竞争力和强大综合实力的、具有鲜明学科特色的国际知名的现代化研究型教学医院,为全体九院人谋福祉。这就是九院人共同的愿景,也是医院为之奋斗的宏伟梦想。由此,透过一张张充满自信和希望的笑脸,有梦想的九院人共同承载着对未来工作和生活的美好憧憬。

九院有着实现这一梦想的强大根基。90多年前,第一代九院人怀揣医学报国的梦想,来到这片满目苍凉的荒滩上创建医院,他们经历了九院历史上条件最为艰苦、命运最为多舛的年代,为医院保留了希望的种子,奠定了发展的基础,铸就了崛起的精神支柱。新中国成立后,尤其是改革开放以来,九院人满怀振兴医院的梦想,发奋图强,锐意进取,经过长期不懈地努力,使九院跻身全国最佳百强医院行列,名列第25名。其中,整复外科荣获"中国医院最佳专科声誉排行榜"第1名;口腔医学荣获第3名;骨科、眼科分别获得全国最佳专科提名。如今,九院已成为一所特色鲜明、临床科技创新核心竞争力强的三级甲等综合性医院。同时,廓清了具有鲜明学科特色的战略思路,为医院进一步腾飞开拓了广阔空间。从当年的医学报国梦,改革年代的振兴医院梦,到如今的转型发展之梦,一代又一代九院人为之不懈追求。这些一脉相承的梦想,成就了今天九院的不俗业绩,也必将托举九院更加辉煌的明天。

演绎过多少成功与辉煌的九院,又在自己的历史上写下了凝重绚丽的一笔。如今,九院站在历史的新起点上,聚医学科研临床精英组成各学科专业领域突破之师,以力拔山河之态势,以奋发有为之气概,开启新的征程,愿景目标:"建设具有鲜明学科特色的、国际知名的现代化研究型教学医院"。

展望未来,九院口腔颌面外科将走向何方？对此,邱蔚六解读了九院口腔颌面外科新一轮发展规划的蓝图,共同构筑梦想、憧憬未来、分享智慧、迎接挑战;坚定理想信念,以更好的精神状态,推进九院口腔颌面外科实现做强做优的"九院梦"。

邱蔚六说,"九院梦"的内涵包括:首先,口腔颌面外科首先必须与大科学的发展同步,与临床医学和口腔医学的发展同步。其次,应进一步结合我学科的实际,发扬病例多、病种多、临床经验多和某些亚科的技术优势,进一步全面提高临床水平,深化基础研究。第三,要不断顺应和满足患者不断提高的要求,为病员和社会发展服务。

邱蔚六指出,九院新一轮口腔颌面外科发展规划为力求实现发展思路、发展方式、资源配置方式等三大突破。在坚持"成为口腔颌面外科技术的领先者"愿景目标基础上,进一步明晰路径,细化措施,加快推动九院口腔颌面外科"从临床治疗到服务、从科研教学到竞争力提升、从中国到全球"的战略转型。能力建设将继续围绕技术领先、服务先行等方面提升九院口腔颌面外科核心竞争力,构建面向未来的竞争优势。保障措施,将分别从高效管理、员工发展、学科带头人和领军人物激励约束等方面切入。

为了充分发挥各专业发展的积极性,把原口腔颌面外科分成三个独立的临床科室,就是体制机构上的改革。经过近两年的实践,已取得了初步成功。"当生产发展到一定程度后,生产体制如不改革,将阻碍生产力的发展。"邱蔚六如是说。

九院口腔颌面外科正站在新的历史起点上,推进新时期九院口腔颌面外科的发展,使命光荣,任务艰巨。

邱蔚六说,梦想指引着每个九院人前进的方向,而行动决定着我们在圆梦之路上能走多远。成就"中国梦""九院梦",不仅要有激情和决心,更要有清醒的头脑和实干的努力。潮平两岸阔,风正一帆悬。为实现这一梦想,我们要用自己的汗水传递正能量。让我们以文化凝聚职工,以创新引领发展,以拼搏成就事业,用自己的信念托起幸福的"中国梦""九院梦"。唯有如此,"中国梦"、"九院梦"

才能早日实现。

在邱蔚六眼中，满是憧憬。

四、东海边的一曲《春天的故事》

39年前那个"春天的故事"，在共和国大地上产生了童话般的效应。南海边的一曲"春天的故事"唱响了新时代的序曲；东海边的一曲"春天的故事"奏响了中国口腔颌面外科学的最强音。

1979年，那是一个春天，中国改革开放的总设计师邓小平同志在中国的南海边画了一个圈，神话般地崛起座座城，奇迹般地聚起座座金山。1992年1月18日至2月23日，邓小平同志的南方讲话，给中国和国际大都市的上海注入了活力；沐浴改革开放的春风，让中国口腔颌面外科学终于迎来发展的狂飙期，上海第九人民医院也迎来了口腔颌面外科学发展的"真正的春天"，并吹响了中国口腔颌面外科跻身世界"第一方阵"的集结号。可以说，当时九院在中国口腔颌面外科学的迅速崛起，被深深打上了时代烙印。

说到"春天的故事"，邱蔚六脸上红光流溢，眼里闪闪发亮，他带着一种兴奋激颤的情感说："小平同志改革开放的'春天的故事'，确实给九院带来了新气象、新变化、新思想、新观念、新动力、新面貌。"

邱蔚六神采飞扬地说，1979年小平同志改革开放的春风吹进了上海第九人民医院，当时医院拨乱反正，发生了三大变化。第一个变化是在体制上改了过来，取消了在"文革"中形成的班、排、连军事编制，恢复了科室的建制。

他介绍说，直至1979年，九院才恢复了原来的建制。我国口腔颌面外科先驱者之一张锡泽教授不仅恢复了口腔颌面外科主任的职位，而且还担任了口腔系的第二主任。当时，九院口腔系第一主任是口腔正畸科的席应忠教授,邱蔚六任口腔颌面外科常务副主任。

"九院发生的第二个变化是,恢复了教学体制。"邱蔚六说,1966年"文革"开始到1971年的六年间,大学停止办学,直至1972年9月开始招收工农兵大学生。时任九院院长的张志愿就是第一届工农兵大学生,有幸踏进了当时的上海第二医学院大门,进入口腔系求学。

紧接着,恢复了研究生教育。邱蔚六认为,这是"新生事物"。20世纪50年代后期,我国引进前苏联研究生教育体制——副博士和博士教育。副博士,相当于硕士。上海第二医学院开始招收研究生。当时,在九院整形外科,中国整复外科创始人之一张涤生教授招了一个研究生名叫王炜;在九院口腔颌面外科,我国口腔颌面外科先驱者之一张锡泽教授招了一个研究生名叫陆昌语。这两个人在学术上很有成就。王炜教授由于在整形外科成就显著,后来被评为"终身教授";陆昌语教授后来从事口腔免疫学成为佼佼者。

20世纪70年代末,医院开始评教学职称。邱蔚六是在1981年9月被评为副教授职称。1986年7月,张志愿顺利通过全国硕士研究生考试,两年后又提前攻读博士,他终于如愿以偿地成为了邱蔚六的学生。

第三个变化是重新建立了研究生制度。邱蔚六回忆说,其最大特点是1979年建立了国务院学位委员会;1981年通过了《中华人民共和国学位条例》。国务院学位委员会下面成立了许多学术评议组,包括医学学术评议组。张锡泽教授代表口腔医学界,是国务院学位委员会医学学术评议组第一批成员;1985年1月,邱蔚六是其第二批成员,并兼任第三召集人。第一召集人是运动医学骨科曲绵域教授;第二召集人是"中国肝脏外科之父"吴孟超教授。邱蔚六教授连做了两届(第二、三届)医学学术评议组成员兼任第三召集人;第四届时,口腔医学升为一级学科,单独成立口腔医学评审组,由邱蔚六担任第一召集人;第五届医学学术评议组成员由时任九院院长张志愿教授担任。

研究生制度建立后,张锡泽教授是全国第一批,也是九院第一位博士生导师。他于1982年招收第一批博士生。邱蔚六是1985年被批准成为第三批博士生导师。九院是博士点，"招收博士很重要，医院能给一笔钱。这钱可建立实验室。"邱蔚六如是说。

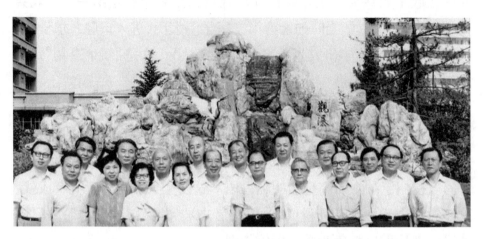

国务院学位委员会第二届学科评议组临床Ⅱ成员：前排右三吴孟超教授、右五石美鑫教授、右七陈安玉教授；后排右三陈中伟教授、右四王正国教授、右五曲绵域教授、右七邱蔚六教授

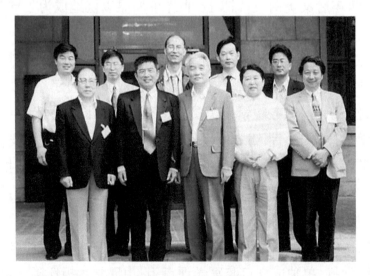

国务院学位委员会第四届学科评议组口腔医学组成员：前排，由左至右：樊明文、李秉琦、邱蔚六、王大章、傅民魁；后排由左至右：大会联络员、刘洪臣、徐恒昌、马轩祥、杨驰（秘书）

五、激荡迭起的创业和发明年代

为了探索口腔癌的基础研究,更好地提高口腔颌面恶性肿瘤临床治疗水平,1979年,九院口腔颌面外科常务副主任邱蔚六协助口腔颌面外科主任张锡泽教授建立了口腔颌面肿瘤实验室,并从临床抽调了何荣根、陆昌语、周晓健和徐秀琪4位医师专门从事口腔癌细胞系的培养和建株,即:中国第一株人舌癌细胞系及动物模型的建立。从此开始了中国口腔肿瘤基础研究的新征程。

邱蔚六介绍说,20世纪80年代初,生命科学还处于细胞生物学阶段,90年代后才进入分子生物学时期。分子生物学的代表是基因组学和蛋白质组学等。搞研究,要模拟。把人体的癌细胞种植到裸小鼠身上。这个细胞可以繁殖传代,也称"细胞系"。裸小鼠要传十几代后,才能建立永远传代的"细胞系"。这"细胞系"可以用在实验上,解决临床所需要解决的问题。"细胞系"可以在试管里培育成长。也可以在科研研究选择药物时,看该药物对这个细胞的敏感程度怎么样?抑瘤率有多少?由此来选择临床用药或其他治疗方法。

当时,让邱蔚六感到最棘手的问题是:九院第一次建口腔颌面肿瘤实验室,以前从来没有搞过口腔癌细胞系的培养和建株,是个"空白点",既没有设备、场地,也没有一支专业的技术队伍,与世界先进医院头颈肿瘤实验室相比,落后至少20年。这一切,让邱蔚六倍感压力。此时,邱蔚六的耳畔响起"恩师"张涤生教授和张锡泽教授的话语:"落后并不可怕,只要我们认准了追赶的目标,一定会缩小与世界先进水平的差距,最终跻身世界第一方阵的行列!"

创业是艰苦的。"当时,在医院没有相关实验设备设施、缺少专业经验的情况下,他们没有气馁,秉承着'干中学、学中干'的坚定信念,走出去学习取经。"邱蔚六感慨地说。

于是,白手起家,邱蔚六率领他的团队开始步入创建我国口腔颌面肿瘤生物实验室艰辛而漫长的征程。他们走南闯北,知难而进,百折不挠,永不放弃,攻坚克难。他们专程到北京大学口腔医学院、上海医科大学(现复旦大学上海医学院)病理研究室、中国科学院上海药物研究所、上海市伤骨科研究所和上海市医药工业研究院等进行了调研、学习,将这些研究所及高校的先进实验室技术及科研理念带回医院。

在大家的共同努力下,该实验室至今已建立鳞癌和腺样囊性癌系(株),以及人类永生化口腔上皮细胞系、永生化成釉细胞瘤株、人唾液腺肿瘤 PLAG1 转基因小鼠模型、转基因血管瘤动物模型和 SD 大鼠颊黏膜鳞癌细胞系等。这些细胞系(株)和动物模型,已成为今后口腔肿瘤防治研究的良好动物模型和实验平台。

这些细胞系(株)和动物模型的建立,也将大大有助于探索癌变机制、肿瘤生物学特征以及实验性防治研究工作的开展。大幅度地提高了研究水平。回到九院,以何荣根、陆昌语为首的实验室成员编写和审定实验课题的项目建议书和任务书,并按年度计划深入开展了相关研究工作,不断积累自己的试验经验。

在口腔癌细胞系的培养和建株的实验中,"拦路虎"却一个连着一个,口腔癌细胞系(株)与模型,以往都是从文献报道上了解,而这次却要真刀真枪地从实验室里提取数据,困难可想而知。

面对重重困难,邱蔚六和他的团队成员毫不畏惧,在国内首次揽下了这个多年没人敢触碰的"瓷器活"。

正是开弓没有回头箭。邱蔚六和同事们一起长期奋战在实验室的现场。碰到问题,积极查阅技术资料,争取在第一时间解决。由于时间紧、任务重、经验少,加班加点是常有的事。对此,大家毫无怨言,始终将口腔癌细胞系的培养和建株的实验工作放在首位。

邱蔚六和他的团队成员都难以忘怀,被大家称作"持久作战、无眠无休"的舌癌细胞系 Tca-8113 实验进入关键的那几天,大家必须连续数天、24 小时昼夜不停地"连轴转"来完成观察细胞的分裂和生长。其重点是观察细胞是否有活力?肿瘤细胞有时 10 天传一代,有时是五六天传一代。这就要求长时间观察。

特别在对细胞进行实时动态摄影中,实验室现场值班人员分成三班,每班工作一天一夜,休息一天一夜,每天坚持工作 10 多个小时。

邱蔚六介绍说:"到后期是把肿瘤细胞注射到裸鼠身上,或把已形成的组织块移植到裸鼠的皮下。这个肿瘤活了、长大了,再将其移植到另一只裸鼠身上。"

凭着邱蔚六和他的团队成员的睿智、超前意识和丰富的实战经验,1981 年 1 月 13 日早晨 7 时,我国第一个舌癌细胞系 Tca-8113 培养成功了!

那是一个月色清朗、寒风凛冽的早晨,邱蔚六的团队成员从实验室走出来,信心百倍,浑身都是力量,仿佛再难的事也难不倒他们!

"我国第一个舌癌细胞系 Tca-8113 培养成功,这对我们九院成立上海市口腔医学研究所有很大的推动作用。"邱蔚六感慨地说。

第二天,邱蔚六率领他的年轻团队又立即投入新的战斗。

面对荣誉和挑战,邱蔚六和他的团队视野更加开阔,思路更为宽广。"站得更高,看得更远"。是啊,对于一名学者来说,事业永远没有终点。任何成就,都是新的起跑线。在鲜花和掌声中,邱蔚六昂起头,走向新的起跑线。这一次,他的目标是建立我国第一株腺样囊性癌细胞系高转移细胞株等更多动物模型。

据悉,上述细胞株和动物模型,不仅在国内被广泛应用于口腔癌实验研究中,也为临床口腔癌的理化因子及生物(基因)治疗提供了极好的实验模型,并列入我国自建的"细胞系"。

上述"细胞系",不仅被国内同行的原北医大口腔医学院、华西医大口腔医学院等引用,而且还在日本新潟大学、大阪齿科大学等有关国外大学进行合作研究以及为一些国外的实验室所引用。为此,《人舌鳞状细胞癌 Tca-8113 舌癌细胞系的建立及其生物学特征》于 1982 年荣获卫生部科技成果乙等奖;《舌鳞状细胞癌生物学特性及其防治实验研究》于 1995 年邱蔚六以第 2 完成人身份获国家教委科技进步一等奖。

邱蔚六回忆说:"当年第一株人舌癌细胞系和涎腺癌细胞系及动物模型的建立,其意义有五方面:一是解决了医院自身乃至国内研究生的培养问题;二是自主研制的国内唯一的"细胞系"符合国人、尤其是汉族人种舌癌的特点;三是推动了其他后续"细胞系"的建立,比如:人涎腺癌细胞系(ACC-M)、肺转移的细胞系,以及永生化细胞系和动物兔子的癌细胞等"细胞系";四是我们的人涎腺癌细胞走出国门,在日本有关国外大学进行合作研究;五是促进了实验室的发展。

六、"走出去,请进来,
也是最好的春天"

"走出去,请进来,也是最好的春天!"邱蔚六感慨地说。

1984 年 1 月,美国 HOPE 基金会专家、哈佛大学医学院口腔颌面外科专家 Walter.C.Guralnick 教授率哈佛大学医学院专家代表团专程来到中国建立协作关系。在此之前,他早在 1979 年就来上海第九人民医院访问过。HOPE 基金会来到上海第二医学院,是要合作两方面的项目:一是上海市儿童医学中心;另一个是口腔医学,尤其是口腔颌面外科学。

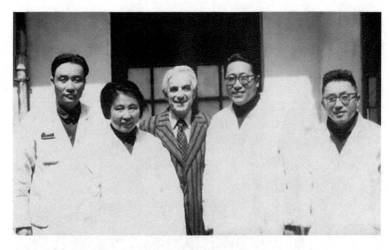

美国哈佛大学口腔颌面外科教授 Walter. Guralnick 于上世纪 70 年代末第一次访问九院时摄。左起为邱蔚六、王晓仪、Guralnick、黄宗仁、顾成裕

邱蔚六说:"借助他们的来访,我们中国口腔颌面外科专家开始走向国外。Guralnick 教授一行在上海九院参观访问时,对九院口腔颌面外科临床医疗赞叹有加。当年,时任中共中央政治局委员、上海市委书记江泽民接见了 HOPE 基金会代表团。法国'颅颌面外科之父'Tessier 医师到上海九院参观访问时,对九院在整复、显微外科领域取得的一系列辉煌成果感到很惊奇。"

1984 年 10 月,邱蔚六应邀第一次走出国门,他与"恩师"张涤生教授到法国参加南希大学中法显微外科研讨会。通过中法两国同行切磋、交流和参观访问后,邱蔚六认为:"感觉法国显微外科技术很发达,已超过美国。"

1985 年 4 月,邱蔚六和"恩师"张锡泽教授应邀到美国参加为期三周的口腔颌面外科学术会进行考察学习。"这次赴美考察学习,更加促使我们走出国门,让中国口腔颌面外科在世界产生影响。回国后,我为自己做了两件实事感到很欣慰。一是中国医科大学钟宝民教授建议我:希望组建一个头颈肿瘤外科学会。因为在美国口腔外科做

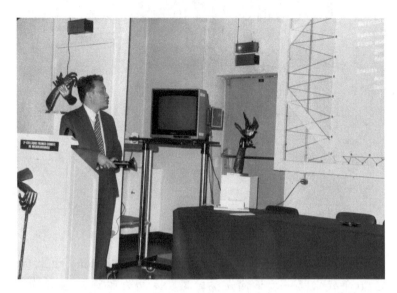

1984年,邱蔚六赴法国第一次在国际显微外科会议上发表演讲
"前臂皮瓣游离移植整复口腔颌面部缺损"

不了的,头颈肿瘤外科是被头颈外科占领着。当时,我就在想:我们能否走出一条新路?将口腔颌面外科、耳鼻咽喉科和头颈外科这三个科联合成立一个'中国头颈外科学会'。正好时任中国医科大学附属医院院长的费声重(耳鼻咽喉科医师)也提出了这一想法。于是,说干就干。通过筹建,于1985年8月,中国头颈肿瘤外科学会在沈阳宣告成立。李树玲教授任会长,邱蔚六和费声重任副会长。第一次学术会议于1985年在沈阳召开。共有600余位代表与会,其中口腔医学专家占三分之二。以后,这个学会挂靠在中国抗癌学会。又称'头颈肿瘤专业委员会',每两年举行一次学术活动。这个学会与国际上头颈外科学会都有联系。由此解决了学科'挤压'的矛盾,所以现在我很安心。"

让邱蔚六感到很欣慰的第二件实事:1986年5月,在中华医学会口腔分会下面成立了拥有1000多个会员的口腔颌面外科学组。邱蔚六是口腔颌面外科学组发起人之一,也是第一任组长。口腔颌面外科学组每四年举行一次学术大会。1996年,中华医学会独立成为一级学会,口腔颌面外科学组也升级成为了二级分会,自然而然地变成了

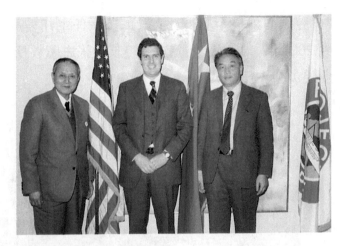

1985 年,应美国 HOPE
基金会邀请,邱蔚六
与张锡泽教授访美,
在 HOPE 总部与总裁
合影

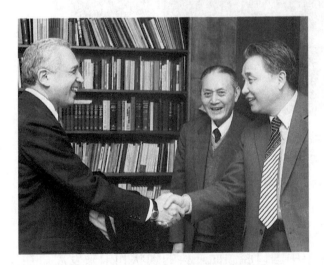

1985 年,邱蔚六在美国俄
勒冈健康科学大学受到校
长 L. Laster 的接见

1984 年 12 月,中国
头颈肿瘤外科学会发
起人及筹备会议。前
排从左到右:朱宣智、
邱蔚六、于靖寰、李树
玲、李春福;后排从右
到左:钟宝民、赵福
运、郭志祥、费声重、
郭敏、屠规益

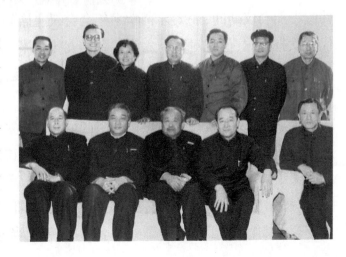

"口腔颌面外科专业委员会"，邱蔚六任主任委员，这个头衔一直担任到 2006 年。接着是九院时任院长的张志愿教授接任口腔颌面外科专业委员会主任委员。

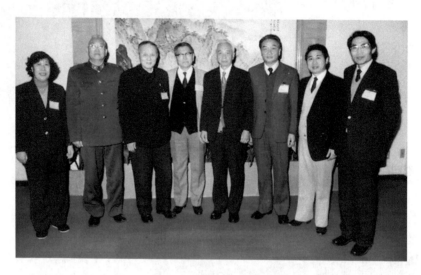

1985 年，中国口腔颌面外科学会前身中华医学会口腔医学分会口腔颌面外科学组发起人及筹备会议。左起：李金荣、周树夏、张锡泽、王翰章、丁鸿才、邱蔚六、王大章、张震康

1987 年 5 月，邱蔚六应邀参加在韩国举行的亚太牙科学术年会，并在会上作学术报告，介绍中国口腔颌面外科的现状和未来发展。在韩国参加会议期间，亚太牙科学术年会会议主席知道邱蔚六在大学时代喜欢打排球，他就对邱蔚六说："韩国女排水平不错。韩国女排在访华时将与中国女排进行一场友谊赛，想请您一起陪同交流。"这个愿望最终在上海实现。

随后，会议主席在韩国热情地陪同邱蔚六参观一家工厂。原来韩国女排是这家工厂的"特殊员工"。邱蔚六介绍说："韩国运动队一般都是大财团养的，是民间行为。"

"我们'走出去'以后有两个好处：一是让国外同行了解中国；二是广交朋友，结识了世界各国的知名专家。韩国当地有两所著名大学。

其中,在韩国国立大学访问时,发现韩国第一代口腔颌面外科的负责人与我年龄相仿,彼此很有缘分,从而在学术交流中增进了友谊。"邱蔚六如是说。

2　　　　　　　No. 4　April 29, 1989　　　　　　DAILY NEWSLETTER

Oral & maxillofacial surgery in China has a wider scope of professional work than in many other countries. Apart from the traditional oral surgery—dental and alveolar surgery, prepros-thetic surgery, oral infections disease, TMJ diseases, maxillo-facial trauma and salivary gland diseases—it also includes max-illofacial plastic & reconstructive surgery, microvascular surgery and head & neck tumor surgery.

Our government attaches great importance to developing the education of oral & maxillofacial surgery. At the beginning of the '80's, the Ministry of Public Health of the PRC entrusted both Shanghai No.2 Medical University and Medical Sciences University of Beijing with the task of opening advanced classes to train teachers of oral & maxillofacial surgery and in-service training classes for oral & maxillofacial surgery from all over the country. The classes have been opened every year without interruption. In 1985, China University of Medical Sciences formally set up the oral & maxillofacial surgery speciality, enrolled students, thus laying the foundation of training specialized oral & maxillofacial surgery in China.

is also used in treating tumors and salivary gland diseases. Tradtional Chinese medicine is used in combination with che-motherapy to treat malignant oral & maxillofacial tumors in their advanced stage, and the median oral & maxillofacial tumors in their advanced stage, and the median survival time is as long as 57 weeks. Besides, not a case of death due to tre-atment has been reported yet. Clinical tests show that tradit-ional Chinese medicine serves to strengthen the patient's resistance and improve immun-ocompetence. Traditional Chinese medicine is further used in treating autoimmune diseases such as lymphoepithelial lesions.

Oral and Maxillofacial Surgery in China

Plenary Session

Qui, Wei-Liu
Professor
Faculty of Stomatology
Shanghai Second Medical University,
CHINA

surgeons interested in TMJ diseases have made praiseworthy progress in studying TMJ dis-turbance syndrome and TMJ ankylosis. As early as the beg-inning of the sixties, Medical Sciences University of Beijing began their research on arthr-ography of TMJ. Up to the present, China has set up her own model in the procedure of diagnosis & treatment of TMJ disturbance syndrome and in the selection of different therapies. In surgery, we can perform not only conventional radical operations but combined cranio-maxillofacial resection, and plastic & reconstructive surgery at one stage of various tissues transplantation, and the

head & neck surgery was held in Shenyang. Clinical doctors and researchers of head & neck tumor surgery, oral & maxillo-facial surgery and otolaryngology attended the symposium. Oral & maxillofacial surgery took the lead in both the number of theses and representatives which shows that oral & max-illofacial surgery in China have become a great force in diagn-osis, treatment and research work on head & neck tumors.

In the basic scientific research of oral & maxillofacial surgery, though we started late, we have achieved gratifying achievements. Among the most striking ones are the establishment of animal pattern of dry socket, the est-ablishment of experimental precancerous lesion pattern, the establishment of squamous cell line (Tca 8113) of tougue carc-inoma in human and pattern of nude mouse ; the experim-ental research of bone pieces of blood supply and blood circulation in orthognathic surgery. The application of computer processing to the diagnosis, differential diagnosis & scientific of date objective indexes of oral & maxillofacial tumor, the research on the interaction of operation &

1989年,邱蔚六应邀参加在首尔举行的第14届亚太牙科年会,并作报告

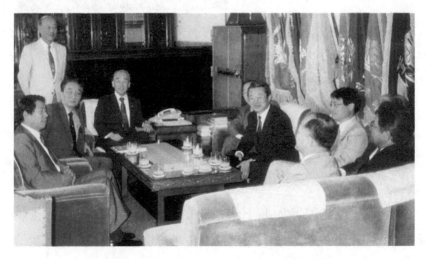

邱蔚六访问延世大学牙医学院与同行合影

　　1988 年,美国口腔颌面外科学会邀请邱蔚六参加在旧金山举行的第 71 届全美口腔颌面外科学术大会。在这之前,美国颞下颌关节外科学会也曾邀请邱蔚六于 1987 年 8 月赴美国参加美国颞下颌关节外科学术会议,并特邀邱蔚六在大会上介绍针刺麻醉在中国颞下颌关节外科中开展的情况。

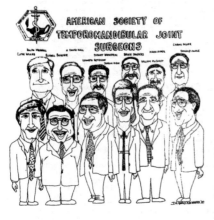

The scientific program for the fourteenth annual meeting of the Western Society of Oral and Maxillofacial Surgeons at the Hyatt Lake Tahoe is truly unique. A group of twelve surgeons keenly interested in the science and art of rehabilitation of patients with mandibular joint disease were brought together to form a society by Dr. Clyde H. Wilkes in 1986. The twelve founders and the first international member of the American Society of Temporomandibular Joint Surgeons will be the scientific program for this meeting.

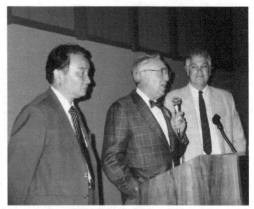

1989 年,邱蔚六应邀参加美国颞下颌关节外科医师学会学术会议。图为介绍 12 位学会发起人,并注明邱蔚六是该学会的第一位国际会员。讲演前,大会主席向与会者介绍邱蔚六教授

　　"这次会议给我留下的深刻印象,不是我作报告赢得的阵阵掌声,而是'穷得出洋相'、'玩心跳'。"邱蔚六向作者披露了鲜为人知的"花絮":

　　这次应邀赴美国参加颞下颌关节外科学术会议,按国际惯例,美方除了负责来回飞机票和住宿费用以外,其他费用概不负责。而当时中国公职人员因公出国每人只有 50 美元补贴,且人民币不能兑换

美元。

让邱蔚六始料不及的是:他从内华达州 Reno 国际机场到 Tahoe 会场还有一段比较远的距离,需要乘出租车。当他乘上出租车时先问司机:"请问:到目的地大概需要多少美元?"

司机爽口回答:"如果路上不堵,大概是 50 美元。"

"天哪!如果路上堵,怎么办?如果计价器到了 50 美元,我将会被赶下车,只能徒步走到会场。在异域不认识路,岂不'两眼一抹黑'?"一路上,邱蔚六双眸紧紧盯住出租车的计价器,连眼睛也不敢眨一眨。随着计价器上的费用不断地向上跳,他的心也在加速跳动。当遇到路上一堵,等候中时间一长,计价器仍在计价时,他除了额头不断冒出了汗珠外,还有紧张、害怕和心疼。

当邱蔚六看到计价器跳到 49 美元到达目的地时,他心速加快,一身冷汗……

当会议结束准备返回中国上海时,很无奈的邱蔚六,只能向大会主席"求援":"劳驾主席先生派车送我到飞机场。"

就这样,邱蔚六饱受了一次虚惊和尴尬。他不由苦笑地说:"当时心情处在'不对等'的窘境。虽然这是一件小事,可是我一辈子也忘不了","现在出国当然不会这样了",他补充说。

邱蔚六感慨地说:"通过'走出去、请进来',与国外同行的交流,促使我产生了与 HOPE 基金会联合发起组织在上海举行第一次国际口腔颌面外科会议的想法,并于 1989 年 10 月成功举行。包括欧美和东南亚国家和地区的近 600 位专家与会。这是中国第一次举办国际口腔颌面外科会议。"

在筹备和召开这个会议的前前后后半个月中,邱蔚六付出了很多很多。他人一下子瘦掉了 5 公斤。"因为是第一次举办国际口腔颌面外科会议,不免会担心,况且又没有经验,所以花的精力和时间都比较多,唯恐有一点闪失。"邱蔚六解释说。

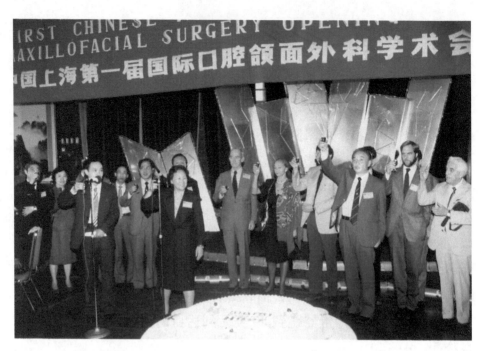

1989年10月,中国上海第一届国际口腔颌面外科学术大会成功举行。图为开幕式上,时任上海市副市长谢丽娟亲临大会讲话并祝酒

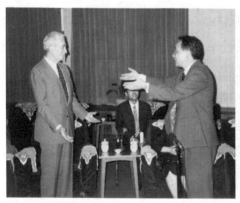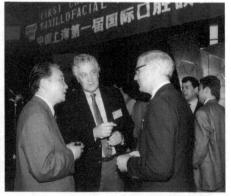

邱蔚六同与会外宾交谈。左为法国"颅颌面外科之父"Tessier教授;右为West教授和Merrill教授

这次会议还真闹出了一个"小洋相":在开幕式后举行冷餐会上,负责冷餐会的是大会秘书长胡北平教授。当第一道冷餐吃完后,他误认为冷餐吃完了,竟提前当众宣布:"冷餐会到此结束!"

包括时任上海市副市长谢丽娟、法国"颅颌面外科之父"Tessier在内的近600名与会者都认为大会秘书长胡北平教授在"开玩笑"，大家不由捧腹大笑。"由此，真的闹了一个大笑话。大家还没吃饱哩！后面还有好几道冷餐。"邱蔚六歉意地说。

邱蔚六的夫人王晓仪教授望着自己的丈夫衣带渐宽的身躯和清癯的面颊，痛惜地说："上海举行国际口腔颌面外科会议，让你掉了不少肉！"

话是这么说，但夫人王晓仪教授的目光毕竟是厉害的，她已经从邱蔚六多时未见的眼神里，看到他所追求的目标已经达到了。这在邱蔚六的眼里，要比一身肉贵重得多了！

七、国际化：从一个人到一个团队

1989年10月，一个晴朗的早晨，上海虹桥国际机场上空澄澈湛蓝，宽阔的飞机跑道两旁平整的草坪一片金黄色。

停机坪前，一位身材魁梧、风度翩翩、步履矫健的中年男子，登上了飞往美国纽约的中国民航班机。他就是时任上海第二医科大学（现上海交通大学医学院）口腔医学院院长、第九人民医院院长、中国抗癌协会全国头颈肿瘤外科专业委员会副主任委员的邱蔚六教授。

这次邱蔚六应邀参加美国的第71届口腔颌面外科学术年会，并作为中国医师将首次在美国这一学术年会上作报告。中美学术交流之行就要开始了，自然会在世界口腔颌面外科医学讲坛上赢得话语权。想到这，他心里不免一阵激动。

邱蔚六在这次大会上作了题为《头颈部肿瘤的处理——中国的

经验》的专题报告,向与会同行介绍了中国口腔颌面外科在处理头颈部肿瘤方面的经验和体会,引起了国际上的注意。会议主席称他是"中国医师在美国的口腔颌面外科年会上作专题报告的第一人"。

当风度翩翩的邱蔚六刚发言完,十分安静的会场顿时爆发出热烈的掌声,会场出现美国历届口腔颌面外科年会少有的盛况。许多美国口腔颌面外科专家走到邱蔚六的发言席,与他握手,称赞邱蔚六教授专题报告太精彩了!

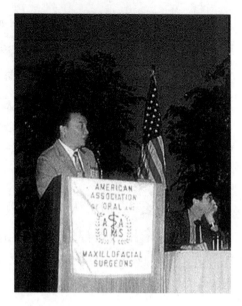

1989 年 10 月,邱蔚六在第 71 届美国口腔颌面外科学术大会上作专题报告

称赞中国头颈部肿瘤的处理经验很有价值,并向其表示祝贺!

事后,会议主席在感谢信中指出,邱蔚六的学术报告帮助会议取得了成功。在回沪的时候,波音 747 客机在震耳欲聋的声浪中慢慢平稳地飞行。机舱的一角,邱蔚六身子笔挺地靠在航空椅背上,从未有过的舒适感、成就感和荣誉感让他产生了强烈的紧迫感和使命感:珍惜每一次对外考察学习和交流的机会,向先进水平挑战,一定要让中国口腔颌面外科早日跻身世界"第一方阵"。他双手抱在胸前,闭上眼睛,而斩不断的回忆,却把他带入了那令人难忘的岁月。

1971 年 10 月 25 日,联大通过决议,恢复中国的合法席位。消息传来,举国欢庆。

当时,邱蔚六心里就想:"国际口腔颌面外科医师学会(英文简称IAOMS)的'联合国'何时能批准中国口腔颌面外科学会正式加入呀?!"

时隔 25 年后,邱蔚六终于盼来了这一天。

1996 年 7 月 9 日,对于邱蔚六而言是一个值得永远铭记的日子。

这天,他收到来自美国的国际口腔颌面外科医师学会(IAOMS)主席 Rudolf Fries 教授和秘书长 John F.Helfrick 教授联名发来的邀请中国口腔颌面外科学会正式加入国际口腔颌面外科医师学会(IAOMS)的通知函:

尊敬的邱蔚六教授:

  我们代表国际口腔颌面外科医师学会(英文简称 IAOMS)正式邀请中国口腔颌面外科学会正式加入国际口腔颌面外科医师学会(IAOMS)。中华人民共和国在口腔颌面外科领域有较强的实力,我们相信中国正式加入国际口腔颌面外科医师学会(IAOMS),对口外专业的发展极为重要。我们已一致通过将中国正式加入国际口腔颌面外科医师学会(IAOMS)列为学会的首要任务之一。为了该项工作进展顺利,国际口腔颌面外科医师学会(IAOMS)最近已通知"'中华民国'口腔颌面外科医师学会"更名为"中国台北口腔颌面外科医师学会",以保持协调一致。

  我们诚恳地要求您提交贵学会加入国际口腔颌面外科医师学会(IAOMS)的申请报告。此外,我们希望您能寄一份贵学会的章程、委员名单、地址、电话和传真号,以及现任委员名单和贵国各口腔颌面外科部门名单。我们一旦收到你们的正式申请,就将安排国际口腔颌面外科医师学会(IAOMS)官员代表团来华访问,与您及贵学会其他会员会面,审批该项申请和讨论日后贵学会在国际口腔颌面外科医师学会(IAOMS)中的工作。我们设想将于1996年12月13日至14日访问中国。

  如果你们愿意加入国际口腔颌面外科医师学会(IAOMS)并与代表团会晤,敬请与秘书长联系。

  我们一收到您的肯定答复,就将着手准备赴华,并与您及您的同行会晤。

Rudolf Fries 教授

John F. Helfrick 教授

自从中国实施改革开放政策以来,国际化就被提上了议事日程。国内学术界加快"走出去,请进来"的步伐,上海第二医科大学口腔颌面外科积极开展各项国际医学交流活动,关注和把握世界医学专业发展的前沿,使口腔颌面外科专业又有新的提升和进步。

随着国际交往的增多和国外同行对我国的深入了解,我国口腔颌面外科的水平被冠以了优秀和友好的美称——"'中国式'的口腔颌面外科"。国际口腔颌面外科医师学会(IAOMS)迫切希望我国的口腔颌面外科队伍参加到他们的组织中去。

20世纪90年代中期,国际口腔颌面外科医师学会(IAOMS)历任主席 Robest M.Cook 教授和秘书长 John F.Helfrick 教授等官员访问中国。他们对邱蔚六领衔的中国口腔颌面外科的发展水平感到非常振奋,一致认为,中国的口腔颌面外科已成为国际口腔颌面外科学界不可忽视的一支队伍。

经过近3年的努力,中国口腔颌面外科学会克服了各种困难和障碍,终于在1999年5月8日,在千禧年即将到来之际,在美国华盛顿举行的第14届国际口腔颌面外科医师学会(IAOMS)理事会上,中华口腔医学会口腔颌面外科专业委员会以中国口腔颌面外科学会(Chinese Society of Oral & Maxillofacial Surgery,CSOMS)的名义正式加盟,成为 IAOMS 成员,并获得一个理事席位。邱蔚六成为中国的第一位理事。由此,中国口腔颌面外科融入了国际大家庭,完成了邱蔚六25年来"走出中国、走向世界"的心愿。他激动地说:"从此中国的口腔颌面外科得以真正走向世界,融会于国际口腔颌面外科学界的大家庭之中。这一结果被公认是我国几代口腔颌面外科学者前仆后继、奋发图强的结果。能够完成我国口腔颌面外科人走向世界的心愿,我感到十分欣慰,因为这也是我事业的一部分。"

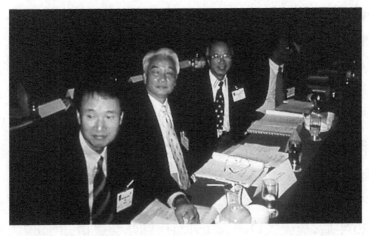

2001年，在南非举行的IAOMS理事会上，邱蔚六教授（左二）
作为理事之一参加理事会

八、漫步国际舞台的学术名片

邱蔚六不辞辛劳地耕耘在口腔颌面外科医学事业上，引领着我国一大批口腔颌面外科著名专家开拓新的研究领域，推进中国口腔颌面外科医学跻身国际舞台。

邱蔚六建立了以外科为主的口腔颌面部恶性肿瘤的综合序列治疗模式。他创造性地应用游离前臂皮瓣行软腭再造术，解决了因肿瘤切除导致的语言、吞咽等功能障碍；首创了经颞下颌关节镜滑膜下硬化疗法治疗颞下颌关节脱位；和同事们一起建立了中国第一株人舌癌及涎腺癌细胞系；率先开展的颅颌面联合切除治疗晚期口腔恶性肿瘤，填补了国内空白。迄今为止，7000多例组织游离移植瓣成活率达98%，口腔癌、涎腺癌的5年生存率（65%、70%）和生存质量居世界先进水平。他主持的科研项目"游离前臂皮瓣软腭再造术"、"关节镜滑膜下硬化疗法治疗习惯性颞下颌关节脱位"分获1996年国家发明三等奖和 1997 年国家发明四等奖,让国内外同行刮目相看。

　　与此同时,上海第二医科大学与日本、美国、法国等国家多个著名高校及研究机构,诸如日本大阪齿科大学、美国哈佛大学、加州大学旧金山分校以及多个国际组织,都保持着广泛的学术交流。邱蔚六本人也曾 30 多次出国讲学或访问欧、美、日等多个国家,了解到世界上的最新学术行情,开阔了眼界。这对他的事业和国内口腔颌面外科学术的发展都至关重要。

　　2008 年 9 月,距第一次只身前往美国参加第 71 届口腔颌面外科年会的 20 年后,应美国口腔颌面外科医师学会邀请,由邱蔚六和他的学生,时任上海交通大学医学院附属第九人民医院院长张志愿教授率领中国口腔颌面外科学会的 35 名代表抵达美国西雅图,参加美中联合举办的第 90 届口腔颌面外科年会,加强了中美口腔颌面外科专家的合作和交流,也增进了彼此的友谊。

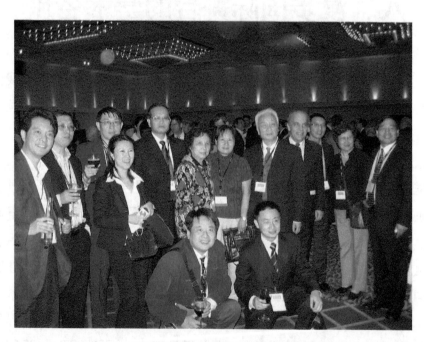

2008 年,在美国西雅图举行的中美联合口腔颌面外科年会上中国代表团的部分代表

从几位领军人物到一个异军突起的团队,从一个人应邀参加美国的年会到一个团队参加美中共同年会,可以称为我国口腔颌面外科事业实现了跨越式的发展,而邱蔚六正是这一跨越式发展的参与者和见证人。

2008 年 5 月 22 日至 25 日,邱蔚六作为主席在沪组织召开了第12 届国际口腔癌大会(ICOOC)暨第 24 届国际颌面外科医师学会年会(ICMFS)。本次大会吸引了来自 27 个国家和地区的 200 多位专家学者聚集上海。这届国际口腔癌大会,紧贴口腔颌面 - 头颈肿瘤学发展的趋势和热点,为国内外口腔颌面 - 头颈肿瘤工作者搭建了充分交流的平台,形成了独特的品牌效应。

本次大会主席邱蔚六介绍说:"口腔癌仍然是关注的焦点问题。本次会议议题包括:口腔癌治疗的发展趋势、口腔癌前哨淋巴结活组织检查的现状、口腔黏膜鳞状细胞癌及口腔鳞状细胞癌的诊断和治疗及其生存率等。先进的分子遗传学技术和细胞生物学技术,为探索口

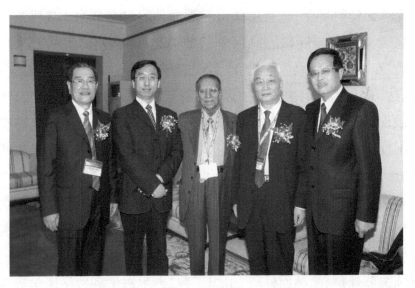

2008 年,第 12 届国际口腔癌大会(ICOOC)在沪召开,邱蔚六作为大会主席致开幕辞。会议核心领导(自左至右):中华口腔医学会会长王兴、上海交通大学校长张杰、ICOOC 秘书长 Dr. Varma、大会主席邱蔚六、时任上海交通大学医学院附属第九人民医院院长张志愿

腔癌的发生、发展机制和治疗提供了强有力的研究手段。本次会议对口腔颌面部肿瘤的治疗进行了专题发言和讨论,内容涉及头颈部恶性肿瘤的手术切除、肿瘤术后功能重建、术后语音恢复等。大会论文的研究成果令人鼓舞,显示了良好的临床疗效。"

在 2003 年 5 月,在希腊雅典召开的第 16 届口腔颌面外科医师学会理事会上,经过 9 个国家和地区的激烈竞争,中国口腔颌面外科学会和中国香港特区口腔颌面外科医师学会联合申办并取得了 2009 年第 19 届国际口腔颌面外科学术交流会在上海召开的举办权。由此,中国的口腔颌面外科进一步赢得了国际同行的认可。

2009 年 5 月 24 日至 27 日,由国际口腔颌面外科医师学会(IAOMS)主办、中国口腔颌面外科学会、中国香港特区口腔颌面外科医师学会和上海交通大学医学院附属第九人民医院承办的第 19 届国际暨第 8 次中国口腔颌面外科学术交流会在上海国际会议中心隆重召开。此次大会是国际口腔颌面外科医师协会(IAOMS)首次在中国举办的国际口腔颌面外科盛会,也是中国口腔颌面外科界迄今为止规模最大的一次盛会,堪称"国际口腔颌面外科的奥林匹克盛会"。共有来自世界各地 76 个国家和地区的 1503 名代表与会。其中,国外代表占三分之二,达 1058 名。本次大会主席、中国工程院院士邱蔚六教授,国际口腔颌面外科医师学会(IAOMS)主席 Nabil Samman 教授,上海交通大学副校长朱正纲教授,上海市卫生局局长徐建光教授出席开幕式并致辞。

本次盛会,共有来自世界各地的 93 位国际口腔颌面外科著名专家作精彩的专题报告。会议共收到国内外论文 702 篇,荟萃了口腔颌面外科创伤、肿瘤临床和基础研究、正颌外科、种植外科、唇腭裂外科、颞下颌关节外科、颅颌面外科、组织工程、再生医学和数字医学等众多领域和学科的丰硕研究成果。会议交流形式多样,采用主题报告、专题发言、壁报交流和专题讨论等方式,共同探讨口腔颌面外科领域的最新进展、发展趋势和关注焦点问题,使与会代表能充分了解和领略

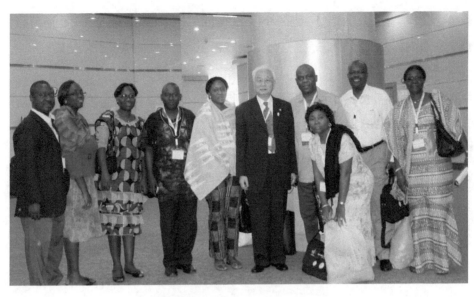

邱蔚六院士与非洲部分代表合影

国际口腔颌面外科和相关学科的发展动向。

邱蔚六说,与会代表一致认为,这次学术会议必将对世界及中国口腔颌面外科事业的发展产生积极而深远的影响。本次会议不仅为口腔颌面外科的研究人员提供了与国际同行交流、了解国际口腔颌面外科研究最新进展情况的机会,同时也展示了中国学者在口腔颌面外科的成果,进一步让世界了解中国、让中国了解世界,从而也提高了中国口腔颌面外科的国际影响力。

本次盛会的最大亮点之一是:中国工程院院士邱蔚六教授在本次大会上被国际口腔颌面外科医师协会(IAOMS)授予该协会最高荣誉——"杰出会士奖",成为世界上第六位获此殊荣的人,也是亚洲第一位获此殊荣的人。由此显示了中国口腔颌面外科在世界口腔颌面外科大家庭中的显赫地位。

邱蔚六坦诚地说:"上海交通大学医学院附属第九人民医院以办成高水平、高层次、跨学科、开放性的大型国际学术交流盛会为导向,不但进一步向全世界展示了上海九院形象以及上海九院当前的医学技术发展水平,更促进了国内外口腔颌面外科医学界的学术交流与合作,为国内外同行学术交流搭建了平台,共享行业最新学术成果。"

邱蔚六坚持学术活动的高质量和高水平,使之成为中国学者漫步国际舞台的一张学术名片。国际口腔颌面外科学技术交流的平台,展示上海九院乃至中国自身医学技术的舞台——以此为定位,成为中外同行进行学术思想、情感交流和展示医学科技成果的重要平台。从而被国外权威人士誉为:中国组织召开的第 12 届国际口腔癌大会和第 19 届国际暨第 8 次中国口腔颌面外科学术交流盛会已成为"世界上最好的学术会议之一"。

九、"老外"眼中的邱蔚六

国际口腔颌面外科医师学会历任主席 Robest M.Cook,John F. Helfrick 以及 Fries 教授等都曾这样评价邱蔚六院士及其团队:

"没有中国同行参加的会议,不能称之为国际口腔颌面外科会议。"

Fries 教授在给邱蔚六的来信中对上海交通大学医学院口腔颌面外科的团队和规模作如下评价:

"……It was surprising to see the high leveled modern status of your clinic-large functional etc. In summery I have never seen such a remarkable clinic around the world (between1968~2001) I have been visiting 301 destinations within 58 countries……"

"使我惊奇的是:在 1968~2001 年的 30 多年中,曾访问过 58 个国家和 301 个同行科室中,从来没有像你们这样高水平、现代化和富有巨大功能的科室。"

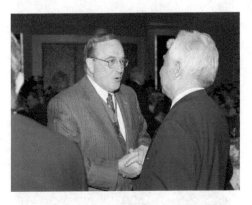

2009 年,John F. Helfrick 教授向获得 IAOMS "杰出会士奖"的邱蔚六道贺

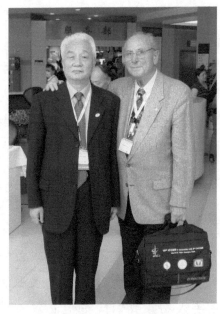

2009 年,Fries 教授访问上海九院时与邱蔚六合影

　　美国 HOPE 基金会、国际著名专家、哈佛大学口腔颌面外科前主任 Dr.Guralnick 教授曾这样评价邱蔚六院士:

　　邱蔚六教授是一位学者,他不辞辛劳地耕耘在口腔颌面外科医学事业上,引领中国一大批口腔颌面外科著名专家开拓新的研究领域,推进中国口腔颌面外科医学跻身国际舞台,我非常敬佩他。

　　美国口腔颌面外科学会(AAOMS)称赞邱蔚六教授是在 AAOMS 被邀作报告(invited speaker)的第一位中国学者。

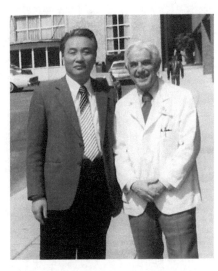

1985 年,邱蔚六访美时与 Guralnick 教授在 MGH 合影

美国著名口腔颌面外科专家、俄勒冈健康大学教授 Tom Albert 这样评价邱蔚六院士：

毫无疑问，邱蔚六医师是中国口腔颌面外科最伟大的带头人之一。近 30 年来，他还在促使中国口腔医学与口腔颌面外科学走向世界方面起着引领的作用。

他是一位杰出的外科医师、教育家管理者和领导者。无疑他也是引领和打造中国口腔颌面外科成为目前具有世界领先水平的重要人物。我们既把他看作为教授，也视他为朋友。

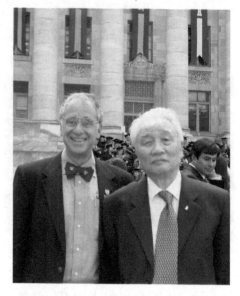

2012 年，邱蔚六与 Albert 教授在哈佛大学医牙学院毕业典礼上合影

第|二|章

童年和学年的
岁月记忆

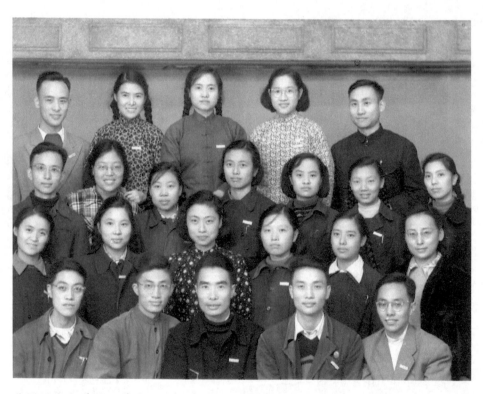

华西协合大学牙医学系口腔 41 级部分同学毕业照（1955 年）。前排右二为邱蔚六

一、"严父慈母是自己第一任老师"

常言道：家庭是孩子的第一所学校，父母是孩子人生的第一任老师。即便是养父养母，也是孩子人生的第一任老师。虽然说一个人的成长和成才，不相信"龙生龙、凤生凤"，但父母或养父养母对孩子的影响是潜移默化、根深蒂固的。细细想来，一个有抱负、有理想、有作为、有成就的人的做人守则和成长轨迹，除了自幼接受党的教育以外，在许多方面确实有父母亲或养父养母的影子。

虽然，邱蔚六迄今还不知道自己的亲生父母是谁，也不知道自己是怎样从褴褓中被养父养母认养的。也许，这对他来说，只能永远是一个谜。但是，养父养母的从严家教和熏陶，对邱蔚六一生的成长起到了决定性的作用。

邱蔚六的养父养母对他的培养含辛茹苦。养父养母生活的唯一希望和最大的乐趣，就是培养孩子能上大学，将来有个好的未来。所以，养父养母把邱蔚六视为自己的孩子来抚养和培养。正因为如此，作者在后面叙述中，将邱蔚六的"养父养母"统称为"父母"，这也是从小懂得感恩的邱蔚六的心意吧！

邱蔚六多次向作者表示：

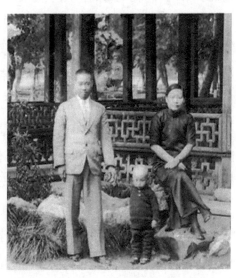

2岁时的邱蔚六与父母摄于杭州

"滴水之恩，当涌泉相报。如果没有养父养母含辛茹苦地抚养和培养，就没有我邱蔚六今天取得的成就！严父慈母，是我的第一任老师。"

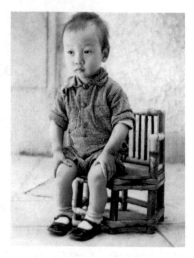

4岁时的邱蔚六摄于家中

邱蔚六成长的画卷铺陈在作者眼前，他足迹铿锵：1932年10月13日（旧历）出生在四川成都市；祖籍四川成都奉节县（现划为重庆市奉节县）。

牛顿、白求恩是他心中永远追随的"巨星级偶像"。邱蔚六在小学五年级的一篇作文中说，通过一个苹果打开真理大门的大科学家牛顿，在临终之前说自己只是一个大海边上拾贝壳的孩子。知识的沧海无边无际，再明亮的眼睛也只能发现海岸边的几枚贝壳。这是少年时代老师转达给我的第一个启示录。因为你的启示，我才把自己界定为一个坐在海边岩石上永远读着沧海的孩子，在沧海面前懂得谦卑的小学生。也因为你的启示，我才明白，真理的发现开始需要孩子直观的眼睛，然后才是智者头脑的逻辑。

邱蔚六在大学的一篇日记中说，1938年初，加拿大著名的胸外科专家白求恩大夫来到中国。他不仅带来了大批药品、显微镜、X光镜和一套手术器械。最可贵的是，他带来了高超的医疗技术、惊人的组织能力和对中国革命战争事业的无限热忱。白求恩还不顾个人安危亲自到最前线为伤员做手术，直至献出自己的生命。白求恩之所以名垂青史，除了他的献身精神外，还有他的细微、诚恳的情谊。那充满诚挚情感的话语好似春风，能够吹绿田野上的小草。

童心是人生的真善美，是人生美好的开始，也是每个人历经沧桑、峰回路转、蓦然回首和惊鸿一瞥的佳境。每个人都曾经骄傲地拥有过，也在不经意间散失过。那最美的瞬间是人性的纯真和至善绝美。牛顿、白求恩给了邱蔚六找回心灵港湾的最美路径。

二、从小受到从严家教和熏陶

邱蔚六的父亲邱翥双于 1912 年考入重庆军政府将校学堂。他从北平朝阳大学法律系毕业后，曾任四川平武县县长、川军参谋和顾问等职。他点子多，人称"邱师爷"。国民党中上层军界人士他基本上都认识。他与刘伯承也很熟悉。

秉性耿直、为人正直、富有正义感的父亲邱翥双和为人善良、对人宽容的母亲佘树勋的从严家教和熏陶，对邱蔚六一生的成长都起到了决定性的作用。

"所以说：严父慈母的形象，对自己一生的成长影响很大。他们从小就教我立志：长大后当一名科学家！如今，自己虽不是搞基础研究的科学家，但我为自己是一个从事口腔颌面外科事业的医务工作者和医学科学家而感到自豪！"邱蔚六对作者感慨而坦诚地说："也许，是受家庭教育熏陶的影响吧，平时，我对人既宽容又真诚、坦诚，更多的是关爱和呵护周围的同事和朋友吧！"

他的父母为了邱蔚六长大能有出息、有前途，在邱蔚六 5 岁刚懂事的时候就不断叮嘱和谆谆教诲他："你一定要好好读书，长大能考个好大学，到各地去闯荡、立足，成为国家的有用之材！"

邱蔚六的父母对他的"木鱼"没白敲，他从小读书面就很广，非常刻苦和用功。邱蔚六的父亲邱翥双古文基础很好。他在家常常拉着小蔚六的双手吟唐诗宋词、读古书，比如：《论语》《古文观止》中的桃花源记、出师表、师说等等；还读过《百家姓》《三字经》《千家诗》……难怪，邱蔚六长大后作诗和写作水平相当不错，这不外是他继承了父亲的衣钵。

说起邱蔚六的名字，还有一段不寻常的故事哩！

原来,邱蔚六刚出生时,父母给他起名叫邱蔚霜,姐姐叫邱蔚雯,大堂姐叫邱蔚雲,二堂姐叫邱蔚霞。名字最后一个字中都有一个"雨"字头,谐音比喻"生活富裕,年年有余"。

上小学一年级时,语文老师说,"邱蔚霜的'霜'字太生僻,连我当老师的也不认识这个字",要求回家让家长改名字。于是,家长就听取老师的意见改名为"邱蔚雺"。因四川话"蔚"字常发 yù 音,两者十分相近,既不方便,又难听。于是,他的母亲佘树勋就建议干脆改为"邱蔚六"。"六"的四川话发音最常读"lù",而不读"liù",而"lù"与最早名字中的"霜"读音一样。这个名字老师认可,全家都认可。"但是,不知情的人,还误以为我是排名第六的孩子哩!"邱蔚六笑笑说。

邱蔚六的父亲邱翥双 20 世纪 20 年代在川军军界工作时,他有钱就买地,家里大约有几十亩地。然后,把这些耕地租给农民。每年春节前,许多佃户来邱翥双的家交租金。邱蔚六的父亲邱翥双对这些佃户都很好,每年这天他们来家交租金时,都会放上一个圆台面,热忱招待 10 来个佃户吃一顿较为丰盛的"年夜饭"。

邱蔚六的母亲佘树勋,是一位非常温婉和蔼的女士。文化程度不高,没读过几年书。在那个时代,守旧的中国人都深深地认为"女子无才便是德",女孩子们大都不需接受任何教育。母亲佘树勋是一位很虔诚的佛教徒,信佛和中医。邱蔚六回忆说:"以前家里有人生病,她不愿接触西医,都是去找当地有名的老中医王惠安就诊。所以我在学医前,对中医疗法和中医知识也很熟悉。"

邱蔚六的母亲佘树勋,祖籍也是四川。她出生在一个"大家庭",有好几个姐妹兄弟。佘树勋是老三,邱蔚六的舅舅佘季可是老二,在四川大学当教授。邱蔚六的舅舅婚后生育了九个子女,他们长大以后上大学大都是读金融和财会专业。

"小时候,每年春节是我最高兴的日子,大人们玩麻将,我们小孩串门玩游戏。每当邱蔚六回忆起孩提时代时的一件件往事,都感到特别眷恋。

长大后,在上海工作的邱蔚六常常梦见在家乡的母亲。趁春节回成都老家探亲几天,邱蔚六就一直陪伴在母亲左右,听母亲絮絮叨叨说家长里短。母亲信佛,他回家的第二天,便陪着母亲去小镇另一头的古庙里烧香拜佛。"母亲说她年纪大了,子孙满堂,儿女孝顺,她已经很满足了。她只为儿女们祈祷,不求富贵,只求平安健康。年迈的母亲在每一个佛像前虔诚叩拜,执意不要我搀扶。凝望母亲脸上的皱纹、头上的白发,我知道,母亲的每一道皱纹都隐藏着一个故事,每一根白发都记录着一段岁月。其实,佛一直就在母亲心中,它是母亲的精神家园",邱蔚六说:"看着母亲,想着母亲,常常让我情不自禁地想起艾青的诗句:为什么我的眼里常含泪水?因为我对这土地爱得深沉。走过几十年的沧桑岁月,母亲不再轻易流泪,可母亲对故土对儿女依然爱得深沉。"

弹指间,邱蔚六自 1955 年离开家乡已 60 多个春秋。有些笑脸至今会在眼前定格,有些场景时不时会像流星划过,而更多的却只能在照片中停留……

三、庭园里有个沙坑和小竹林

在邱蔚六 6 岁前,他全家住在成都被老百姓称为"少城"的吉祥街 3 号的一个四五百平方米的大院里。清朝时,这里是满族人聚集和居住的地方。当地成都人叫满族宅主"满板"(满族人的老板)。那个年代,居民都喝井水。打井的人多是藏族人。当时,来到成都谋生的西藏人很多。

院门口的那口井,虽然早已爬满青苔,但井里的水却总是那样的清澈透明。打井水是邱蔚六儿时的乐趣之一。用麻绳勾着铁桶,晃啊晃,铁桶随着绳子在水面漂来漂去就是不沉,姐姐接过绳子轻轻一悠,就吊起满满的一桶水。

邱蔚六家住的老房子门前是一条窄长的街巷。老房子是"二进"的:前面是吃饭、会客的地方;后面是住宿的地方。

在邱蔚六10岁以后,为了躲避日本飞机轰炸,全家搬迁到成都市区西北面的九里堤那一栋四五百平方米的大平房。因门前一条路就是挡水的堤坝而闻名叫"九里堤"。为防淹水,房基高于地面达四五米,要阶梯式地走进房子。住宅的前面有一个一百多平方米的花园,还有一个小竹林,四季青翠一色。

邱蔚六回忆说:"我从小喜欢跳高。在乡下时,就因地制宜、就地取材,砍下一根竹竿,挖一个沙坑,练跳高。这为自己在读高中、大学时能够成为'运动健将'打下了基础。"

邱蔚六家的花园前,有一条蜿蜒的河流,河水清澈见底。河的上游叫韩家碾,因通过河塘的水碾大米或麦子而得名。邱蔚六老家四周除农户的房子外,是一望无际的广袤田地,以种水稻为主。难怪四川以"天府之国"而闻名于天下。

邱蔚六家属于富裕人家。那个住宅是由母亲佘树勋做监工修建而成的,家里有两个仆人:一个是厨师,另一个是人力车车夫。他们家和两个仆人关系处得很融洽。

邱蔚六的家里有佛堂,母亲佘树勋每天早晚各一次进佛堂念佛经。

"抗日战争胜利后,邱家又搬回到城内,住在一个叫'石庄'的花园对面的住宅内。在那里,我学会了骑自行车。"邱蔚六回忆说。

邱蔚六上小学时因一直剃光头,所以家里的长辈们给他起了一个绰号叫"小和尚"。邱蔚六上的小学是处在满族人居住的"少城"区域的黄瓦街,因此叫少城小学,在当地很有名气。

1937年至1945年的抗日战争时期,日军侵入到贵州、长沙后,没有进入包括成都在内的四川境内,四川由此成为抗战的大后方。

从 1938 年到 1943 年,日军对中国战时称作"陪都"的重庆进行了长达 5 年半的"战略轰炸",史称"重庆大轰炸"。四川省会成都,也是日机轰炸的又一个重要目标。1938 年 11 月 8 日,18 架日机首次轰炸成都。1941 年 7 月 27 日,108 架日机轰炸成都,这是成都受到的最为惨重的一次轰炸。在日机轰炸少城公园(今人民公园)时,被炸得飞起来的人的手臂、腿脚挂在公园的树梢上,到处都是。除成、渝两地外,四川的乐山、宜宾、南充、自贡、涪陵和垫江等小城市也受到过日机的轰炸。

日机的轰炸使后方人民认识到必须加强空军的建设,于是轰轰烈烈的献机运动开始了。献机热潮先在重庆、成都展开,各小学学生率先响应,发起筹献"中国儿童号"飞机活动,邱蔚六也参加了这一活动。之后,戏剧界筹献"剧人号";新闻界筹献"记者号"……紧接着献机运动席卷全川。

邱蔚六说,为了抗击日寇,四川还每年向前线输送 10 万至 30 万壮丁,成为中国最大的兵源基地。14 年抗日战争四川总计输送壮丁和参战者 257.88 万人,再加上川军 7 个集团军 40 多万人,总计参军人数达 300 多万人。也就是说,十五六个四川人中就有一个上前线,难怪有"无川不成军"之说!

新中国成立后几经搬迁,1952 年,邱蔚六全家搬到成都东御街 94 号一个近一百平方米的小院居住。

值得一提的是,后来成为邱蔚六岳父的王季甫、岳母张幼仪全家在新中国成立前也曾在成都东御街 94 号里面的另一栋房中居住过。王季甫还在这里开过一家私人医院——弘仁医院,他自己任院长兼内科医生。医院还有病房。张幼仪在这家医院当妇产科医生。

1950 年 12 月,王季甫应著名的医学教育家、广州中山医学院的一代宗师柯麟盛邀,离开成都赶赴广州任中山医学院副院长兼第一附属医院院长。此时,弘仁医院也改名邮电医院,上缴给国家。邱蔚六家居住的一栋房子原属于王季甫的同胞哥哥居住,新中国成立后才卖掉的。

1951 年 8 月,张幼仪携小女儿玉培也离开成都赶赴广州与丈夫王季甫"会师"。后来,玉培大学毕业后到四川三线工厂做技术员,与柯麟的第五个儿子柯小辉结为伉俪。由此,作为战友加挚友的王季甫与柯麟结为亲家。

1954 年 10 月,王季甫的儿子王文钧由北京转学到广州中山大学物理系读书。1957 年,王文钧被打成学生"右派"。大学毕业后,王文钧与香港同学李素儿结婚。20 世纪 60 年代初,他以妻子车祸为名前去中国香港并定居。从那以后,他主要从事商业活动。由于他知识渊博,曾获得不少香港专利,生意红红火火,并进入到中产阶层。2005 年,他 70 岁时因病去世。

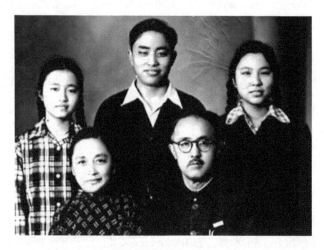

1956 年元旦在广州,王季甫全家合影。前排左为岳母张幼仪,右为岳父王季甫;后排左起:内妹王玉培、内弟王文钧、妻子王晓仪

后来成为邱蔚六夫人的王晓仪,那时正在成都读高中和大学。所以她没跟随父母和弟弟妹妹去广州。

1955 年 10 月,从四川医学院口腔系毕业的王晓仪被统一分配到原上海第二医学院口腔医学系任助教,并于当年 12 月 30 日顺道去广州,与一别五年的家人团聚。1956年元旦,全家到附近照相馆拍了一张"全家福"合影留念。

邱蔚六向作者披露:"我的姐姐告诉我,她也不是亲生的。"

邱蔚六的姐姐邱蔚雯,她原来是大姨夫的二女儿。这说明:邱蔚六的姐姐邱蔚雯也不是"同胞姐弟",没有血缘关系。

邱蔚六说:"我和姐姐的身世,直至"文化大革命"审查追踪祖宗十八代历史的时候,因为那是一个唯"成份论"的年代,我和姐姐这埋藏了30多年的秘密,才被解开。"

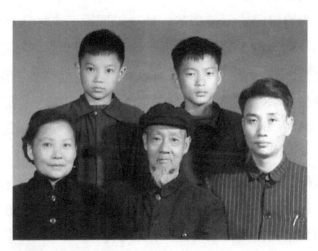

前排左起:邱蔚雯(姐姐)、邱耆双(父亲)、邱蔚六;
后排:邱又生(小侄)、徐谦(大侄)(1959年摄)

姐姐邱蔚雯比邱蔚六大12岁。邱蔚六说:"我姐姐的亲姐姐是邓名尚,姐夫是马日明。夫妻俩都是读财经专业出身的,新中国成立前都在南京的中央银行工作。1949年,夫妻俩都去了中国台湾。现年邓名尚已100岁,2013年5月我去中国台湾,也是我第五次去中国台湾,专门去探望她。前几年她身体还比较好,我只要说我是'小和尚',她就知道我是谁了。可这次见到她苍老很多,已不会说话了。现在邱家亲人只有我姐姐一人了。"

邱蔚六回忆说："在我上小学的时候,正在成都光华大学读会计系专业的姐姐对我的学业很关心,每天都要检查我的作业。记得有一次,我贪玩逃课。被姐姐发觉后,她严厉地对我进行了一番教育,还打了我的手心。平时,姐姐还是非常疼我的,有好吃的东西,她自己不舍得吃,都留给我吃。"

最让邱蔚六感激的是:在成都生活的父亲邱觐双在"文革"中被打成"反革命"分子"落难"的时候,全靠在成都的姐姐一人照顾。期间,远在上海的邱蔚六每月会给姐姐从邮局汇款10元。当时,邱蔚六每月工资也只有36元。

邱蔚六的姐姐邱蔚雯很辛苦。她为了照顾两个插队落户的儿子,上调到成都工作。原先在成都西南财经大学当老师的她原本可做到副教授或教授,但她最后只做到讲师就提前从工作岗位上退休。好在大儿子徐谦在1978年恢复成人高考时,考上了四川大学新闻系,毕业后在《成都晚报》当新闻记者。小儿子邱又生顶替母亲邱蔚雯在大学保卫科工作。

邱蔚六的姐夫徐仁东原先在成都的中国人民银行担任一个部门的负责人。1952年"三反"运动,说他贪污(是冤案)。于是,他被发配到大西南的西康去接受劳动改造。这一去就是30多年,直至20世纪80年代后期才得到平反回到成都。他回来后,在一家合作社银行工作,直至退休。迄今仍健在。

"这30多年,苦了我姐姐。她既要一人含辛茹苦地抚养两个孩子,承担家务,还要照顾我父亲,真的不容易啊!"邱蔚六感叹地说。

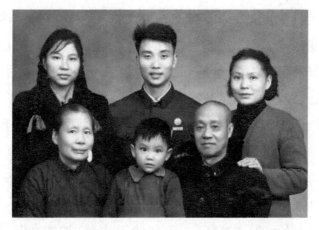

前排左起：母亲佘树勋、侄子邱又生、父亲邱矞双；
后排左起：王晓仪、邱蔚六、姐姐邱蔚雯（1954年摄）

四、"父亲成了遭受历次政治运动冲击的'运动员'"

邱蔚六的父亲邱矞双尽管是"民革"党派人士，但在新中国成立初期曾任"民革"成都市常委。

"虽然，父亲邱矞双曾出任川西民政厅长，但是好景不长，他在历次的政治运动中成了遭受冲击的'运动员'。"在这些政治运动中，父亲每次都会被卷进去，受到过冲击和磨难。几经沉浮，历经坎坷，却始终难改刚直不阿、倔强顽强和十分开朗的性格，他从不怨天尤人。1980年3月，父亲得到彻底平反。在晚年的时候，他又爱上了阅读。他说：人应该活到老、学到老。他每天晚上爱喝一小杯白酒。小时候，父亲在我眼里，拥有绝对的权威：他有时是严厉的家长；有时又是和蔼可亲的慈父。成年后，父亲是我的导师：无论是在工作中还是在生活中，不管遇到什么问题，都能在父亲的教诲中找到答案。晚年的父亲在我眼里，变成了一个凝结着智慧的老者：他深邃的目光中流淌着一条永不干涸的经验之河；他略带谢顶的额头上书写着岁月的沧桑；他满脸密密的皱纹里掩藏着无数精彩的人生故事。对父亲的崇拜，不只是他的智慧、他的渊博、他的多才多艺，更有他那坎坷的经历。父亲对于我，就是一本永远读不完的书。

1964年秋天，邱蔚六的父亲邱焘双来到上海探望儿子、儿媳和三个孙女，并住了三个月。邱蔚六突然心血来潮，想把父亲一生的主要经历和故事记录下来，"挖掘"一下父辈们的"精神遗产"。没想到"一石激起千层浪"。父亲对这件事情，表现出特别的热情。

父亲的口才，邱蔚六从来没有怀疑过。出乎邱蔚六意料的是，已70岁高龄的他，思维还是那么敏捷、清晰，讲起话来有条有理，从容不迫，娓娓道来。一出是一出，从没有跑题或卡壳的时候。

邱蔚六从没想到过父亲竟然有那么多的故事。许多事情以前都没有听过。这些"精神遗产"记录了父亲一生的坎坷。他用不平凡的一生经历，带给子女儿孙们的是用金钱也无法买到的"精神食粮"。

邱蔚六感慨地说："对于我们这一代来说，父辈们的故事，记录的不仅是过去的历史，更是人生智慧的结晶。父亲还算高寿，他94岁逝世。"

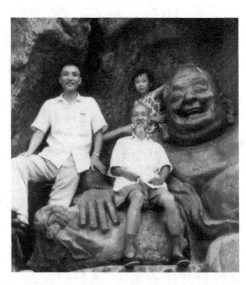

邱蔚六携父亲邱焘双和二女儿申申游杭州（1964年）

五、岳父王季甫与柯麟
是战友加挚友

邱蔚六介绍说:20世纪初,岳父王季甫和岳母张幼仪在上海同济大学医学院读书。毕业后,岳父王季甫曾携岳母返回成都,先后开办诊所——季甫医院和弘仁医院。一边靠替人治病养家糊口,一边暗中配合组织地下工作。许多地下党同志及其家属都曾在岳父王季甫的弘仁医院中转。这其中包括李鹏的父亲,党的早期著名地下工作者李硕勋、李鹏的母亲赵君陶和大姨赵世兰。王季甫与李硕勋是同窗好友。后来,李硕勋在海南从事地下党工作时,不幸被国民党特务抓捕后英勇就义了。

心汤汤而谁告,魄寂寂而何语? 在抗日战争和解放战争的年代里,岳父王季甫默默地独自潜伏着开展地下工作。据悉,连省委一般档案里也无其资料,无法考证其确凿身份。直到1949年新中国成立后,岳父王季甫才公开自己的中国共产党党员身份。

邱蔚六的岳父王季甫与著名的医学教育家、广州中山医学院的一代宗师柯麟是战友加挚友。新中国成立前,两人在上海都是中国共产党地下工作者,也是上下级领导关系。他俩是患难之交,都是大学毕业后留在医院工作,且两人都是以自己的明面身份掩护了许多党的干部和进步青年。他俩都把自己的一生无私奉献给了伟大的共产主义事业。新中国成立后,柯麟出任广州中山医学院院长,王季甫任广州中山医学院副院长兼中山医学院第一附属医院院长。

王季甫工作到1965年,不幸因脑血管意外去世,躲过了"文化大

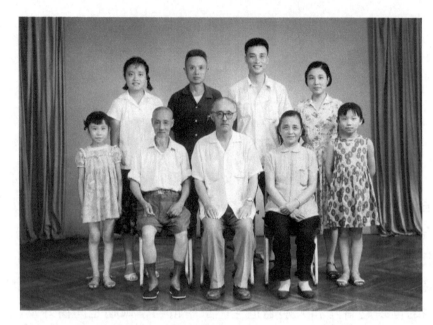

1964年两家团聚合影。前排左起：二女儿莅申、父亲邱蓍双、岳父王季甫、岳母张幼仪、大女儿临蓉。后排左起：内妹王玉培、堂兄王崑仑、邱蔚六、王晓仪

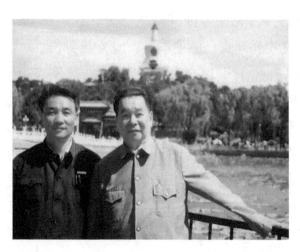

20世纪80年代，邱蔚六（左）与柯麟，摄于北京

革命"一劫。柯麟在"文革"中遭受迫害，改革开放后平反。他曾任第六届全国政协常委、原卫生部顾问，于 1991 年 9 月 23 日在北京逝世，终年 91 岁。

六、"小和尚"的爱心作文被小学国文老师当作范文

春去秋来，1938 年 8 月下旬的一天，邱蔚六背起书包开始上学堂。他就读的是坐落在成都黄瓦街上的少城小学。说是学校，其实就是一幢砖木结构、墙壁都被涂成豆青色的两层楼房。不过，在当年还是当地很有名的一所小学。通向学校的是一条用细碎石块铺成的路。轻重缓急的脚步，在这里发出不同节奏的沙沙声响，犹如一支优美的交响曲，让邱蔚六心情好舒畅。

一个细雨霏霏的日子，邱蔚六在上学的路上，忽然听到从路边传来哀伤的乞讨声。邱蔚六循声望去，只见一个与自己年龄相仿的小乞丐，一张蓬头垢面的脸，呆滞的目光直盯着路人，并不时伸出那双脏兮兮的手，向路人乞讨。此情此景，引起了邱蔚六的深深怜悯，他把手里的两块糕点递给了这个小乞丐。对方接过去就狼吞虎咽地吃起来，随即又惊恐地看着邱蔚六，鞠躬作揖，拜了又拜。

回到家里，带着满脸稚气的邱蔚六把上学路上见到的事情一五一十地告诉母亲后说："妈，这个小乞丐太可怜了。我想每天上学时，顺便给他捎些吃的，不然他会饿上一整天的。"

邱蔚六的母亲佘树勋慈祥地看着儿子，点点头说："那个可怜的孩子能遇上你这么个'菩萨心肠'，也真是'苍天有好生之德'。你想带什么，尽管带就是了。"

"妈，我还想再买个新书包，每天可用来背馒头、糕点什么的。"

"好，妈都依你这个'小和尚'……"

邱蔚六上小学时因一直剃光头，所以亲属和同学们给他起了一个绰号叫"小和尚"。

母亲佘树勋深情地抚摸着儿子的头，她蓦然发现：有爱心的儿子一下子长大了。

在初中的一次作文中，邱蔚六将这件事倾注于笔端，他写道："授人玫瑰，手留余香。爱，本是中华民族的美德。儒家的核心思想是仁。樊迟问什么是仁？孔子回答：'爱

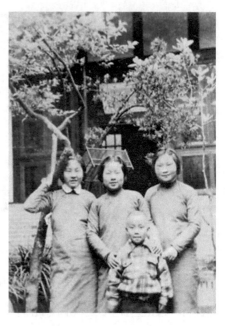

7岁时的邱蔚六，剃着光头，"小和尚"绰号由此而来

人'。旧中国是一个缺乏'爱'的社会，人情冷漠，天下劳动大众受剥削、受压迫，穷人没饭吃、小孩当乞丐到处可见。我只是力所能及地为需要帮助的人伸出援助之手，捐绵薄之力。人需要有爱心……"

这篇作文受到国文老师的赏识，她称赞道："这篇作文构思很好，主题突出，富有真情实感；也反映了邱蔚六同学那种富有爱心、乐于关心和帮助别人的崇高思想境界。这是值得表扬的，也是值得全班同学好好学习的。"说着，国文老师就把它当作范文，在班上朗读起来。

邱蔚六听了，就像有一股沁人心脾的清泉舒缓地流进了他的心田，滋润着他的心……

一次，上国文课《最后一课》，老师讲述了列强的可恨和做亡国奴的痛苦。此时，小小年纪的邱蔚六懂得了爱国。他认为"每一个中国人都该爱自己的国家，列强来侵略，必须起来抵抗。"为了反对日本强占东北、侵占我国，成都各界人士纷纷走上街头，参加宣传抵制日货活动。邱蔚六目睹于此，心里感到无比震撼。

那时,除读书外,邱蔚六还很喜欢看小说,比如:巴金的《家》《春》《秋》;茅盾的《子夜》;曹禺的《日出》《雷雨》等等。具有教育功能的文学是这个时期邱蔚六不可或缺的精神食粮。他除了参加体育活动外,很喜欢一个人静静地看书,他说:"很享受思想在大脑里舞蹈的感觉。"

邱蔚六的初中是在离家较近的蜀华中学度过的。邱蔚六迄今还记得自己上初中时参加童子军的情景:身穿土黄布的童子军装,头戴船形帽,腰悬搪瓷饭碗,颈项上挂着一个哨笛。"这哨子,主要是用来见面时与同学打招呼。哨子上刻有'智、仁、勇'三个字。学校里还经常组织学生高唱《中国童子军歌》。真可谓:初中参加童子军伴我成长。"邱蔚六如是说。

近70年过去了,如今,一头银发、精神矍铄的邱蔚六还能依稀记得《中国童子军歌》哩!

七、闻名遐迩的"华西协合高级中学"

人生旅程,可以浓缩成几个精彩的片段。邱蔚六对高中片段的记忆清晰而难忘。

那还是新中国成立前夕。当时,他就读于四川省的华西协合高级中学(简称华西协中),又称"华西协合大学附中"。100多个春来冬去,华西协中的校名也往复改易:1908年,最初建校时命名为"华西高等预备学堂";1919年,有了第一、二班毕业生。1925年,更名为"华西协合中学校"。1933年,停办初中部,遂更名为"华西协合高级中学校"。1953年,更名为成都市第13中学。到了21世纪,又改为"华西中学"。校址也由成都南门外的原华西后坝迁到市内青龙街（原成都县中旧址）；进入 21 世纪后，新校区在成都东门外的八里庄落成，其规模比青龙街校址大几倍。

华西协中曾经是成都一所有名的教会学校。它的建立与当时由美、英、加等国教会兴办的华西协合大学密切相关，即为大学培养和输送学生。形象一点看，华西协中更像一座桥梁。它一端，连接着华西协合大学；另一段，则连接着"高琦中学"——一座选址在华西协合大学前面小天竺街的初级中学。与其配套，在原华西协合大学附属医院的国学巷与簧门街交界处，还有一所"弟维小学"。从当时的弟维小学、高琦中学、华西协中直至华西协合大学，教会形成了培养学生从小到大的完整的教育链。

在邱蔚六的印象中，当年的华西协中面积很大，约 100 亩以上。特别是在它的大操场上，400 米跑道和标准足球场一应俱全。这就使华西协中的整体体育水平较高，成为培养运动健儿的摇篮。

在邱蔚六的高中时代——20 世纪 40 年代后期，成都市公认的最好的私立学校是树德中学，最好的公立学校是石室中学。不可否认，这些学校历史长、师资好、要求严。如果拿现在的流行语来说，就是"学生考上大学的比例高"，而且他们的毕业生考上名牌大学的也多。华西协中由于是一所教会学校，因此，在学生来源、教育理念以及实际执行的教育手段方面，都反映了东西方教育理念的差异。

当时，社会上常将树德中学、石室中学等所谓一流学校戏称为"老夫子"学校；而对教会学校则多认为是"洋学校"。就如同老百姓称华西协合大学为"五洋学堂"，四川大学则为传统式的"科举学堂"一样。在他们的印象中，华西协合大学的学生总是西装革履；而四川大学的学生总是穿长袍马褂一样。

事实也确实如此。新中国成立前，成都市高中生每天上学一律要穿有麻点的类似军装的制服和统一的帽子，并统一绑腿——当时被戏称为"麻盔铠"。相比之下，华西协中却是个例外，除军训课外，可随便着装。平时穿得"五花八门",穿中装、西装和长袍,也都悉听尊便。邱蔚六则喜欢穿长袍和西装。

然而,华西协中却有着明显带中国传统的校训:"诚笃严毅,勤奋牺牲"。2008年,百年校庆时,校园里仍竖立着"诚笃严毅"的石碑,只是没有"勤奋牺牲"了。这也是时代不同,与时俱进了吧!

华西协中在新中国成立前是不招收女生的。女生就学有其相应的独立的教会学校——华英女中和华美女中等。从1949年起,开始有从华英女中、华美女中、清华中学、铭贤中学等学校转学过来的女生。从此,华西协中开始了男女合校的历程。由于转学的女生大多为二、三年级,所以在邱蔚六的班上也破天荒地第一次有了女同学。

邱蔚六回忆说,当时,华西协中的中国共产党地下党组织很活跃。有一位教高中英文的马识途老师,新中国成立前曾是中共成都市工委副书记。他化名马谦和执教于协中,新中国成立后任四川省委宣传部长。迄今,马老已百岁高龄,仍然健在。

2008年,华西中学百年校庆时,邱蔚六才知道华西协中出了四位学术界的佼佼人物。除邱蔚六是中国工程院院士外,还有两位中国科学院院士:朱清时和陈霖,他们都是新中国成立后成长起来的。另一位是著名经济学家吴敬琏,他是20世纪40年代的学生。

爱好诸多的邱蔚六在华西协中上学时,对课外活动颇感兴趣。当时,学校里有许多壁报社,真是"百花齐放"。邱蔚六也加入其中之一,并写了不少文章。邱蔚六高中时代曾用过"丘邑"这个笔名,直到参加工作后写科普文章时,乃至在2014年下半年全新改版的《九院报》的副刊投稿时还用过它。"'丘邑'这个笔名用了半个多世纪哩!"邱蔚六如是说。

"'丘邑',其实是将'邱'字一分为二:'丘'单独开来,'阝'等于'邑',就此成为'丘邑'。"邱蔚六颇为得意地诠释道。

当说起从校园开始爱好写作的动力时,邱蔚六娓娓道来。他说,上华西协中为壁报写的一篇篇文章,是他以高中生纯净的心灵和青春音符描绘校园生活的青春画卷,真实地折射出青少年一代人对社会生活多视角思考、心绪情感、思想轨迹和理想追求。

生活是写作的源泉。正因为邱蔚六热爱生活、关注生活,对美好生活充满憧憬和向往,所以他才能从平凡的学生生活中,发现生活的真、喜、美,发现缤纷五彩,发现弦管悠扬,才能从校园生活的现实体验中吸取营养、充实自己,写出一篇篇备受师生们青睐的好作品。从这个意义上说,正是校园这片热土,孕育了邱蔚六的诗思文笔,让他以轻盈的笔触加以勾勒和描绘,字里行间流溢出理想的光彩。难怪邱蔚六办的壁报在全校的评比中始终会给人惊喜。班上的同学们都会情不自禁地赞扬说:"邱蔚六办的壁报是盖了帽的!"

八、眷恋舞台上的精彩瞬间

邱蔚六在中学和大学里都是社团活动积极分子。他一直对文艺有着浓厚的热情,擅长话剧演出。

邱蔚六最难忘的是,1948年在华西协中时参加了由同班同学董志端发起组织的"熊星剧社"。直到新中国成立后,他才了解到,这个剧社是由中国共产党地下党外围组织"民协"发起成立的,董志端是中共地下外围组织"民协"的成员。当时,由董志端、邱蔚六、裴家麟、王浩然和裴家勤等同学组成的这个学生剧团"熊星剧社",由董志端任社长。课余时间,大家一起排练。这个剧团当时有五位男演员,全是华西协中的学生;女演员和导演是通过关系在校外邀请来的,而且大部分还是专业人士。

在华西协中时,他们主要的一场演出是曹禺编剧的著名话剧《雷雨》。邱蔚六在剧中出演工人"鲁大海";董志端演周家大少爷周萍;王浩然演父亲周朴园;裴家麟演小少爷周冲;裴家勤演鲁贵。外面邀请来的女生分别扮演鲁妈、四凤和繁漪。排练时间除了星期日下午以外,每周再抽出两个下午和两个晚上的时间,地点就在学校礼堂后台。一个多月的排练和忙碌,导演表示基本满意。

这台话剧于同年11月的一个周末晚上7点半正式在学校礼堂开演了。邱蔚六、董志端看到台下一片黑压压的人头,心里有说不出的紧张。可是,他们万万没想到的是,当第三幕刚刚拉开帷幕的时候,舞台的灯光突然熄了,后台一片混乱。只见灯光师被国民党派来的特务打得满脸是血。邱蔚六、董志端立即察觉到有人故意破坏,无奈演出被迫终止。大家辛辛苦苦为此付出的首次演出竟然就这样夭折了,邱蔚六、董志端等演员都流下了伤心的眼泪。当时,成都市有两家报社的记者闻讯赶来采访,次日这次事件就见报了。"由此可见,当时学生的进步活动总是受到国民党特务的阻挠和破坏。"邱蔚六如是说。

这次演出虽然受阻,但这毕竟是邱蔚六业余"演艺生涯"的开始。后来在大学时,他参演了《人往高处走》;走上工作岗位后,他继续参演《狼牙山五壮士》等话剧。直到"文化大革命"后期,他还在医院内出演过京剧《红灯记》中"痛说革命家史"那场戏哩。

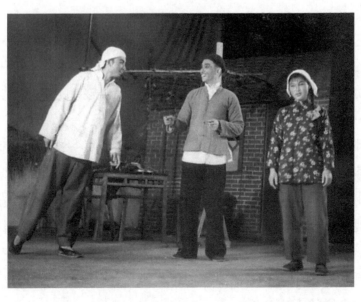

邱蔚六出演《人往高处走》一剧,饰合作社社长

当时,他就是凭着个人的兴趣爱好参加了表演,成为华西协中演出团队中的一员。他感受到自己的意境在提升,娱乐活动在陶冶自己的情操,而师生们也戏称他为"文艺青年"。

古语云,闻道有先后,术业有专攻。邱蔚六虽然不是专业演员,但是站在舞台上却有份"文艺大牌"的范儿。舞台那片方寸之地究竟有什么魅力,吸引着他们为台上的"一分钟"耗费大量的精力,在空余时间重复地练习一个动作、一句台词,甚至是一个眼神和微笑呢?!

另外,邱蔚六自学二胡,还真拉得像模像样的。印象最深的是演奏《金蛇狂舞》这首曲子,因节奏快,演奏难度很高。1948年7月,华西协中举办了一场二胡专场演出。邱蔚六与同学们一起表演二胡合奏《金蛇狂舞》。无数双好奇的目光注视着邱蔚六他们的精彩演出,大家演奏得犹如高山流水,空谷余音,旋律始终具有鲜明的节奏特点。乐曲一开始,就以明亮上扬的音调不断地呈现出欢乐、昂扬、奔放的情绪,让人耳目一新。由两小节打击乐器音响引出更加热情昂扬而且流畅明快的旋律,令人感到充满生机而富有生命之活力。全曲以激越的锣鼓伴奏,更渲染了热烈欢腾、昂扬激奋的气氛,震撼了在场所有人。

学艺之路注定是枯燥的。如今回首那段岁月,他才发现心中竟有那么多的眷恋。邱蔚六与同学们第一次表演二胡合奏《金蛇狂舞》和演出成功的喜悦、同学们的惊叹、班主任老师的支持,还有同仁兄弟们的互爱……那样的幸福如春阳,撒在心头。

在邱蔚六看来,心有多大,舞台就有多大。每一次登台表演都是全新的演出,观众不同,传递给观众的心情也会是不同的。这让他把每次演出都视作第一次演出,由此拿出看家本领,把自己最美丽的一面留给观众。中学时代的邱蔚六,深深地眷恋舞台上的精彩瞬间。

演出现场的掌声经久不息,让邱蔚六感觉到舞台的魅力正一点点融入自己的血液中。他喜欢表演,喜欢舞台,因为舞台意味着可以体验到多种多样的人生。

话剧演出、二胡演奏——邱蔚六对这份特别的人生体验非常享受，即使再辛苦的排练都能扛下。"这能帮助我锻炼自己的毅力。"邱蔚六说道，而舞台上获得的那份成就感也让他很珍惜。

董志端在撰写的"熊星剧社《雷雨》演出前后及其伙伴们"的回忆录中说——

2006年，我陪邱蔚六同学返回母校时，与在校同学的见面会上，他回忆起1948年在华西协中读书时曾出演曹禺话剧《雷雨》的往事。

新中国成立后，我们各奔东西。十分庆幸，后来五位演员同学中，邱蔚六成了中国工程院院士；裴家麟（裴斐）是中央民族大学教授，国内外知名的中国古典文学家；裴家勤旅居美国至今笔耕不辍，成了北美地区著名的爱国政治评论人和翻译家；王浩然终身拼搏于教育战线，是一位诲人不倦的辛勤园丁；我则戏剧性地成了与剧中人相同职业煤炭工业战线的科技工作者、教授级高级工程师……

这段不到两年的经历和友谊能够让我们铭记一生，成为人生片断中亮丽的一页，实属难得。

九、华西协中校园里的运动健将

当年华西协中校园里的邱蔚六，不仅学习好、工作好、演艺好，而且体育也不错，他还是华西协中的一名田径队队员。20世纪50年代初，他曾代表成都市和川西区参加西南区的田径运动会。他参加的110米栏、跳高和撑杆跳项目，都获得较好的名次，为学校赢得了荣誉。

当年，华西协中的田径运动开展得最为普及也最为红火。邱蔚六在课余时间经常活跃在田径场上。同班的田径运动员还有刘远清、罗宗文、梁有广和张伦等同学;上下年级的还有王炎明、杨以龄、吴晋鑫等同学。他们中大多以短跑为主。其中,杨以龄是跳高,石琚等是中长跑。20世纪50年代初,四川分为川东、川南、川西和川北四个行政区。包括邱蔚六在内的华西协中的田径运动员,大多都曾代表成都市和川西区参加过西南区的田径运动会。

最令邱蔚六难忘的是1950年代表华西协中参加当时在少城公园(现人民公园)举办的田径比赛,男子4×100米接力决赛。比赛开始了,只听"砰"的一声枪响,第一棒的刘远清同学像一支离弦的箭一般冲了出去,只见他准确无误地把接力棒传递给了下一个同学罗宗文。邱蔚六回忆道:"这时,我们已经超过参加决赛的另外5个参赛队。第三棒快到了,马上该轮到我接棒了。这时,我的心里像揣了一只小兔

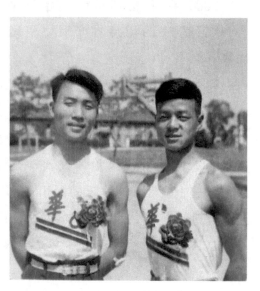

1950年,邱蔚六(左)在华西协中田径队时与梁有广同学合影

子似的,'通通'直跳。我紧张极了,生怕掉了棒。终于,罗宗文同学把棒传给了我,我一点也不敢犹豫,抓起棒就跑。在冲刺跑的路上,我听见了同学们在为我加油。这样,我就更不能给华西协中田径队丢脸了。我使出全身的劲向前跑去,把棒递给了最后一棒的梁有广同学。'呼',我长长地吁出了一口气。只见梁有广同学的脚下像生了风一般地向前冲刺。啊,他到达了终点。我们是冠军!那一刻,我们大家都沸腾了起来。"

"通过这次运动会,我明白了一个道理:我们的人生道路就像是运

动场,需要的是拼搏和勇气。只有拼搏和勇气才能带着我们跨越胜利的终点线。"邱蔚六如是说。

说华西协中田径队当年威震成都,是一点都不过分的。新中国成立前和新中国成立初期在少城公园举行的几次 4×100 米男子接力比赛中,邱蔚六和他的队友几乎每次都是赢家,而川西田径队的运动员大多数都由华西协中,或从华西协中考入华西协合大学的田径队员来担纲。

另外,邱蔚六热爱排球运动,20 世纪 50 年代,他还入选过成都市排球队。

十、人文环境造就的学生领袖

在新中国成立前,华西协中就有学生自治会——学生自我管理的组织。也许,是受了西方民主的影响,学生自治会成员都是由民主选举产生的,尤其是选举学生会主席,更是学生会活动的一个重要部分。每逢选举都有宣传、介绍候选人和拉票等活动,非常热闹。但是从未发生过贿选情况,因而最终选出的学生会主席都是威信很高的。

正因为有以上的人文环境和氛围,当时的华西协中比较自由、民主,加上教会学校的头衔,使得华西协中十分有利于中共地下党及其外围组织民主运动的开展。在成都市,华西协中的学生民主运动也十分有名。除马识途以外,还有很多著名的革命人士都曾在华西协中执教。新中国建立后,不少四川省、成都市干部,包括青年团书记等均出自华西协中。

每年 9 月,是华西协中雷打不动的新一届学生会主席选举的"竞选月"。学生会主席,都由学生选举产生,每人一票。

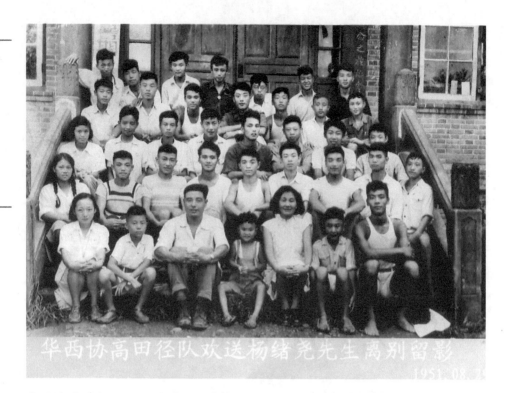

华西协中田径队1951年合影：前排左三位为杨绪尧老师，左五为他的夫人，三位男孩为他们的孩子。最后一排，右一为邱蔚六，右二为梁有广

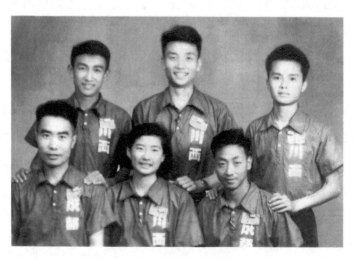

1952年，川西田径队中的医牙41级的同学。后排中为邱蔚六

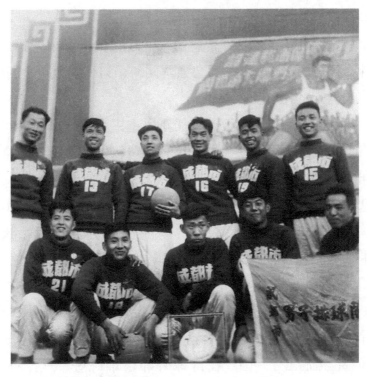

1953年成都市排球队队员。后排右一为邱蔚六,左一为教练

华西协中为"竞选月"确定了严格的程序和制度。新一届学生会主席的选举,先要通过班级海选和年级竞选,从高年级选出2名候选人。然后,在全校的竞选大会上,2名候选人要经历演讲、才艺展示、公开辩论和回答同学提问等各个环节,最后经过全校200多名学生的投票选出获胜者。

1950年9月1日,华西协中新一届学生会主席选举的"竞选月"活动拉开了帷幕。邱蔚六说:"这更像是一场发生在少年间的大选。一颗娇嫩的自由民主的种子,已经植入你我的心中,并悄悄成长。"

为了在竞选中获胜,包括邱蔚六在内的候选学生开始学习如何动员身边一切资源。父母和家人是首要支持者。他们会同孩子一起学习各种才艺,帮助孩子修改演讲稿,准备公开辩论的题目,纠正他们的演讲姿势等等。

每个候选人都有自己的"智囊团",并在宣传上各出奇招。当然,无论用什么样的方式,每个人都会强调同一个口号"为同学们服务",这是由校长确定的主题。

经过班级海选和年级竞选,时任新民主主义青年团(共青团的前身)团支部副书记的邱蔚六与另一位其他班级的团干部脱颖而出,成为新一届学生会主席的2位候选人。

在9月30日全校竞选日那天,邱蔚六和他的"智囊团"抬着自己的大幅海报,到各个班级去"拉票"。一个在音乐方面有特长的"助手",还带了一支长笛,走到每个班级,都会吹上一曲。

邱蔚六依然记得初次登台参加竞选时演讲的场景:手拿着演讲稿,心想:"豁出去了。"他觉得和这个舞台"越来越熟悉"。在接下来的几个环节中,他很快进入了竞选的节奏,在才艺展示诗朗诵《海燕》中,他甚至做出了一个"在排练时都很难练好"的展翅飞翔的动作……

邱蔚六一直走到了竞选的最后一个环节,他终于如愿以偿,以超过三分之二选票的绝对优势获胜。

新任学生会主席邱蔚六工作很卖力,挑选了"很精干的内阁成员""整顿了学生会工作的风气"。他要求助手们每周都写工作计划,在每周例会上共同讨论。

邱蔚六却对自己的未来很自信。他觉得:"通过竞选并当选学生会主席,是人生最好的磨砺。在这期间可以不断提升自己的工作能力和组织能力。"

1950年夏,邱蔚六参加了第一届青年学院的学习,并加入了新民主主义青年团。1950年秋,他在学生会选举中当选为学生会主席,并在共青团改选中任团支部副书记,直到1951年毕业。也许,正是这段经历,使他在1951年7月考入华西大学后又被选为大班的班主席,以后还担任过四川医学院团委委员兼宣传部副部长。

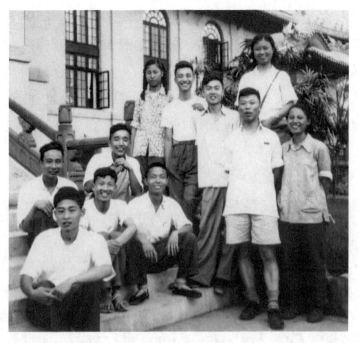

四川医学院团委委员"全家福"。站立者左二为邱蔚六,左
四为团委书记刘报晖,最前排坐者为王大章(1952年摄)

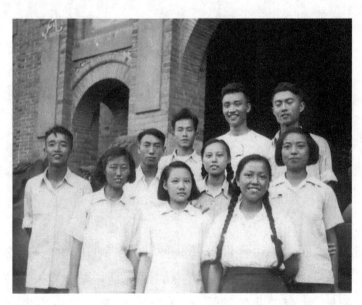

团委宣传部成员,左一为宣传部部长芦苇,后排右二为邱
蔚六

　　邱蔚六在华西协中学习生活了近4年,于1951年毕业。期间,他因父亲遭国民党特务暗杀受重伤需在医院陪护而曾一度中断学业。邱蔚六经历了新旧中国两个时代,令他感受最深的当是华西协中的人文环境、人文气氛和人文教育。在新中国建立前,它就是民主运动的重要基地,具有同国民党反动统治斗争的传统和光荣历史。

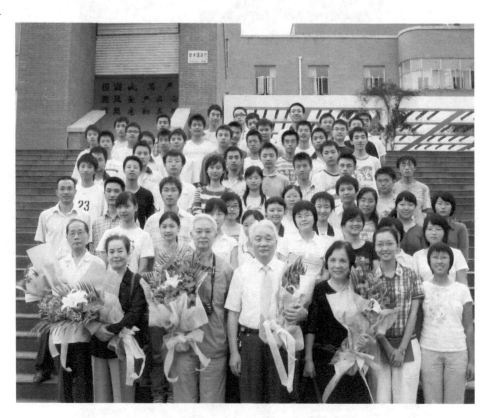

2006年,邱蔚六第一次返校与师生合影

　　2008年,华西协中百年诞辰,邱蔚六回校参加庆祝活动。2006年,邱蔚六第一次返校时,他对华西协中的评价是:"西学文化的先驱,人文教育的园地;体育健儿的摇篮,民主运动的堡垒。"应当说这个评价是很中肯的。

十一、父亲遭暗杀，救护成了他的人生选择

1947年1月，一个漆黑寂静的夜晚，四川省成都市的一户老宅里，突然闯进了一伙歹徒。他们不由分说，把一名50多岁的男子撂倒在地，一顿拳打脚踢。随着几声枪响，这名男子腹部及肘部连中数枪，倒在了血泊中，生命垂危。中枪倒地的是一名持不同政见者、后来秘密加入地下"民革"组织的国民党军官——邱蔚六的父亲邱蠹双。当时，宅子里一个15岁大的男孩邱蔚六目睹了这场恐怖事件的全过程。

当邱蔚六和家里人在院子里扶起鲜血淋漓的父亲时，他身上多处已被打得皮开肉绽，奄奄一息。家人赶紧把他送进附近当时的四川省立医院。经医生全力抢救，邱蔚六的父亲邱蠹双总算脱离险境，转危为安。

起初，家里人被突发事件搞蒙了，还以为是歹徒抢劫。但这次事件中，邱蔚六家里的钱财一无所损。直到后来邱蔚六才明白，这是一场政治暗杀行动，可能是政治斗争的产物。因为父亲虽然是国民党党员，但却是一名持不同政见人士，这才招来了这次凶残暴打和枪击。

如果不是这次突发事件，邱蔚六也许会选择向自己的叔伯、姐姐、姐夫以及表亲学习，继续财经会计的职业道路，而不会选择从医，也不会将口腔颌面外科作为终生追求并取得辉煌成就。

邱蔚六在《我的自述——从医执教著研50年》中写道——

从小学写作文开始,常常以"立志"为题,表达自己长大后要学什么,做什么。我父亲是旧军官,古文底子也很好。在我的亲戚中,包括我的姐姐、姐夫以及表亲都是学会计、财经,且在银行金融界工作居多。其实,我对这些都没有很大兴趣。因而涉及"立志"的作文,也大多是写要做一个"有用的人"、做一个"有知识的人"之类空而无具体目标的内容。真正奠定我学医的志愿,却是在这场父亲遭暗杀事件之后。

当时四川省立医院院长是著名神经病理学家黄克维,外科主任是著名胸外科专家黄孝迈。新中国成立后他们均长期在解放军总医院工作。

正因为我父亲的受伤,我在医院陪伴他近半年,使我对医药有了一些认识,特别是对医师这个职业有了具体而深刻的印象。当时,我对主治的外科医师是既感激而又崇敬的:感激他们挽救了我父亲的生命;崇敬他们救死扶伤、济世活人的精神。在我幼小的心灵中还留下了"外科医师特别神气"的印象。当时还是中学生的我,在心底里确立了我一生的志愿:当一名外科医师。

父亲遭暗杀,救护成了邱蔚六的人生选择。这个因为意外事件而立志学医,并从此走上医学道路的男孩儿,没想到,他最终成为中国口腔医学界首屈一指的人物。

邱蔚六走上医学之路,还有另外一个外部条件:他就读的华西协合高级中学,是华西协合大学的附属中学,高中毕业生大多顺其自然地考入华西协合大学。而华西协合大学的强项就是医学院和牙医学院。尤其是它的牙医学院,在全国创建最早,当时最出名,堪称口腔医师的摇篮,我国老一辈口腔领域医学人才几乎都从该校毕业出来。这一切,对邱蔚六来说,有着极大的吸引力。

华西协合大学历史悠久,是中国现代口腔医学的摇篮。1910年,美国、英国和加拿大三国的5个基督教会在成都"南门外二里许、锦江之滨、南台寺之西选择了据传为古'中园'旧址的风景清幽之地"创建华西协合大学。1914年,医科开办。加拿大林则博士是第一个到中国各地的传教牙医,开拓了牙医之路,成立了牙医学院。到1919年,其名声逐渐从成都扩大到全国乃至世界。口腔医学院在全国乃至全世界都极为出名。同时,其文、理、哲各科在当时的西南地区也都处于顶端的位置。

在抗战时期,作为大后方的成都,华西坝是保存、延续中国高等教育命脉的圣地之一。当时的南京中央大学医学院、金陵大学、金陵女子文理学院、济南的齐鲁大学、苏州的东吴大学生物系、北平的燕京大学和协合医学院等部分医师及护士专科校,先后迁到成都华西坝,借用华西协合大学的校园、校舍、教学楼、图书馆、实验室和教学医院等教学资源,与华西协合大学联合办学,当时称为"华西坝五大学",由此使华西协合大学的名声到达顶峰。

新中国成立后,1952年华西协合大学被重组,文理哲学院被合并到四川大学;化工学院被合并到成都科技大学;农学院被合并到四川农业大学;其余各系散落于西南各高校。仅存的医学院、牙学院和药学院等改为四川医学院,20世纪80年代中期恢复华西医科大学名称。

1951年7月,作为华西协合中学业优秀的高中生,邱蔚六顺利考入华西协合大学牙医学院(1951年,牙医学院改为口腔医学系;1985年恢复学院名称;2000年,该校又合并到四川大学,全称是"四川大学华西口腔医学院")。

几多艰辛求学路。曾培养出一大批中国现代口腔医学"巨才"的华西协合大学,像磁石吸铁一般深深吸引了邱蔚六的"大学梦"。这次,他如愿以偿地在这所闻名遐迩的高等学府攻读口腔医学专业。

"多少昨日,只为今天的来到。曾为考试挑灯夜读,为了复习挥汗如雨,而今踏上了圆梦的征程。师长的教诲犹在耳畔,同窗的惜别犹如昨日,数年的韶光已成怀念。今日的我,带着梦想又开始新的旅程。"邱蔚六感慨地说。

那年秋天,19岁的邱蔚六聆听完父母的叮嘱,他背起行囊,告别养育他的父母,奔赴华西协合大学,开始了人生的第一场"出征"。临别,父亲语重心长地对他说:"你是邱家这一代第一个学医的大学生,你一定要好好学习,毕业后做一个救死扶伤的好医生。"

那个早晨,少年的邱蔚六的心里突然有了一个巨大的愿望:要用知识改变这一切!

1951年的成都,秋色分外迷人。大学生活,将邱蔚六带入一个崭新的天地。这天地太大了,大得广阔无边。正如校长说的:这里是知识的海洋,是智慧的海洋,团结、紧张、严肃、活泼,到处都是学习的氛围、竞争的氛围,邱蔚六全身心地投入其中畅游……

邱蔚六回忆当时在华西协合大学读书时的情景说:"我看到许多教授学问渊博,受人尊敬,对医学有贡献。因而自己心想:我将来也应该有专长,至少成为一名能帮助患者解除痛苦、受患者爱戴的好医生。"

邱蔚六说:"每当我们回忆读书时的'华西坝',脑海里浮现的便是由绿草如茵、蓝天白云所衬托着的中西结合的仿古建筑,浓浓的树荫里传来阵阵鸟语蝉鸣,钟楼荷塘边摇曳着丝丝微风。你若到晨雾和朝阳笼罩的校园里转一转,处处都是背诵外文或功课的大学生和埋头苦读的学子,那严谨的学风成为校园的一道靓丽的风景线。入夜后,教学楼的医科图书馆也灯火通明……"

然而,事实却与他的理想存在着巨大的差距。"当时我上大学却有一段苦涩的回忆,那就是自己几乎也都是在运动中度过的。"邱蔚六说,1951~1952年,大学老师思想改造运动,并派学生代表参加。"三反"运动,学生停课参加工作组和批斗会。1955年,大学毕业前夕,学生都要参加肃反运动,一些教师和学生被审查。当时,邱蔚六和许多同学们一样,心里一直很压抑、很沉重。

但是,邱蔚六逐步认识到:大学学习时间十分宝贵,学生要以学为主,自己不能虚度年华。于是,他一方面参加学校规定的各项政治运动,另一方面锲而不舍地学习医学知识。

"在大学学习中,我逐渐对医学产生了兴趣,因为它让我揭示了人体的奥秘,对人的生老病死的规律有了初步的认识。四年大学学习生涯结束后,面临着临床实习的选择。从医学理论到医学实践,这是为今后的医学事业打下基础的关键时刻。我喜欢外科。从此,我更加努力地奔向医学事业的征程。"邱蔚六如是说。

新中国成立前,医学专业的学制是 7~8 年,因为医学教育属于精英教育,现代世界各国的医学教育大多都是 6~8 年。新中国成立初期我国将医学教育的学制缩短为 5 年,另设医学专科教育,学制 2~3 年。1951 年,邱蔚六考入华西大学时的学制属 5 年本科。入校后,由于当时医药人才的缺乏,国家决定缩短学制,将 5 年压缩为 4 年,就连新中国成立前入学的七年制学生也都遵照这个规定予以提前毕业分配,以致出现每年春秋季都有毕业生。

也由于基层医疗的需要,当时口腔医学教育中除医学基础课要与临床医学系学生同班学习外,其他有关临床医学的课程也都要学习,尽管与临床医学学生学习的课时不一样。例如,法医学、精神病学等一些现在口腔医学学生没有设置的课程都要接受理论教学。因此,邱蔚六他们在当时没有周学时控制概念的,最多时一学期可学习十几门课程,学习非常累。"好在还是熬过来了,对以后的专业发展还是有好处的。"邱蔚六坦诚地说。

1924 年 9 月,华西协合大学迎来了第一批 8 名女学生,开中国西部实行男女同校的先河。

中国妇产科的女博士乐以成是华西协合大学医学院的第一位女学生;而口腔医学院的第一位牙科女博士生则是张琼仙。张琼仙曾教授过邱蔚六,是他的老师。她活到 102 岁,于 2011 年仙逝。

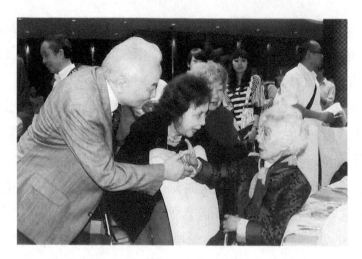

2010年，华西协合大学毕业的第一位女牙科博士（DDS）
张琼仙教授庆祝百岁华诞

十二、莘莘学子收获同窗爱情

邱蔚六与妻子王晓仪是同年考入华西协合大学牙医学系的同班同学，大学毕业后一起从四川被分配到上海第二医学院附属广慈医院（现瑞金医院），以后又随口腔医学系迁入第九人民医院。夫唱妇随，两人几十年也一直是同事，一个在口腔颌面外科，一个在口腔内科。当年入学时医科牙科为一班统称医牙41级，邱蔚六是大班主席，而她是大班副主席。邱蔚六在完成大学学业的同时也收获了爱情。

王晓仪是四川成都姑娘，曾经与邱蔚六还做过邻居，但从未谋面。她圆圆的脸庞，一双水灵灵的杏眼，常常闪烁着好奇的目光，是一个可爱活泼的女孩。巴山蜀水怡养了她的品格。

大学一年级大班时，两人仅有工作上的接触。有一次，作为大班副主席的王晓仪，红着脸略带羞涩地对作为大班主席的邱蔚六说："你这人工作太主观了，不够尊重别人，我对你有意见。你为何平时开展大班工作不与我通气和商量？我毕竟也是一名班干部。"

她的语调和目光虽然有点咄咄逼人，可对邱蔚六说来，却感到一种受异性关注的异样的温暖。此时的他对于王晓仪有着一层朦胧的隐秘的好感。这种好感究竟是什么，邱蔚六也说不清。

当时，他挠挠脑袋嘿嘿地傻笑道，并虚心地对王晓仪说："我接受你的批评，以后班上工作我一定与班干部一起商量，发挥集体智慧，请你一定要相信我。"

此时，王晓仪的嘴角一翘，点点头，略带害羞的红红的脸上露出一丝狡黠的微笑。

王晓仪性格一向内敛，说话脸会发红。有趣的是，王晓仪的文静内敛性格与她在私立成都华英女子中学（现成都市第十一中学）读高中时班上的工作环境和交友有关。当时，班上王晓仪与另两个"闺蜜"因人都长得丰满，所以班上同学给她们起了一个让人捧腹大笑的绰号叫"华英三胖"，且"三胖"说话时个个都会脸红。"三胖"还都是学校的团干部哩！其中，龙云乔是团支部书记，王晓仪是团支部组织委员，尹幼彬是团支部宣传委员。"华英三胖""闺蜜"无论是上大学时还是参加工作后，彼此一直都以最好的朋友相处。

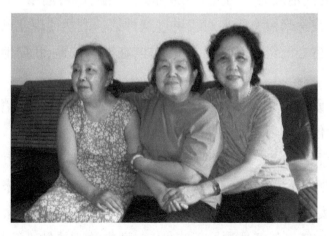

21世纪的"华英三胖"重聚首。从左至右：尹幼彬、龙云乔、王晓仪（2007年）

十三、大学校园里的爱情故事

从大二开始,医牙分班,邱蔚六任口腔班班长,王晓仪改任团支部书记。

大学里,有三个女生曾主动向邱蔚六表示好感。其中,有一个女生还主动与邱蔚六看了一场电影;另外两个女生也主动向邱蔚六提出恋爱要求,但他都没有同意。因为邱蔚六的心里已经有人了,他已装不下其他女生。这心中的秘密,他后来向王晓仪"坦白"过,并坦诚地说:"跟你说实话,我从来没有喜爱一位女孩子像喜欢你一样。请你务必相信我讲的是真话。你可以让我做你的好朋友吗?"

那时,王晓仪害羞了,觉得心跳加速,双颊灼热起来。

邱蔚六以充满爱意与温柔的表情看着王晓仪,又说道:"我向你发誓:海可干涸,山可崩塌,我对你的爱永世不变。"

王晓仪在日记中认真地写道:"他的爱情之真诚,令我心中充满了难以形容的同情之感。另外,他那'海可干涸,山可崩塌'的誓言真是独特有效,我从来没有听人对我讲过这种话。既然他现在已经讲出来了,我的矜持心已经得到满足。就这样,在彼时彼地,我向他交出我的一颗心。"

于是,爱情自然而然地在邱蔚六和王晓仪两人身上悄悄地萌生起来,并成为他俩学习、工作热情的"催化剂"……

1952年8月,亚非拉青年学生参观访问团要来成都市进行交流访问。校方将王晓仪等一批女同学专门脱产借到团市委来做为期一个多月的接待准备工作,其中包括训练交谊舞、礼仪培训等。

邱蔚六有一个多月没见王晓仪,心里非常牵挂她。于是,他还专门写了一封信通过邮局寄给她。信中除了介绍班上学习、工作情况外,还特地嘱咐她："接待工作别太累，要注意休息……"

王晓仪阅读了邱蔚六写给她的第一封信后，这也是她收到的异性同学的第一封信，怀里像揣着一只小兔子，怦怦地跳个不停。

初恋的爱情是这样撩人思绪。邱蔚六的这封信，虽然不是情书，却撞击了王晓仪的心弦，使她当晚久久难以入眠……

1952年秋季，大学二年级下半学期，开始分班，分临床医学专业班和口腔医学专业班。邱蔚六和王晓仪都分在口腔医学专业班。自此，两人在大学图书馆晚自修时已养成一个习惯：谁早到，谁就会为对方在身边留一个座位。同时，还有一个"传统节目"：彼此相互交换看对方的日记。平时，彼此会敞开心扉，常常会把对方"写进去"。

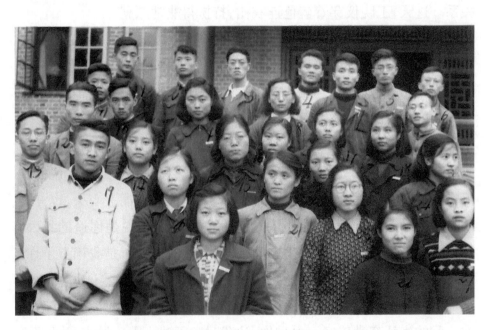

原四川医学院口腔41级全班学生点名照（摄于20世纪50年代）

邱蔚六说，莘莘学子选择大学图书馆为恋爱地，似乎由来已久。图书馆的气氛安适、温馨，知识更新与情谊增厚往往同步。此外，图书馆是很好的"掩体"，既避人耳目，又符合情窦初开的情境，颇有书香与爱情融合的味道。图书馆宽大的书桌，既适合两人伏案做功课，又便于耳鬓厮磨。一帮一,一对红,携手共进,实在是妙极了。对此,合情合理的解释或可采用某老人家睿智而不乏体贴的判语——"出入图书馆的青年志趣相投、学识相当、勤勉达理,大致总不会错。"

有时,邱蔚六和王晓仪从图书馆晚自修出来,两人在月光下会并肩在校园草坪上散步。因为邱蔚六勤奋好学,为人真诚,人缘也好,这让王晓仪也对他萌生好感,两人的感情发生了微妙的变化,终于大手牵起了小手。

1953年"五四"青年节,是邱蔚六和王晓仪人生旅途中最值得庆祝的日子之一。这天,四川医学院团委组织全体各系的团员青年在成都人民公园跳交谊舞。邱蔚六和王晓仪正是在这曼舞中确定了恋爱关系。这天,王晓仪穿着蓝色连衣裙,打扮得非常漂亮。

随着悠扬的青春圆舞曲响起,人民公园广场上,成双成对的男女同学跳起了交谊舞。邱蔚六和王晓仪踩着交谊舞的舞步,时而慢三步、时而中四步,翩翩起舞。那流畅优美的舞姿,那潇洒浪漫的舞艺,那醉意奔放的舞魂,犹如恋蝶振翅腾飞,令人叹为观止。

当舞会结束时,邱蔚六的眼睛湿润了,一层透明的泪笼罩了他的眼眶。他把头转向一边,王晓仪听到了一声发自肺腑的心声,他说:"晓仪,你就是我心仪的人。第一眼见到你,一丝波澜就涌上心头,也许这就是缘分。自然而然地走到了一起,我一直开玩笑说是你追的我,而你一直吵着说,我欠你一次表白。其实,同学们都知道,是我赖上了你。因为相逢,因为相知。你必能感知,你必有同心。随着深入地了解,喜欢你的俏皮,喜欢你是我生命中最大的温泉,你让我的血液沸腾流畅,你让我的生活充满美好。也是你,让我时常无法入眠。原来我是那么地需要你,那么地离不开你!天若有情天亦老,世上最幸福的事,就是牵着你的手,一起慢慢变老。"

王晓仪含蓄地点点头,眼睛里闪烁着期待的目光。她坦诚地说:"我一直相信缘分,而且相信命中注定。也许,踏上大学校园的那刻起,就已经注定了我们的相遇。也不知道为什么,也不知道从什么时候开始,我愿意向你诉说,希望被你安慰。就这样,跟随着你的脚步,我也多了种幸福感。生活就是由许许多多的习惯组成的,而我,习惯被你呵护,习惯对你撒娇,习惯对你好,习惯牵你的手,习惯就这样跟你在一起。"

于是,邱蔚六主动地牵着王晓仪的手在成都市的街上散步……

1953年7月1日,王晓仪加入了中国共产党。邱蔚六从大一开始也向党组织递交过几次入党申请报告。然而,由于家庭出身关系,直到20世纪80年代他才入党。两个人在政治上积极要求上进,在学业和爱情生活上比翼齐飞。

大学校园里的爱情是单纯而美丽的,校园里的爱情更多了一种令人回味的浪漫。邱蔚六和王晓仪成了一对亲密的情侣,一起吃饭,一起上晚自习,一起欣赏泰戈尔的诗歌……

十四、结婚证明的一波三折

王晓仪与邱蔚六经过两年零四个月的恋爱后,感觉似乎陪伴着对方走过了无数春夏秋冬,历经了酸甜苦辣,仿佛与这个人已经认识了很久很久。在两人谈婚论嫁的前夕,王晓仪写信告诉了居住在广州的父母亲。王晓仪的母亲张幼仪十分关心大女儿的婚姻大事。于是,她千里迢迢专程乘火车来到成都,亲自"考察"一下未来的"毛脚女婿"邱蔚六。十几年前曾在成都东御街94号居住做邻居的时候,王晓仪的母亲张幼仪见过邱蔚六,虽然那时他还是一个"小不点"。另外,王晓仪的外公与邱蔚六的大姨夫邓只淳早年在日本留学时是同窗。所以,张幼仪对邱蔚六和他的一家人还是知根知底的。

1954年9月下旬的一个星期天的下午,王晓仪安排了母亲张幼仪与邱蔚六见面。张幼仪就像王晓仪跟他形容的那样,她很爽朗、客气,并给邱蔚六削了个苹果。他感到受宠若惊,连声说:"谢谢!谢谢!"

张幼仪与邱蔚六的谈话很平淡。她问了他一些情况,邱蔚六很谦恭地回答,极力保持一种晚辈对长辈的尊敬。当然,张幼仪对邱蔚六也是非常和蔼的,同时还带有对晚辈的关心之意。

经过"考察",在张幼仪眼里,邱蔚六勤奋好学,为人正直、善良、宽容,对长辈孝顺,生活和工作中幽默风趣、知识渊博,十分关心体贴自己的女儿。晓仪眼力不错,他是晓仪完全可以放心托付终身的一个好男人。

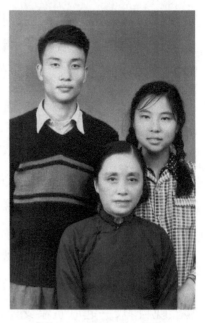

岳母张幼仪"考察"准女婿后的合影(摄于1954年)

于是,未来的岳母对未来的"毛脚女婿"当场表示满意。王晓仪的母亲张幼仪在返回广州前对女儿说:"明年你们就要大学毕业了,两个人的婚姻现在可以考虑了。这样毕业分配时两人可以分在一起。"

王晓仪点点头说:"这事我知道了,请爸爸妈妈尽管放心好了。"

同年10月,已是学生党员的王晓仪按规定向学校党支部打了结婚申请报告。如果党支部批准同意,由党支部向学校报告。但是,当时党支部书记不同意王晓仪的结婚申请,并汇报到上级领导那也是不同意王晓仪的结婚申请。主要理由是:邱蔚六的父亲有历史问题,新中国成立前当过旧军阀参谋和参加过国民党。

当时,王晓仪压力很大。学校党支部多次召开会议,批判她不应该与邱蔚六结婚,并责问她:"你要党籍?还是要爱人?"可是,王晓仪很执着,她决不放弃同邱蔚六的爱情和婚姻。

1954年12月中旬,被"逼"无奈的王晓仪急中生智,干脆直接去找校长兼党委书记孙毅华。这位1934年参加过红军长征的中年干部听了王晓仪的申诉后,二话没说,表示同意她与心上人结为伉俪,并在王晓仪的结婚申请报告上签署了"同意"和自己的大名。同年12月底,大学开出了结婚证书。两人终于修得正果。

迄今,重感情的邱蔚六和王晓仪仍然非常感激这位正直的红军老干部孙毅华。为了新中国的成立,他从枪林弹雨中走来,右腿被炮弹炸伤,走路一瘸一拐的。邱蔚六十分惋惜地说:"没想到,在十年浩劫的'文革'中,他被打成了'走资派',关进了'牛棚',遭受非人的批斗和折磨,最后他跳楼自杀了……"

执子之手,与子偕老。邱蔚六和王晓仪收获了亲朋们的祝福。在当时的情况下,他们仅拍了一张合照,吃了一顿饭,就草草结束,完成婚礼。邱蔚六回忆说:"既无婚纱照也无大礼,倒也省事。"

1955年10月底,大学已经毕业等待分配工作,按当时规定是全国统一分配。之前,填写志愿时,已是大学生党员的王晓仪以及邱蔚六都表示"服从组织分配"。

服从组织分配是当时大多数人的选择。因为到基层需要的、为人民服务的医院也是每个医学生愿意践行的理想。个人意志可以表达,但最后还是得由组织安排。

当时,"肃反"工作还未结束,运动还在继续,所以不可能像后来那样在分配工作前还会征求个人意见,做做思想工作。1955年秋季毕业生的分配是突然通知开大会,在大会上宣布的。当知道要公布各自的分配去向时,大家心里虽有准备,但总归还是有些忐忑不安。

"分配时,我和王晓仪也没多想,不管分配去哪里,只要两个人在一起就可以了。当得知两人都被分配到上海第二医学院口腔系和亚洲最大的医院——上海广慈医院(现瑞金医院)时,真是大出意外,更是喜出望外。包括邱家和王家在内的全家人都出乎意料地为此感到由衷的高兴!至于当时组织上为何如此决策,到现在都是个谜。"邱蔚六如是说。

由于时间仓促,在宣布名单后一周内就要离校,全班同学拍毕业照留念时也人数不齐。

从王晓仪撰写的《自传》中，可以领略邱蔚六和王晓仪当年大学毕业分配后的峥嵘岁月——

到上海第二医学院后，我被分配到广慈医院口腔内科当住院医师。当时，工作学习是艰苦的，生活上更是艰辛。没有房子住，只能花钱租仅10平方米的亭子间，一直到1957年才由同科的邵家珏医师发扬阶级友爱精神，把她的客堂间借给我们暂住。在1959年的"大跃进"年代，我们日日夜夜忙于工作，两个人还要花很大精力照顾一双千金，买、洗、烧，起早摸黑接送托儿所、幼儿园。这一年，我爱人不幸患肺结核，被迫休息半年之久。好在复原还算快，但一直硬结钙化到现在。

三年困难时期，作为党员都要带头与党同甘苦、共患难，粮票油票都要上缴……

第三章

"医术是一切技术中最美和最高尚的"

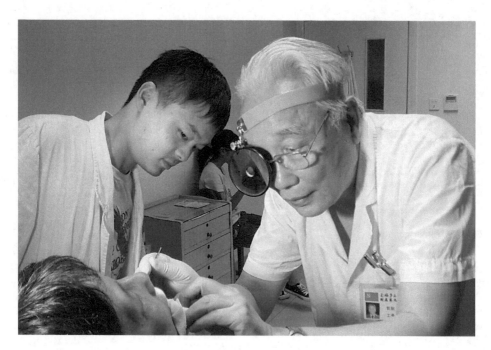

邱蔚六为患者专心检查咽部

一、"天之骄子"怀揣梦想
加盟上海大医院

邱蔚六是新中国很早的一批"天之骄子"。1955年11月初,他从四川医学院口腔医学系毕业时,碰巧赶上上海第二医学院(简称"二医"。后改名为上海第二医科大学,现为上海交通大学医学院)口腔医学系需要补充一批新生的医学力量。他怀揣着梦想,与大学同班同学、他的妻子王晓仪,还有另两个同班同学苏源德和刘寰勋被统一分配到该医学院口腔医学系,由此也圆了邱蔚六少年时的梦想——做一名口腔颌面外科医师。一批口腔医学的年轻医师云集到这里,形成了一支富有活力的年轻团队。

成立于1952年的上海第二医学院是由圣约翰大学医学院、震旦大学医学院和同德医学院三校合并而成的,正是当时院系合并的产物。第二医学院口腔系的前身是复旦大学医学院牙医学系,于1932年在广慈医院(现瑞金医院)创建。1955年暑假期间,上海第二医学院对口腔各科进行了充实,一批医学院口腔系专业毕业的大学生加盟进来。

"蜀道难,难于上青天。"这是邱蔚六从四川成都到上海在路上历经一周时间折腾后的切身体会和感悟。

当年11月3日,因为邱蔚六的妻子王晓仪"十月怀胎"将于11月份在成都生产,于是他一人先出发。当时铁路还没有全线通车,从成都到重庆路上需要2天时间:汽车+火车+汽车约七八个小时,要翻越龙泉驿这座大山,到内江,住一个晚上;次日,再乘五六个小时的火车到重庆。在重庆乘船到武汉需要3天时间。到达武汉后,又换船到南京需 2 天时间。到达南京时已是晚上。再于当晚乘南京到上海的火车,于次日(11 月 10 日)早晨抵达目的地——上海。

邱蔚六回忆说:"当时,组织观念很强,急于拿着行李先到上海团市委转共青团员的组织关系。我刚下火车就问别人:'请问上海团市委在什么路上?'对方说:'在陕西南路 30 号,靠近美琪大戏院。'于是,我叫了一辆三轮车,直奔团市委。办完团组织关系之后,我匆匆赶到坐落在重庆南路上的上海第二医学院人事处报到,接着我又马不停蹄地赶到地处瑞金路上的广慈医院(现瑞金医院)报到。这是一所原法国人建造的天主教的教会医院。"

当年邱蔚六去广慈医院报到的地方在原震旦大学医学院的一栋法式两层洋楼里。红砖外墙上镶嵌着白色玻璃窗框,入门就是左右弧形楼梯,盘旋上至二楼,扶手和栏杆都是红木色,透着敦实的典雅,一挂欧式三层吊灯从二楼直垂到一楼,散发着铜色的柔光。阳光透过落地窗幔,变成了乳白色,洒在走廊里,隔开了窗外的喧闹。

邱蔚六说,早期的瑞金医院里充满了宗教气氛。1907 年 10 月 13 日开院时,它的名字是"广慈医院",在教会内部则被称为"圣玛利亚医院"。当时医院里仅有 2 名法国医生,他们主要管理住院患者,门诊患者则由修女施诊给药。

在报到时,医院口腔系主任、留美口腔系专家席应忠教授和系副主任、留美口腔修复与口腔材料专家邱立崇教授热情接待了邱蔚六。他俩和蔼可亲地问:"你愿意选口腔哪个科呀?"

邱蔚六先讲述了学医的理由,随后他理所当然地选择了口腔颌面外科。1955 年分到上海第二医学院口腔系的大学生医生是历年最多的。除邱蔚六和妻子王晓仪先报到外,后来又陆续来了两个大学同班同学苏源德、刘寰勋,以及北京医学院稍前分配来的四个大学生医生。另外,上海第二医学院自己培养了五六个大学生医生,累计有 10 多个大学生医生。

二、"师傅领进门,修行靠自身"

到二医分科时,邱蔚六毅然选择了口腔颌面外科,这是新中国成立不久才创立的科室。以广慈医院(现瑞金医院)为班底的二医大以医疗系为主,口腔医学系只能算小弟弟。

邱蔚六来到二医口腔颌面外科工作的时候,正赶上"两张"执掌专业帅印之际。"两张",即:新中国口腔医学的重量级人物——新中国整形外科的缔造者之一、中国工程院院士张涤生教授和我国口腔医学第一批有博士生导师资格和口腔颌面外科奠基人之一的张锡泽教授。

当时,邱蔚六的两位恩师是口腔颌面外科学界的旗帜、丰碑和那个时代的精神象征。邱蔚六师从这两位恩师,让不少人羡慕不已。

"师傅领进门,修行靠自身",邱蔚六在张涤生教授和张锡泽教授两位恩师的栽培下快速成长。邱蔚六说:"天行健,德润身。大师有爱,生生不息。两位领我进门的恩师对我的成长绝对是起关键性作用的。张涤生院士的善于研发创新和张锡泽教授的严谨治学都是在学界有名的。"

邱蔚六刚入师门的时候,对两位恩师是怀着十分崇敬但又有几分忐忑的心情的。对于新中国口腔医学的重量级人物的两位恩师,在邱蔚六心目中,原本觉得两位恩师会对学生很严厉,但见面后却发现他俩都十分和蔼。后来慢慢了解了,知道两位恩师的严师风范和鲜明个性就是俗称的"热水瓶性格",即:外面冷、内胆热。两位恩师对学生、对患者和蔼可亲,对工作、对教学的要求却非常严格。尤其是在工作、教学中十分严谨,从严把关,决不放过任何细小的问题,力争尽善尽美。

在邱蔚六眼里,两位恩师对患者总是会以他的微笑化解其心中的不安和疑虑。尽管对学生带教很严厉,但是与两位恩师相处久了,一定会了解到两位恩师的为人:真诚、坦诚、正直、善良、热心,还乐于帮助人,心里都有一份充满爱意的激情。两位恩师对学生爱护有加,经常与邱蔚六促膝谈心,释疑解惑。

"因此,两张都是我的恩师,都是授我以'渔'的学术启蒙者和领路人。"邱蔚六感慨地说:"我最早认识张涤生老师是在20世纪50年代早期,当时我还是一个在校的实习医师。有一天,从《中华外科杂志》上看到张涤生老师撰写的一篇有关唇腭裂治疗的论文,这使我第一次从文字上认识和记住了这个名字——张涤生。没想到在我毕业后能幸运地成为他的弟子。"

1955年7月,张涤生教授从原同济大学医学院调到当时的上海第二医学院附属广慈医院(现瑞金医院)任口腔颌面外科主任。此时,张锡泽教授也由上海第一医学院(原上海医学院)附属中山医院全职调任广慈医院口腔颌面外科副主任。之前,他已在上海第二医学院兼职,并早在1953年就建立了口腔颌面外科病房,当年有10个床位。到1955年已扩张到近40个床位,到1962年增至60个床位。

邱蔚六于1955年11月自四川医学院毕业后分配到上海,而且有幸能分配到广慈医院口腔颌面外科,成为一名参加住院医师培训的医务人员。当时的口腔颌面外科与整复外科同在一个病区,同属一个科室;直至1961年,随着学科发展的需要,原口腔颌面外科才正式分为两个科,即:整复外科和口腔颌面外科,人员也一分为二。张涤生教授任口腔医学系副主任兼整复外科主任,张锡泽教授任口腔颌面外科主任。

邱蔚六说,整复外科和口腔颌面外科都是在20世纪发展起来的新兴交叉学科。从历史来看,这两个科的属性密不可分:颌面外科源自整复外科,自然需要整复外科技术作为基础;而整复外科作为颌面外科的基础又不能没有口腔医学,特别是口腔基础医学的支撑。可以说,这是两个既相同而又不完全相同的两个兄弟科室。对此,邱蔚六感叹地说:"口腔颌面外科医生需要整复外科技术,整复外科医生需要口腔颌面外科知识。否则,做不好这两科的医生。"

邱蔚六告诉作者:"'两张'经常告诫我说:行医的道路从来不可能是一条坦途,病情常常千变万化,疑难杂症总是千奇百怪,但这些正是考验你医术和医德水平的试金石。你只有心无旁骛,一心装着患者,心怀对患者的爱,才会有动力不断创新,不断去攻克难题。做医生怎么可能没有一点无私无畏的精神呢?"

邱蔚六在这长达 7 年的住院医师培训过程中,一直在两位张教授的教导和培育下成长。1962 年,他正式晋升为主治医师。当年升主治医师是没有年限的,有的人可以终身主治医师而没有主任、副主任医师职称。

在邱蔚六的眼里,张涤生教授非常睿智,在科技创新方面给自己做出了榜样。他说:"张涤生教授的特点:勤于思考,动手能力强,手术很棒;文学基础好,也能讲非常流利的英语;对下级医生和学生从来不骂,崇尚绅教、形教,具有绅士风度。"

在邱蔚六的眼里,张锡泽教授素以严格著称,在他面前来不得半点马虎。他说:"虽然有时也会骂人,但他十分放手培养下级医师,还会带我们出去吃饭。这也昭显了他温情人性的一面。"

邱蔚六向作者披露说:"严师出高徒。记得在 20 世纪 50 年代,每周都有一个半天,在张涤生教授和张锡泽教授的带领下,全体住院医师都要同时进行门诊手术,由他俩亲临现场指导我们。手术虽小,但对切缝、分离无不按照整复手术原则进行。应当说,这是基本手术操作中的一个特殊训练过程,为以后的临床工作打下了坚实的基础。"

1957 年,我国国家登山队首次攀登珠穆朗玛峰获得成功,但是登山队政委王凤桐的鼻子和双手都被冻坏了。张涤生教授决定对他进行全鼻再造手术和手部功能恢复性手术。邱蔚六目睹了恩师的手术。

他说："张涤生教授胆大心细,精心设计操作,最后效果良好,受到国家体委有关领导的赞赏。50多年过去了,王凤桐仍然拥有一个挺拔的鼻子,可谓是张涤生教授的又一件杰作。"

1958年,邱蔚六曾目睹了具有世界先进水平的、抢救严重大面积烧伤患者邱财康的过程。当年5月26日深夜,3名患者被紧急送至医院,他们是上钢三厂的3名炼钢工人。一个多小时前,铁水倾倒在地造成2人重伤、1人轻伤。2名重伤患者几乎体无完肤,其中一名叫邱财康,28岁,存活机会微乎其微。他的烧伤面积达到98.3%,绝大部分烧伤都是深二度,其中皮肤全层都已烧坏的三度烧伤占23%。按照当时的最高国际医学水平,烧伤面积如果超过50%,死亡率就高达85%。如果面积超过75%,就很难生存。

为了避免交叉感染,邱财康从重病室转移到了严密消毒的手术室。开始实行暴露疗法,手术室开放着冷气,严格控制室内温湿度。这样可使患者体内的高热散发出来,但又不能让没有皮肤覆盖的创面受冷,过干或过湿。为了减轻患者的痛苦,医务人员想尽了一切办法。

张涤生教授参加了抢救小组,邱蔚六也曾随张涤生教授去病房会诊烧伤患者创面处理,从而学到了一些如何治疗烧伤的经验,提高了知识水平。

经过3个多月的抢救和治疗,邱财康终于度过了危险期。成功治疗烧伤面积超过85%的患者在医学发展史上是罕见的。医院的医护人员在这次抢救中不断创造新的治疗方法,不仅挽救了邱财康的生命,也使我国的灼伤治疗水平有了跨越式的提高,为灼伤学科的建设奠定了基础。从此,广慈医院(现瑞金医院)名声大噪,开始救治从全国涌来的大量严重烧伤的晚期患者,促进了我国整形外科的大发展。"烧伤患者要植皮,这是整复外科医生的绝活。1961年医院建立了独立的整形外科学科。"邱蔚六如是说。

2014年3月,邱财康因心脏病辞世,享年86岁。

2013年仲夏,在恩师张涤生教授即将迎来百岁华诞之际,邱蔚六撰写了一篇题为《恩师授我以"渔"》的纪念文章——

……涤生老师的医学科研创新、思维活跃、技艺精湛、以病员利益为重和敢于攻坚克难是最为出名的。他的中外文基础都很好,还酷爱画图、著作等。从而使得他的整复外科能持续发展,并在国内处于绝对的领先地位,在国际上也是获得美誉的学科之一;还获得了"中国整复外科之父"的美称。

作为他的弟子之一的我,在他的言传身教中获益匪浅。无论是额部隧道皮瓣一次转移整复口腔颌面部缺损,还是颅颌面联合切除术治疗晚期侵犯颅底的肿瘤;无论是下颌骨前移治疗阻塞性睡眠呼吸暂停低通气综合征(obstructive sleep apnea hypopnea syndrome, OSAHS),还是将显微外科技术推广应用于口腔颌面外科缺损的立即整复,这些科研成果中都有着涤生老师的示范效应以及整复外科、显微外科技术的影响。我想,这是他和作为他的弟子的我都乐于见到的。

似水流年。转瞬之间,作为他的弟子之一的我,也已进入"80后"。在恩师将近百岁颐寿之际,特书此短文作为献礼;也在此祝他青松不老,健康长寿!

"与恩师张涤生教授性格不同的是,我的另外一位恩师张锡泽教授他为人耿直,严于律己。在张锡泽教授的人生字典中这个'严'字不可或缺,甚至是大号字体的:严格、严厉、严谨。俗话说:严师出高徒。张锡泽教授的严厉曾经让一群年轻医生心惊胆战。也许,正是这种几乎达到苛刻的严格才催生出一个个名医。张锡泽教授开会从不迟到。每次派小车接他,他都会至少提前15分钟等候。万一小车姗姗来迟,司机就免不了受到他的一顿批评。他查房时,包括对住院医生在内的所有医生要求都非常严格,谁做得不规范,就少不得被他批评。"邱蔚六如是说。

邱蔚六迄今还记得,有一次查房,有位主治医生准备工作有点拖眚。张锡泽教授当场在众人面前予以严厉训斥："你年纪这么大了，又是主治医生，你工作怎么这样松松垮垮的？你就是这样给下级医生做榜样的？简直是丢人现眼！我都为你感到害羞啊！"

邱蔚六补充道："相反，平时张锡泽教授待人亲善。20世纪60年代初，恰逢三年困难时期，他借用高资待遇还请我和司机吃西餐。在节假日，张锡泽教授经常会邀请我们年轻住院医生到他家聚会，与夫人用丰盛佳肴热情招待我们，大家都感到很温馨。"

邱蔚六说，张锡泽教授在口腔颌面外科领域有许多发明创造。同期双侧颈淋巴结根治性清扫术治疗晚期颌面部恶性肿瘤，将以前二期手术缩短为一期手术；在国内率先开展下颌骨肿瘤切除立即植骨术获得成功；对颌面部神经纤维瘤的手术治疗也创出一整套经验。

邱蔚六说，张锡泽教授还有一个特点：他提携后辈，甘为人梯，淡泊名利。几十年来，培养了大批口腔医学优秀人才，其中不少已成为我国口腔医学界的著名专家，可谓桃李满天下。

2004年10月8日，张锡泽教授因病去世。邱蔚六特为恩师写了一副情深义重且含很高评价的挽联，以表达哀思——

上联：治学严谨，硕果丰实，呕心沥血，为中国口腔医学发展。
下联：襟怀坦荡，淡泊名利，甘为人梯，促华夏颌面外科腾飞。
横批：德高望重

当年，邱蔚六进入住院医师培养曾去内科临床学习时，巧逢陈敏章医生（后来曾任原国家卫生部部长），与其共事。为了给邱蔚六创造更多的学习机会，1957年，张锡泽教授派遣他到杨浦区中心医院普外科进修半年。邱蔚六说："杨浦区中心医院普外科临床手术多，这半年对我打好外科基础底子很重要。当时杨浦区中心医院普外科主任徐宝彝教授从英国留学归国，水平很高。早在20世纪50年代，以徐宝彝教授为首的普外科专家组就在国内率先开展了半肝切除术。我从他那里学到了很多外科理念和手术技巧。"

1963 年 10 月～1964 年 4 月,为了加强专业训练,张锡泽教授派遣邱蔚六到上海肿瘤医院头颈肿瘤外科学习半年。在那里,邱蔚六幸遇我国著名的乳腺和头颈肿瘤外科前辈李月云教授。她不但亲自带邱蔚六做手术,更重要的是使邱蔚六学到了肿瘤学的基本知识。

邱蔚六说,在上海肿瘤医院成立之前,有个 1931 年 3 月 1 日成立的上海镭锭治疗院,专门治疗肿瘤的,新中国成立前该院是我国唯一的一所肿瘤医院。1954 年 1 月起,上海镭锭治疗院划归到上海第一医学院,并定名为上海第一医学院肿瘤医院。那时,在上海镭锭治疗院每周一上午有一个肿瘤病例讨论会。张锡泽教授每次都会带上自己的弟子邱蔚六一起去参加。这让医院里好多中青年医生十分羡慕。

肿瘤病例讨论会,让邱蔚六学到了很多肿瘤的临床处理方法,也受到了很多启发。他说,比如做动脉插管化疗,为以后做头颈部肿瘤插管化疗打下了基础。

1965 年,为了发展口腔医学,整形外科与口腔颌面外科与口腔其他各科一并搬到上海市第九人民医院(新中国成立前被叫做伯特利医院,新中国成立后被命名为上海市第九人民医院),成为两个独立科室,这也构成了九院的重要骨干学科。邱蔚六继续做恩师张锡泽教授的助手。

几乎是邱蔚六来到九院的同时,"文化大革命"开始了。广播里开始天天喧腾,社会上空气开始紧张,一场嘈杂的史无前例的政治动荡即将开始。作为一个医务工作者,即使在狂热的阶级斗争年代里,他仍然默默地坚守着神圣岗位,缓缓地走在自己选择的医学道路上。

1983 年,邱蔚六接恩师张锡泽教授的班,任九院口腔系主任兼口腔颌面外科主任,由此成为口腔颌面外科第二代学科带头人和领军人物。

三、一句叮嘱，让梦想照进现实

医生的工作是平凡而伟大的。医生的平凡在于细微与实在；医生的伟大在于对生命的呵护与延伸！正是这些平凡而伟大的工作，撑起了人间最亮的天空，也营造了人间最温暖的情怀。

邱蔚六喜欢用希波克拉底的话来勉励自己："医术是一切技术中最美和最高尚的""医生应具优秀哲学家的一切品质：善于思考、冷静判断、沉稳谦和、果断自信……"

严师出高徒，青出于蓝而胜于蓝。润物细无声，两位恩师的孜孜不倦和谆谆教诲，激励着邱蔚六不断奋进。邱蔚六被两位恩师的风度气质、人格魅力和大师风范所折服。这些点点滴滴的记忆，如同流淌的小河，不时地泛起闪亮的浪花。

邱蔚六是用心做事的人，所以事情到了他的眼睛里，就会变得格外清晰、透彻。

邱蔚六说，自己亲历了两位恩师的教诲，受益匪浅。尤其是恩师张锡泽教授的一句叮嘱，让自己畅想出一个攀登口腔颌面外科高峰的梦。

在"大跃进"的影响下，当年，张锡泽教授掷地有声地在口腔颌面外科提出了一句豪言壮语："我们一定要在短时期内赶超马丁！"

邱蔚六介绍说，马丁（H. Martin），是美国纽约斯隆 - 凯特琳纪念医院头颈外科主任，是世界公认的"头颈外科学之父"。当时在头颈外科学领域，还没有人能像他一样，为学科的创立、发展耗尽毕生精力。他的远见卓识，他的决心，他的渊博学识，他的独创精神，他的手术技巧，以及他在医疗管理组织方面的能力，使其成为一位令世人瞩目的人物。为了纪念马丁所作出的贡献，在国际学术界还专门设立了"马丁讲坛"（Hayes Martin Lecturers）。

"我们一定要在短时期内赶超马丁！"——当时有了张锡泽教授这句叮嘱，"使我畅想有了一个攀登口腔颌面外科高峰的梦，赶超马丁目标的梦！"当年邱蔚六昂起头，坚定地说。

邱蔚六说："如今，让我感到欣慰的是：经过九院口腔颌面外科几代人的共同努力，九院的头颈外科治疗水平在国内外都是一流的。我们没有辜负当年张锡泽教授的重托，终于圆了九院人的梦想。还与目前世界一流水平的、目前公认排名第一的美国安德森肿瘤中心（M.D. Anderson Cancer Center）建立了合作和科研交流关系。"

2013年，时任九院院长的张志愿教授与美国安德森肿瘤中心（M.D. Anderson Cancer Center）签约，建立了合作和科研交流关系。

邱蔚六说，目前，晚期头颈部癌瘤的5年生存率在30%左右。为此，大多专家同意对晚期头颈部癌瘤进行综合序列治疗。肿瘤综合治疗的概念早在20世纪50、60年代就已被提出。但是这一综合的概念主要是指手术与放疗的结合。20世纪70年代，化学治疗在头颈部癌瘤的治疗中也被正式确认，并被公认为与外科及放射治疗并称的"正规"三大疗法之一。与此同时，冷冻治疗、热疗、激光治疗、免疫治疗以及中医中药治疗等多种疗法也得到蓬勃发展，并被广泛用于晚期头颈部癌瘤的治疗的探索之中。尽管后述的这些治疗方法未被承认为常规选用的治疗方法，但是在一些病例的治疗中作为综合疗法之一，确实也取得过不同程度的成功。自此以后，综合治疗的内容和理念开始不仅仅限于三大疗法，也因此综合疗法又被称为"多学科协作治疗（multidisciplinary therapy，MDT）或多学科综合序列治疗（multidisciplinary synthetic & sequential therapy，DSST）。但是不论用什么术语，综合治疗的性质是一致的。多学科的综合序列治疗是由多学科专家组成的团队来共同完成的。这个团队一般以外科医师为主，并有肿瘤放疗、肿瘤内科、临床病理及其他相关学科的专家共同组成。其中，肿瘤内科医师是不可缺少的。目前，头颈肿瘤外科、头颈放射治疗均已发展为很成熟的学科，有大量专门从事该项工作的医技人员。

然而,遗憾的是目前还很少有专门从事头颈肿瘤内科的医技人员,也没有头颈肿瘤内科的建制。为此,应呼吁有志从事头颈肿瘤内科工作的医技人员加入到头颈肿瘤内科的队伍中来,从速争取建立头颈肿瘤内科体系,以利于独立开展头颈肿瘤内科的医教研工作,完善头颈肿瘤内科的内涵,从而最终提高晚期头颈癌瘤的治疗效果,达到提高生存(或治愈)率并同时保障较高生存质量的目的。

邱蔚六认为,头颈肿瘤的治疗不能只有头颈肿瘤外科或头颈肿瘤放疗科。建立头颈肿瘤内科是晚期头颈肿瘤综合序列治疗的需要,也是头颈肿瘤学学科发展的需要,更是头颈肿瘤科学研究工作的需要。目前,高水平的医院,特别是教学医院,理应也是一所"研究型"的医院。头颈肿瘤内科,不但是临床科学研究的基地,也理所应当是实验室研究的中试基地,或成为实验研究成果向临床过渡的转化基地,为转化医学服务。应当提倡:实验室研究人员努力参加到头颈肿瘤内科体系的临床工作中去,到临床中去发现问题,或带着科研成果到临床去转化并获得最终的结果;临床医务人员也应当带着问题和课题到实验室去寻求和获得答案。

经过半个多世纪的勤奋开拓,邱蔚六与他的恩师和学生们为"中国式"口腔颌面外科的确立,并使其在国际口腔颌面外科领域中占有一席之地作出了重大贡献。

四、成功秘诀:主动学习+良好环境+协作精神

青年住院医师能不能有所作为,能不能在自己刚入门的职业生涯中实现自己的抱负和理想呢?当年作为青年大学生的邱蔚六医生,

有着一张青春飞扬的年轻面孔和执着热情的眼神。他时刻将老师们当年对住院医师提出的训诫："循规蹈矩、吃苦耐劳、不断求索、谋求创新"铭记在心，用自己7年住院医师的职业生涯的实际行动出色地回答了这个问题。

当年，邱蔚六在一次科室业务交流会上曾经说："我们青年住院医师有短处，知识面不广，根基较浅，缺乏实践经验。但是也有长处：敏感、开放，有充沛的精力，可争取充足的时间。我们没有太多的行政和社会工作，有相对充足的时间去工作、去学习。这是多么大的优势啊！青年住院医师如果能充分发挥这种优势，多问、多学、多思、多实践，就能与中年医师一样有作为、出成绩。"

"成功是什么？成功就是勤奋学习、不断探索、积累经验，执着寻找正确的答案。"邱蔚六感慨地说。

每个成功的人都有其不尽相同的成功路径和方式。邱蔚六当住院医师时的成功秘诀就是："主动学习＋良好环境＋协作精神"。

在邱蔚六看来，一个人的成才和成功离不开三个条件：第一是学习，而且是主动地学习；第二是环境，没有良好的环境是培养不出人才的；第三是协作，特别在当今多学科交叉的情况下，医学上的创举几乎没有一个人就能完成的。

学海无涯，天道酬勤。说起勤奋好学、充满灵性和智慧的邱蔚六，大伙儿都夸他不仅喜欢博览群书，而且还养成了开动脑筋喜欢提问题的习惯。从他那明亮深邃的眼神、干脆利索的言行中，能发现那份特有的灵性。邱蔚六来到上海二医口腔颌面外科工作后，充分发挥了青年医师多问、多学、多思、多实践的优势。这犹如他种下的一棵"智慧树"，成为他一路走来能获得成功的法宝。

学习，而且是主动而努力地学习，是邱蔚六取胜的法宝。20世纪50年代后期，正是"大跃进""大炼钢铁""一天等于二十年"的狂热年代，而他却在为专业知识的学习而"狂热"，几乎没有一天会在晚上12点钟以前睡觉，这也养成了他以后夜以继日地勤奋学习的好习惯。即使在他以后担任九院院长的9年时间里,繁重的行政管理工作也没有影响他在科研上的执着追求:"白天在医院当院长,晚上在家当学者"——这就是他每天都工作和学习十几个小时的真实写照。

邱蔚六主张阅读和学习要"杂":"不杂,思路就局限了。学习的内容不能局限于本专业,还应包含其他非专业内容;不但要学自然科学,也需要学社会科学。人文的东西对一个人的素质甚至思维方法都是影响深远的,对一名外科医生的成长至关重要。"

邱蔚六说,当住院医师时博览群书,对自己成长和知识面的积累影响比较大。当年,他阅读过《论语》《孟子》等经典书籍。

20世纪初,一种被认为是训练培育医生的有效制度,由欧洲传入美国,并很快植入世界各个国家的医生培养体系中,这就是"住院医师制度"。可惜这种制度完全被"文革"所破坏,以至于现今已是21世纪的第二个十年中期才被卫生部门领导重新重视。

邱蔚六认为,"住院医师制度"的出现和清一色地被仿效,是因为"临床医生"的职业特殊性。医生所服务的是生理或是心理失去健康状态的人。要想从事服务于人的健康的工作,仅靠在医学院的学习是不够的,需要更多的实践。一个年轻人选择了医生这个职业之后,他连带选择的就是终身的学习。在学校的学习结束后,一名医生必须至少花三到五年时间,在有经验的医师指导下,全面全程负责每个患者的诊治过程,掌握病情的每个细微变化,做到每天日夜24小时随叫随到。这就是每个年轻医生必须经历的住院医师阶段。这个阶段是一名医生在其职业生涯中,从青涩走向成熟而打下重要基础、不可或缺的重要和必经过程。

邱蔚六说:"现在回头看,为自己的职业生涯的成长历程进行总结,我认为三点很重要:一是基础训练很重要;二是临床实践很重要;三是参加科研实践很重要。"

那时,邱蔚六在当住院医师时,每周都有专门的小手术门诊,在两位张教授悉心指导下进行。这对打好外科基础、学会正规的外科操作很有帮助，而整形外科基础对口腔颌面外科医师是十分重要的。为了加强理论学习，住院医师每月都要交读书报告；每周在科内进行交流，每人汇报15分钟；规定阅读国外文献，谈自己的感想和观点；参加每周一次的临床病例讨论会。当时，住院医师都很紧张。刚当住院医师时，因为外文跟不上，邱蔚六最不适应的是：病历封面要用英文写。"因为以前大学没好好学英文，没把专业英文抓起来，所以有点困难，就逼着自己学英文。"邱蔚六如是说。

当时，上海口腔医学会每月都有学术交流活动。1957年，也就是大学毕业后当住院医师的第二年，邱蔚六代表医院，被安排在当时的中华医学会上海分会学术活动中作学术报告——《上颌窦恶性肿瘤》。一个初出茅庐的小字辈走上学术报告的讲坛，这在当时和现在都是罕见的。更让邱蔚六喜出望外的是：他的这个学术报告《上颌窦恶性肿瘤》一年后在《中华口腔科杂志》上得以发表，这也是他发表的第一篇论文。

为了加强临床实践，拓宽知识面，邱蔚六和其他住院医师被安排到普外科和内科轮转学习。在普外科时，除外科基础外，他还学会了

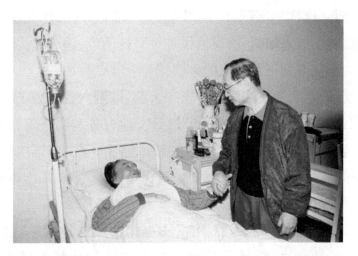

1994年，邱蔚六患急性胰腺炎住院，时任卫生部部长的陈敏章到床头探望

麻醉及气管插管技术。在内科轮转时,他与前卫生部部长陈敏章医师有机会共同师从著名消化病专家邝翠娥教授,在她的病区任住院医师。

邱蔚六在住院医师岗位上干了 7 年。1962 年,他被晋升为主治医师。

1965 年,随着上海第二医学院口腔医学系教学基地搬迁到第九人民医院,邱蔚六也告别了工作 10 年的广慈医院(现瑞金医院)。

五、"泡" 在书海里的 "苦行僧"

阅读,就一个人而言,如莎士比亚的诗:"生活里没有书籍就好像没有阳光;智慧里没有书籍,就好像鸟儿没有翅膀。"

邱蔚六深谙"立身以立学为先,立学以读书为本"之古训。他说:"读书是安身立命之本、修齐治平之道,读书使我们获得了认识世界、改造世界的知识和技能,我们提倡这样学习。阅读从工具层面上升到了精神层面。这样的阅读,使人养德正心、励志守操,使人视野开阔、眼界提高,使人遣兴怡情、心灵愉悦……坚持阅读,医者才得以实现自我价值,从而获得真正意义上的幸福。"

从大学毕业后当住院医师的第一天起,邱蔚六就养成了一有空就"泡"在书海里的习惯,不管是否节假日。他充分利用医院和医学院、上海市医学会图书馆的丰富藏书,在阅览室阅读了大量国内外医学和人文方面的典籍。在他工作以后,一直保持这一习惯,几十年如一日,成为他学习知识的一道风景线。

当年,住院医师邱蔚六在"泡"图书馆阅读的过程中,会仔细地做着各种学习卡片,包括记录阅读书本的目录和简单摘要;同时,他都会认真地将重要知识、理论记下来,晚饭后再拿出来看看,好好消化一下,并坚持写读书笔记。经过日积月累,他的读书笔记已经成箱。随着年龄增大和信息化时代的到来,他还学会了在电脑上保存扫描资料。他每日阅读杂志报纸,对重要资料则用剪报的方式保存。

"尤其是系统的理论学习、解剖训练和手术观摩"——这几乎是包括邱蔚六在当住院医师医术上学习进步的座右铭。

"徐特立曾说过:不动笔墨不读书。好的东西不可能看一次就能记住。所以,上了年纪后,笔记本、笔和老花镜是我每天去图书馆必带的'三宝'。"邱蔚六说,有一次,他到北京西路上海市医学会图书馆后,发现捧在手里的书怎么也看不清,左思右想后才醒悟到原来自己忘戴眼镜了。没办法,他只好坐车回家拿眼镜后再到图书馆。

"我感到读书最大的一个好处是能给人带来心智模式的改变,令我们心智大开。书籍,可以给心灵以丰厚的滋养。"邱蔚六强调,人的发展目标是"幸福地度日,合理地做人",不仅要有衣食无忧的物质生活,更要有境界较高的精神生活。十分注重阅读的邱蔚六,无论工作多么繁忙,他都会挤出时间读书以及写读书心得体会。他说:"我一直很喜欢看书,原因是读书能够使人更加充实,还能带给你无限的智慧。有时读书只是为闲暇消遣,但是书读得多了,达到一定程度,就能融会贯通,得以重新审视自己、审视人生;能有醍醐灌顶、心智顿开的感觉;能让思想在此碰撞,激发出智慧的火花。我想:人之所以区别于其他的动物,也是因为人是有思想的,而书本正是思想的精神食粮。"

平时,邱蔚六还会向学生和中青年医生推荐好书、好文章,让大家共享。

年逾八十的邱蔚六风趣地说:"古人云:'读万卷书,行万里路。'现在看来,行万里路当徐霞客是不可能了,读万卷书也许还有可能。读书'大学堂',还得继续待下去!"

六、工作笔记成了
学生"传世之宝"

邱蔚六拿出了自己一直保存的记载典型病例的工作笔记,厚厚的一叠又一叠。纸张已经泛黄,表明年代久远。但是一叠叠按时间顺序整理得整齐有序,纸张很平整,几乎没有什么缺损。邱蔚六记载典型病例的工作笔记都是用钢笔写的,字迹端正清晰,字面整洁有序。每一份记载典型病例的工作笔记都写明讲课时间、地点、课时,上课重点内容用红笔标记或是打上重点记号,关键词会在旁边用英文标出。记载典型病例的工作笔记中不仅有来自于各种书的资料,还有备课者自己的心得。更让人感动的是,每份记载典型病例的工作笔记上他都会做一些注释。有时是自己对书上内容不同的见解;有时是如何去讲述这段内容;有时还有学生的提问。

邱蔚六记载典型病例的工作笔记,被他的很多学生和同行看作是"传世之宝"。

邱蔚六的所有工作笔记,均记录在笔记本上。而当院级领导的那些年的笔记本,邱蔚六都会上缴给医院。

作者仔细看了看邱蔚六的电脑,发现中英文交叉,插图、批注、表格一应俱全。更为让人敬佩的是,这些笔记绝不是简单地抄写,而是会密密麻麻地贴着口腔颌面外科临床遇到的疑难杂症近阶段医治的进展情况分析、对应的措施及发展趋势图。邱蔚六说:"作为一名医生,各种病情诊断工作情况都须牢记。只有自己心中有数,遇到问题才能胸有成竹。"

除了医疗工作笔记本外,邱蔚六还有很多记载不同工作的专业日记,包括工作日志等,记录平时工作的点滴,时刻督促自己进步。

邱蔚六的医德是有口皆碑的。在医术上,他也是不断追求、精益求精的。只要一提起邱蔚六医生,当年一起共事的医生们就会想起他那鼓鼓囊囊的白大褂口袋。那里面不是红包,也不是礼品,而是外文单词卡片、小词典、随时用来对照的笔记本以及特殊病例和处理结果的记录本。可以说,遇到的许多临床医疗技术难题,一般都可以在医疗工作笔记本的"数据库"中找到相应的办法。

邱蔚六就像一块海绵,不停地吸收着医学知识的养料。每天沉浸在一系列复杂和疑难临床医疗问题的包围中,胆大心细的邱蔚六乐此不疲:"每个人的心中都应该有一片青山绿水。在那里,你可以自由自在地呼吸,纵情发挥,内心不会受到挤压。""只有你想不到的,没有你做不到的。人的潜能无限,只要能找准登高切入点,一定会实现自我超越。"邱蔚六感慨地说。

邱蔚六的第三代弟子、口腔颌面外科副主任医师徐袁瑾回忆道:那年她刚到九院口腔颌面外科工作,由于医疗技术还不熟练,她独立顶岗的第一个月不太顺手。恩师邱蔚六并没有责怪她,而是拿出自己记满临床操作要领的"小本子"耐心辅导徐袁瑾,告诉她光了解临床操作规程还不够,还必须结合具体临床治疗实践总结方法,学会具体病情具体分析。从那以后,徐袁瑾便养成了遇到疑难杂症多思考、多总结的习惯,工作中也向恩师一样,随时拿出自己的小本子记录要领,随时翻看。徐袁瑾说:"时间长了,小本子已经被我翻得破旧不堪,但几十条工作要领却深深地刻在了我的心里。"

经过多年努力和恩师的辅导,徐袁瑾从一名住院医师一步一个脚印地成长为今天的医学博士、副主任医师、硕导和医院人力资源处处长。

七、33载的不懈努力，
迎来政治生命的春天

"没有共产党，就没有新中国。"中国共产党是一盏导航灯，引领着一批又一批进步青年投身于中国革命的解放事业和建设事业，实现人生的最高价值。当年，像所有进步青年一样，邱蔚六对加入中国共产党充满了渴望和向往，对党组织一往情深。说起他的入党经历，可谓一波三折，一言难尽。

时间回溯到1950年的秋天。那时，新中国刚成立不久。时年18岁、青春年少的邱蔚六对新社会充满憧憬，他脱颖而出率先加入了新民主主义青年团（后改名为共产主义青年团）。1951年，他萌生了向党组织靠拢的想法，并虔诚地向党组织递交了平生第一份入党申请书。至今，他还记得当时第一份入党申请书是这样写的："我志愿加入中国共产党，积极要求进步，努力改造思想，为党的事业奋斗终生……"

然而，天有不测风云。1952年"三反"运动蓬勃展开，邱蔚六的父亲被强行划入地主和"旧军人"里。此后，即便他学习和工作业绩突出，思想上积极要求进步，但因为出身不好，致使他的入党问题一再被"搁浅"。但是，邱蔚六并没有灰心，他坚信，家庭出身不好不是自己的错，如果自暴自弃，那就是自己的错了。于是，他擦干泪水，把对党的深厚感情深藏心底。

1955年11月，邱蔚六大学毕业分配到医院工作后，工作努力，业务突出，以灿烂的笑容面对患者、面对生活，一如既往地在医生岗位上做好治病救人的工作。那一本本通红的荣誉证书、获奖证书忠实地记录了邱蔚六在口腔医学这块园地上辛勤耕耘所结下的累累硕果。但是,政审总是通不过,他还是一直被挡在党组织的大门外。尤其在"文化大革命"中,邱蔚六曾被驻九院军宣队的吴某判定为"今生今世你休想入党",这让他如坠冰窟。

"文革"期间,对家庭出身不好的人,流传着"老子英雄儿好汉,老子反动儿混蛋"的"左倾"革命口号。虽然也有:"出身不由己,选择靠自己"的安慰性提法,但这些与"可以教育好的子女"一样,让人孜孜以求,但又望尘莫及。

在后来的争取入党过程中,这样的挫折一个又一个。对一个常人来说,相信不少人早就放弃了,可邱蔚六却说,这是党在考验自己。

他甚至这样说:"既然自己组织上入不了党,但思想上、行动上一定要入党!"他以巨大的热情,全身心地投入到临床医疗的事业中,在救死扶伤的岗位上书写着自己无怨无悔的人生。

一声春雷震天响。20世纪70年代后期,改革开放的春风吹遍祖国大地。面对全新的政治经济局面和喜人的发展形势,邱蔚六再次迎来了"春的消息":1979年"七一"前夕,时任九院党委委员、党支部书记兼口腔颌面外科副主任潘家琛,一位常年来都在关心、关注着邱蔚六成长的领导,他与邱蔚六是同龄人,1955年从北京医科大学毕业后分配到广慈医院(现瑞金医院),在口腔颌面外科当医生兼任党支部书记。

这天,潘家琛书记热情邀请邱蔚六列席参加同科周医生的入党支部审批大会。与会的邱蔚六感触很深:"这一切,都深深地教育了我:党对知识分子是关心的,入党大门始终向我们敞开着,现在问题是自己有无决心来争取、有无坚定的目标。周医生的入党,使我振奋。我要迎头赶上,积极创造条件,争取早日加入党组织……"

自从有了理想和信念,邱蔚六心里亮堂堂的,他要把自己的一切献给党、献给自己挚爱的口腔颌面外科医学事业。

之前,潘家琛还多次找邱蔚六促膝长谈,他语重心长地对邱蔚六说:"你要知道,我们党一贯唯成份论,又不唯成份论。家庭出身不是决定一切的,关键是看自己的表现。我相信你一定能跨进党组织的大门。希望你能重新打一份入党申请报告。"

1978年十一届三中全会后,党中央开始了平反甄别冤假错案的工作。20世纪80年代初,邱蔚六的父亲也得到彻底平反,所谓的历史问题也被澄清。

1983年年初,邱蔚六有"预感":自己的恩师、"文革"后的第一任九院院长张涤生教授和"文革"后九院口腔医学系的第二任系主任张锡泽教授因年龄关系分别要从领导岗位上退下来。说来凑巧,此时,时任九院党委副书记的潘家琛再次找邱蔚六促膝长谈,让他做好接任口腔医学系副主任的工作,协助口腔医学系常务副主任吴少鹏工作。当时,吴少鹏主要负责教学工作。

接着,潘家琛对邱蔚六说:"你要做领导了,入党问题要尽快解决。"于是,第二天一早,邱蔚六又一次向党组织递交了入党申请书。

1983年6月18日,曾被判定"今生今世休想入党"的邱蔚六终于如愿以偿地跨进了党组织的大门。那天,他在支部召开的党员发展大会上感慨地说:"首先,要感谢邓小平把我父亲的错案平了反。其次,我要感谢医院领导的关心。如果没有医院党组织的培养和教育,就没有今天的我。党要求我勤奋工作,做一个有益于患者的好医生。这些我基本上做到了,当然还有差距。对此,我会继续努力的。我会一辈子听党的话,永远跟党走!"

入党那天,51岁的邱蔚六流下了激动的泪水:"自己终于实现了年轻时立下的理想,成为了中国共产党的一名预备党员。"他还记得,当时他暗下决心:"作为一名预备党员,我活一天,就要为党的事业贡献一天!

当晚,邱蔚六激动得彻夜未眠。他并未多做解释,因为是党把他从一个懵懂无知的孩子培养成为一名穿白大褂的医生,党对他恩重如山。加入党组织,实现了自己一辈子梦寐以求的愿望,还有什么比这更幸福、更快乐?

他在一首打油诗中写道：

秋高气爽艳阳天，

人生转折喜事添；

深深牢记党教育，

志愿入党意志坚。

从 18 岁到 51 岁，期间的风雨已经在邱蔚六额头眉角刻下了岁月的痕迹。此时此刻党组织大门向他敞开了，而且是那么热情地迎接着他的加入，成为一名预备党员。这是党组织对邱蔚六的信任，更是 33 年来邱蔚六对党孜孜不息的追求的结果。33 年的风风雨雨使邱蔚六更加成熟、更加理性。同时，更令人难以忘怀的是：在邱蔚六申请入党以来，尤其是 1978 年党的拨乱反正和改革开放政策实施以来，党组织对他的关心和身边共产党员的先锋模范作用的感召力更加坚定了邱蔚六入党的信念。

33 年的执着和追求，"永远跟党走"的坚定的信仰和理想，驱使邱蔚六时时处处以一个党员的标准来衡量自己。"共产党人永远争第一"——这是邱蔚六从想加入党组织的这天起就有的信念。在这 33 年的时间里，他每时每刻都在努力去追求……

邱蔚六在党支部召开的入党审批会上说得好："我的入党虽然历经挫折，但我始终无怨无悔。如果还有一次选择，我还会选择加入中国共产党。中华民族的伟大复兴和实现中国梦离不开共产党，我为加入共产党而自豪。"

"入党，使自己的平凡人生因此而升华"。入党后，邱蔚六深深地体会到：党给了自己无穷的力量，使他感觉到工作有了神圣感和使命感。

邱蔚六告诉作者："后来，我明白，组织上很信任我。1984 年 6 月，正逢九院领导干部大变动时期，张涤生教授和张锡泽教授因年龄关系分别从院长和口腔医学系主任的领导岗位上退下来,当时九院领导干部队伍中出现了较为严重的干部'断层'、青黄不接现象。1984年4月的一天,时任上海第二医学院党委书记的潘家琛代表上级领导找我谈话,让我接任九院院长兼口腔医学系主任的职务。当时,自己感到压力很大,因为之前没当过系主任和副院长。这下可谓是'坐火箭'晋升的。既然是上级领导信任我,自己就决不能辜负领导和近2000位医院员工的重托和信任。要干,就要干出一番成绩来!"

邱蔚六告诉作者:"在综合医院,当时由口腔系出身的医生来当院长,属于罕见。在我之前,只有两个人:一个是贵阳医学院附属医院的院长张书麟;另一个是武汉第四人民医院的蒋长春。在我之后,口腔系出身的医生当院长的就逐渐多起来了。时任九院院长的张志愿,也是口腔系出身的医生。"

20世纪80年代,当时上海有"十大医院"。九院,当时是上海二医大附属的4家医院之一,另外3家是:瑞金医院、仁济医院和新华医院;上海一医大附属的2家医院是:中山医院和华山医院;军队附属的2家医院是:长征医院和长海医院;中医药大学附属的2家医院是:龙华医院和曙光医院。这"十大医院"行政级别从处级升为副局级。而当时副局级干部都要由时任上海市市长的江泽民签署任命。

当时,九院第二个人事大变动是:时任口腔医学系常务副主任的吴少鹏被调到铁道医学院当院长。该院以前没有口腔系。于是,吴少鹏把九院口腔医学系10来位骨干医生拉过去创建铁道医学院口腔系,后来改名为"同济大学口腔医院"。当年对这10来位医生最有"诱惑力"的是:每人分房子和做各口腔科的领导以及骨干医生。

邱蔚六当院长后,他被增补为九院党委委员和党委副书记。不久,还被选为上海第二医科大学党委委员,并荣获上海第二医学院优秀共产党员称号。此后,还兼任过两年九院党委副书记,并主持了近两年的医院党委工作。之后,他还实现了争当全国卫生先进工作者和上海市劳动模范的愿望。邱蔚六感激地表示:"这所有的一切都应当归功于党的拨乱反正和改革开放政策,感谢小平同志等老一辈无产阶级革命家,改革开放给中国人民带来了春天。"

邱蔚六自豪地对作者说:"九院是培养和输出党委书记的'摇篮',先后为上海第二医学院(后更名为上海第二医学院、上海交大医学院)输送了五位党委书记。"他如数家珍地说:"1984年,潘家琛任上海第二医学院党委书记;1991年,潘家琛退休,由九院党委书记余贤如接任上海第二医学院党委书记;1995年,余贤如退休,又由九院赵佩琪接任上海第二医学院党委书记;进入21世纪,赵佩琪退休,由曾任九院党委副书记的孙大麟接任上海交大医学院党委书记(兼任上海交大党委副书记);2015年11月,由九院院长范先群接任上海交大医学院党委书记。"

九院党委书记赵佩琪还是邱蔚六在任九院院长期间,先将她从内科医生岗位上调到人事处任处长,以后再提拔任副院长、党委副书记。

1991年,时任九院党委书记的余贤如接任上海第二医学院党委书记,当时九院党委书记岗位出现空缺,上级明确由院长兼党委副书记的邱蔚六主持九院党委工作近两年时间。

在常人眼里,医院党务工作太烦琐杂碎、且地位又低,没有做技术和业务工作来得"吃香"。对此,不少人不愿意干党务工作,即使在这个岗位上,也不安心,千方百计地想着"转行"。邱蔚六则认为:"虽然党务工作与医疗学科和医疗业务工作性质不同,但只是分工不同,都是医院工作不可或缺的'螺丝钉'。作为一名共产党员,就应该无条件服从组织安排,党叫干啥就干啥。再说,医院党委工作也是一份很神圣的事业。"

邱蔚六在主持九院党委工作期间深刻地意识到:只有充分发挥党组织的政治核心作用,实施党建创新,即紧紧围绕医院新一轮发展战略中遇到的难点作为党建工作的重点,"围绕中心做工作,起作用",把党的组织优势、党员队伍优势和党员先锋模范作用转化为医院发展最重要的优势,开启医院发展的活力之源,才能不断提升医院的核心竞争力。对此,九院党组织带领广大党员和职工,在攻坚克难中体现凝聚力、创造力,取得了一定的成绩。邱蔚六表示,经过近年来不断的探索实践,九院党的建设逐步形成了具有自身特色的工作思路,使党组织的政治优势转化为管理优势,促进医院又好又快地发展。

第|四|章

用大爱抒写医者风范

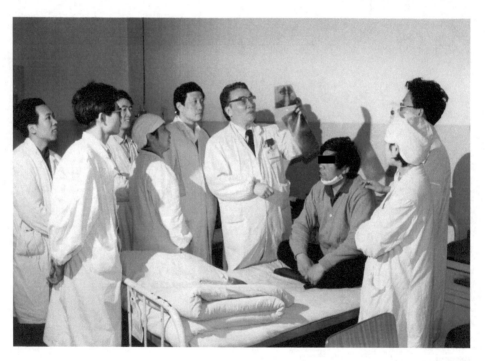

邱蔚六(左六)正在查房

一、敢拿自己身体开刀的医生

如今,看病难、医患关系紧张,固然有资源不足、体制不畅等原因,也有医院就诊流程不合理、医生服务不到位等原因。对于前者,本轮医改正从加大投入、加快改革等方面逐步改进;而后者的改善,尤须广大医务工作者发挥能动性,主动参与。

常言道,"事非经过不知难"。这位现年已86岁却戏谑自称"80后"的满头白发的老教授与中国口腔颌面外科几乎是同龄。邱蔚六教授的确有些与众不同,敢做许多医生都不敢做的事。比如,把自己当"病人",拿自己的身体开刀、试错,为的是知己知彼——了解患者的感受,体验患者的"疼痛"、"焦躁"乃至"愤怒",把医生做患者的感受反馈到日常工作中,优化诊疗等就医流程和提高人性化服务水平。切身体验患者感受,换位思考,从中获得的感受也分外深刻。将心比心,推己及人。医疗是医生、患者共同面对疾病、彼此充分合作的人道事业。如果医生们在诊治时能想到患者的难处、痛处,把面前的患者当成家人、好友甚或是自己,那么,不但大处方、大检查会绝迹,医院的各种服务和流程也不难真正做到"以患者为中心"。

邱蔚六总是说,要成为一个让患者信赖的医师,就要"将心比心",应当自己以作为患者的心情去理解和体会患者的心情和痛苦。对患者的"痛"要像对待自己的"痛"一样。他坦诚地说:"要知道,局部麻醉下行外科手术常常是镇痛不全的,手术后伤口痛也是可以理解的。然而,作为外科医师常常会忽略这些,认为这是次要的细节,有时甚至叫病员'咬咬牙''忍一忍'就过去了。可是,只有自己患病后,才能真正体会到那种'咬咬牙''忍一忍'是什么滋味。"

从小爱好体育运动的邱蔚六,身体虽然健壮,但是也接受过多次手术。有一次在腹壁疝手术后全麻将醒时,他痛得简直要从床上跳下来。这次"亲身体验"让邱蔚六心里很难过。他说:"难怪老百姓上医院看病会怨声载道,而自己这次'亲身体验'心里多少有些辛酸苦涩的味道。"

"自己有了体会,才有发言权。"从此,邱蔚六一直强调手术及术后的镇痛,提倡对患者的"痛"要像对待自己的"痛"一样。

邱蔚六之言,如石破天惊。他那铿锵而又诚恳的语调,明确而又坚定的见解,震撼了全科室每个医者的心。每个口腔颌面外科医生都感受到这句话的真谛!

此后,邱蔚六总对同行宣传手术及术后镇痛的必要性。他坦诚地说:"神农遍尝百草,那可是冒生命危险的,而我动的只能算是小手术。但是这次'亲身体验',心里很难过。"

在邱蔚六看来,医生尝尝"皮肉之苦"是常事。早在做医学生以及住院医师时,他就因自己智齿位置不佳,贡献出两个"示教"机会,让其他学生、实习医师学习。就这样,他上下两颗智齿统统报销了。

邱蔚六的经验,对整个服务行业,都是一个宝贵的启示。

邱蔚六从患者的反映中了解到:现在患者来医院看一次病,真的很累,"排队时间大约1个半小时,但看病仅仅几分钟"。某些医生确实很忙,甚至懒得与患者多说一句话,懒得给患者一个耐心的微笑,使得医患关系冷冰冰的。相反,如果能提供一个方便、舒服、快捷的就诊环境,多一点倾听,多一点微笑,那么就能更人性化地面对每一位患者,也有利于患者治疗康复。

邱蔚六说,目前就医者集中反映排队时间过长,容易产生烦躁情绪;患者太多,医生态度不热情,回答患者问题不够耐心。有的患者问医生怎么吃药,医生一句"自己看说明"就应付过去了。还有些医生、护士比较冷漠,从没听他们说过一句安慰的话。医生态度不够亲切,也可能影响到原本就身患疾病的患者的情绪。此外,在就诊流程上还有反复排队、跑上跑下等流程不够优化的情况。

邱蔚六让自己当一次"病人",拿自己的身体开刀、试错,体验患者之痛,这样的做法并非噱头。"这是自己为完善服务理念,让医生'换位'体验,寻找自己服务中的不足。由此成为自己进一步改进服务的动力源。"邱蔚六感慨地说:"医生要学会'换位思考':生命拒绝冷漠,医生必先修德。"

"如何减轻患者疼痛?"当年,邱蔚六在参加针麻研究时就紧盯这一课题。于是,在针刺麻醉手术中,他建议方法上进行改进。以前是先用针灸不断运针刺激,现在建议用电刺激。但是电刺激有脉冲,也有疼痛感觉。对此,邱蔚六提出"得气留针"方法,这样可减轻患者疼痛。而疗效方面,通过临床比较显示:两者差异不大,没有统计学的意义。于是,从1964年以后,口腔颌面外科就一直推广邱蔚六提出的"得气留针"操作法。这个科研成果与华山医院神经外科的成果联合,申报了一个中西医结合的科研成果项目,并荣获国家中医药管理局科技进步二等奖。

与此同时,从手术上进行改进,以减轻患者疼痛。邱蔚六建议:一是不能像以前常规手术那样慢慢吞吞地进行。因患者切皮特别的痛苦,因此倡导切口速度要快。由于直线切口速度快,以后一律将曲线切口改为直线切口,便于一挥而就。二是切口接近神经的时候,可以加一点局麻。这些改进方法,最后邱蔚六都写进了教科书。

"医者,必须拒绝冷漠。其实,更多的时候患者很渴望从医生那里得到精神上的慰藉。他们渴望听到医生耐心地解释病情。他们在意医生的每一个动作、每一句话、每一个触摸和每一句提醒。而这种时候,如果我们的医生忽视了这些看似随意的东西,那么无形中将给对于渴求期待的患者造成巨大的伤害。更重要的是,职业的真谛恰恰就在这随意之间。'大医'都是始于心诚,而成于精湛。"邱蔚六感慨地说。

二、他把自己当作
"实验品"和"活教材"

　　邱蔚六身高体壮,但这辈子却已"身经十刀"以上。他向作者披露:在 1945 年读初中时接受过扁桃体摘除手术和慢性中耳炎手术,也因胆源性坏死性胰腺炎手术住院长达四个月。他因各种原因接受过大小 10 余次手术,其中,有的手术是他把自己当作了"实验品"和"活教材"*。

　　[注释:*"实验品"和"活教材":邱蔚六把自己当"病人",拿自己的身体开刀、试错,为的是知己知彼——了解患者的感受,体验患者的"疼痛",切身体验患者感受,换位思考,从中获得的感受也分外深刻。将心比心,推己及人。]

　　穿越时光隧道,让时间倒流到 20 世纪 50 年代末期。1958 年,毛泽东主席发出"中国医药学是一个伟大的宝库,应当努力发掘,加以提高"的伟大号召,中西医结合工作进入了一个蓬勃发展的新时期。全国医药界掀起了一股学习中医的热潮。其中,最热门的有两项:一是中医治疗急腹症,如急性阑尾炎、肠梗阻等;另一项是"针刺麻醉"(简称"针麻")。"针麻"的发源地就在上海。在头颈部手术中最先应用这项技术的是耳鼻咽喉科的扁桃体摘除手术,在口腔颌面外科则首先被应用于拔牙手术。

　　当年,广慈医院(现瑞金医院)也掀起了西医学习中医的热潮。1963 年底,为了扩大应用范围,摸索适应证,由邱蔚六任组长组建了一个口腔颌面外科针麻手术研究组,成员包括临床医师、针灸医师、护士及高级技师（负责仪器研制）等9人。这项工作史无前例，需要探索，拿现在的话来说是"摸着石子过河"。

当时，老主任曾这样叮嘱邱蔚六："祖国传统医学有几千年的历史，实践证明其具有丰富的科学内涵，是座医学宝库，希望年轻医生有志学习中医。同时，仍不断学习现代医学新进展，还要学习哲学，以唯物辩证思维，用现代医学的科学手段去挖掘中医的宝库，去实践、去创新，创造超越中医和西医的新医学，来一次医学革命！"

老主任那振聋发聩、掷地有声的教诲被当时的邱蔚六铭记在心。从此，邱蔚六带着服务患者、医学要创新的理念，开始学习中医理论，学习哲学，学习现代医学的新进展，边学习、边实践、边探索，走上了中西医结合的征途。

但是道路是曲折的，宝库要靠自己不怕困难，不懈努力去发掘。需要研究的内容很多，而当时最迫切需要解决的问题是：针麻究竟有无镇痛效果？它的镇痛作用可以达到什么程度？还有什么方法可以增强针麻手术的镇痛效果？

接着，邱蔚六不由地指指自己的左耳，这里手术疤痕隐隐约约，是他"以身试针"的见证。为了验证针刺麻醉的镇痛效果和弄清这一系列问题，邱蔚六决定自己首先以身试"针"——即自己接受一次针麻手术作体验，由此决定下一步该做些什么、应当怎么做。这既是解决技术研究层面的问题，更是为了对患者负责。碰巧当时邱蔚六的左耳前有个已肿成黄豆大小的淋巴结，可以用针麻施行一次耳前淋巴结摘除术。同事们起初都不同意，经邱蔚六苦口婆心地反复解释，最终说服了他们让他来以身试"针"、以针试"术"，亲身掌握第一手资料。同事在邱蔚六手脚上的七八个穴位运针，半小时后开始手术，手术过程持续了十来分钟。手术很顺利，邱蔚六的切身感受是：针麻具有镇痛作用，切开皮肤与缝合皮肤时均无明显痛感；手术中分离淋巴结时完全可以耐受。然而，当碰到耳颞神经末梢时，则有剧烈的、闪电般的刺痛感。

他对针麻的评价是："有镇痛作用,但镇痛不全"。这次亲身经历,让他对口腔颌面针麻手术有了客观评价。在此基础上,邱蔚六结合口腔颌面部针麻手术的特点,归纳了"飞刀法",就是在切皮时必须快,手起刀落一次切开。提炼出一套针麻手术的操作规范,用以减轻患者疼痛,进一步提高手术的成功率,并将此常规用于以后的研究工作中。邱蔚六将这些研究成果发表在《针刺麻醉》(上海科学技术出版社,1984)和他自己主编的《口腔颌面外科理论与实践》(人民卫生出版社,1998)两书中,并在1979年北京召开的全国暨国际针麻会议上作过专题报告。

邱蔚六说,1971年中美建交前夕,陪同基辛格访华的《纽约时报》著名记者詹姆斯·赖斯顿因患急性阑尾炎而在北京接受手术。术后,他因腹胀腹痛接受针刺治疗并胀痛感消失,这引起了他的十分好奇和热切关注。在访问上海时,他还专门到第九人民医院来现场观摩邱蔚六做的一次腮腺多形性腺瘤切除针麻手术。返回美国后,詹姆斯·赖斯顿写了一篇《中国针麻手术彰显魅力》的报道,引起了美国医学界的轰动。由此,在美国引发了一场针灸热。

其实"以身试针"并非从针麻开始,实际上在1958年邱蔚六就已开始"以身试治"。针对临床面部红斑胎痣的治疗难题,邱蔚六设想能否用纹身的原理来试治?邱蔚六用手捋起左边的裤脚腿,指指留下的小疤痕,他说:"这是我用氧化锌试治的结果"。试治没有成功,但也体现了以"患者为重""实践为先"的关爱理念。

"当我看到2009年3月26日《健康报》上刊登的回忆'基辛格访华时的针灸事件'和2011年4月22日上海《文汇报》的'针灸在美国生根开花'这两篇报道时,不禁又勾起了我这一美好的回忆。尽管现在针麻不用了,用全麻,包括拔阻生牙都用全麻或镇静麻醉了。"邱蔚六如是说。

邱蔚六和他的同事们前前后后做了2000多例口腔颌面部针麻手术(不包括牙拔除手术),确定了不同手术的穴位处方,肯定了"得气留针"的针麻方法,并创立了针麻手术操作原则和规程。邱蔚六与同事因这些科研成果曾获得1989年国家中医药管理局科技进步奖。

邱蔚六说,由于麻醉学的进步,目前口腔颌面部手术已很少应用针刺麻醉,但在特殊时期,比如抗震救灾,它仍能发挥一定作用。1976年唐山大地震时,由于麻醉药紧缺,九院救援医疗队全凭针麻帮助才渡过了第一轮大量手术的难关。当年,针麻有它的用武之地。那时,邱蔚六曾开玩笑地说:"当时如果药厂来医院推销止痛药,很难有市场哟!"

如今,邱蔚六回忆早年针麻的故事,仍难以忘怀。

邱蔚六说,可惜的是限于当时的条件没有留下影像资料。2012年11月13日《解放日报》关于"BBC镜头下的针麻手术"一文,报道了美国BBC电视台对仁济医院应用针刺药物复合麻醉进行心脏手术的实况。尽管此事已经过去近40年,却再一次证明针麻手术仍有一定的生命力,并在原基础上有进一步提高。

邱蔚六认为,祖国的医学源远流长,是中华民族的优秀文化之瑰宝,也是世界科学史上的璀璨明珠,历来为世人瞩目。昔岐黄神农,医之源始;华佗仲景,医之圣也。在祖国医学发展的长河中,古今名家辈出,中医药在保障人民健康和华夏昌盛方面发挥了独特作用,并作出了杰出贡献。也正因为如此,中医学被确认为中华民族的三大国粹之一。著名社会科学家田森说,中医药学是我国的第五大发明。

"两千多年来,中医学始终一贯地沿着自己的理论体系和实践途径前进。尽管西方医学昌明盛行,但中医学仍然久盛不衰,卓然独立,竞秀于当今世界。"邱蔚六对作者如是说。

邱蔚六认为,尽管现代医学领域已空前繁荣昌盛,但仍有许多慢性疾病、疑难顽症无法解决。比如,最简单的一个症状"疼痛":癌症晚期的痛等疾病,至少到目前还不是现代医学可以彻底治疗的。邱蔚六告诉作者:"西医药是地地道道的现代医药,但现代化未必是大众化,更非理想化。现代医药从根本上看依然是'疾病医疗',就病而治,往往忽略了'病人'这一主体。因此,继承和创新,进一步弘扬中西医结合的事业,已经成为每一个医者崇高和神圣的责任。"

邱蔚六说:"1958年7月,我人生中的第一项临床科研——《马勃中药应用于止血临床研究》就是中西医结合项目,证实了马勃能起局部止血的作用,特别是应用于拔牙后出血的止血。"

邱蔚六经常说:"事实上,患者就是医生的老师。一位医生实践工作中的确能积累经验,但是我们要看到,患者所给我们的比我们带给患者的更多。"

他说话的时候,睿智的额角在颤动,谦和的目光在闪烁。有巨大成就的人,是绝不会自夸辉煌业绩的。

邱蔚六在临床上精益求精,很重视治疗疑难杂症。医院口腔颌面外科门诊,每年接纳数不清的全国各地慕名而来的患者。邱蔚六用他热情和独到的诊疗技能,解决了这些患者的顽疾。每逢碰到特别困难的病例,他都会在自己随身携带的小本本上详细记下病情,再回家查阅文献,找出最佳的治疗方案。他常常告诫年轻医生:"名誉也好,地位也好,都是过眼烟云、浮云;最难忘的是攻克疑难杂症。有一天深夜,他躺在床上突然想到了解决患者痛苦的答案,"这个时候所得到的欢愉是任何东西都不能替代的"。

由此可见,邱蔚六是多么热爱他的患者啊,连睡梦中都是患者,这是多么崇高的医德! 正因为他心系患者,视患者为"上帝",他的患者的"回头率"相当的高。他一丝不苟和锲而不舍的精神也深深感染了身边所有的医生。

如今,个别专家热衷于只看特需门诊而不看普通专家门诊,但邱蔚六却不是。以他资深的临床经验,找他看病的人纷至沓来,都能排成长龙了。然而,他说:"很多患者都是费尽周折才过来的,也不富裕,甚至贫困。我对他们说,找我看病,就挂我的普通专家号吧。毕竟特需门诊费要200元,而普通专家门诊才20元。"至今他仍然只开普通专家门诊,而不开特需门诊。

邱蔚六以他高尚的医德,诠释了"患者利益高于一切"的承诺。

三、看得见的医者"责任心"

"医生的责任心哪里去了?""缺心(没有爱)的'天使'无疑与魔鬼一样""人性泯灭,医生和教师原本是最伟大、最值得尊重的职业,现在,天使死了""很多医生冷漠惯了,在他们眼里,患者就是提款机和一群等待宰割的肉"……

以上这是网友针对当今医疗事件中丧失责任心的医务工作者痛斥和点击最多的"骂声"。

不可否认,在市场经济的浪潮中,当代医生中,有人是迷失的一代。他们"粗线条"地忙碌着,在经济利益与医德之间寻求着平衡……在医疗技术越来越发达的今天,医务工作者的责任心到底何处可寻?

对此,邱蔚六一针见血地指出:"医生责任心的高低与社会道德的高下密切相关。不管新医改方案怎样修改,我想我们当医生的,最重要的还是'用心看病'。恪守医德,并不意味着有什么难处,而恰恰是医生获得快乐的本源。而'用心看病',正是改善医患关系的关键。"

值得欣慰的是,"解除人类病痛,守护人类健康是医者的责任"——邱蔚六从医半个多世纪恪守医德、"用心看病",尽显医者的"责任心",让患者看得见、摸得着、感悟得到,犹如成了一次愉悦而又回味无穷的医院草坪上的一次"踏青",让人沐浴明媚春光,感受到一种透彻心扉的融融春意,感受到一股扑面而来的暖暖春风,从而鼓舞了医务工作者"用心看病"、乐于奉献的信心,并催人奋进。

医生手术刀下不是花花草草、小狗小猫,而是活生生的人。他们的刀下事关患者的身体健康和生命安全。医院本是救死扶伤的地方,医生被人们称为白衣天使。然而,当患者去医院求医,弄不好却成为一种冒险,时刻都要防范碰上左右不分的庸医,这是一种怎样的悲哀? 今天,我们如何当一个好医生? 这是一个古老的命题。令人欣慰的是,邱蔚六对这个命题的演绎是:"服务医学,以患者为中心;给患者以温情的社会服务"……然而,当今个别医院医生冷漠、失职和医疗事故的负面报道不断,折射出医患不和谐的社会现象,而邱蔚六那一个个"让患者放心是一件快乐的事情"的生动故事,给医学界以何种启示呢?

2004 年,邱蔚六的姐姐和姐夫发给他一首祝贺诗,他的回复充分体现了他以"不为良相,便为良医"为一生的追求。"给患者解除病痛是医生的天职"——这句箴言时刻在邱蔚六的内心深处铭记,无论贫富贵贱,患者就是亲人,就得尽自己所能帮助他们解除病痛,恢复健康。"做医生就要为患者负责,因为我们的饭碗是患者给的。"邱蔚六说:"作为一名医生能得到患者的认可和信赖,是最快乐和自豪的事情,付出的再多也是值得的。"

和仁东兄蔚雯姐(步原韵)

不为良相宁为医*,

悬壶操刀半世纪。

善心仁术岂为名,

耄耋之年更何期?

*有谚云"不为良相,便为良医"

附原诗

邱园事变立志医,

九院潜研半世纪。

工程院士喜提名,

仁心济世副所期。

"不为良相，便为良医"。古自以来，医生职业，都是崇高的代名词，更是无数年轻人向往的职业。邱蔚六说，与"良医"相对的是"庸医"。"庸医"定是害群之马，会"杀人"。中国唐朝孙思邈阐述的"大医精诚"，就是所谓医者，乃智者、仁者、德者也。一名医生要有精湛的医术，对患者要有爱心。要成为一名有德之医，需要做到行事稳重、一丝不苟、淡泊名利、关怀苍生、谦虚谨慎、博闻强识、不耻下问。要像中医临诊时保持良好的心境，恬淡宁静，和蔼可亲，"望、闻、问、切"，一丝不苟，遣方用药，细致入微，无一怠慢。因为医生的医术都是从临床患者的诊治中获得的。比如，患颞下颌关节紊乱病患者，有三大症状：一、关节疼痛；二、张口受限；三、张口有声响。然而，邱蔚六在长期的观察中发现，这种病似乎并不影响面容，但是仔细观察，脸颊两侧可有不对称。"英雄所见略同"，邱蔚六的学生杨驰教授也发现了这个问题。症结：是患者从小发育时，特别是青少年患者，如果关节盘移位，会损伤关节头并导致这种现象。这是以往临床上没有注意到的，也未见专门论述。对此，这给了邱蔚六进一步研究证实一个启发：对患者要用心、细心、爱心、关心，仔细才行。

如果有人问邱蔚六"医生最高兴的事情是什么？"他一定会回答说："当看见被我治好的患者健康而愉快地生活着的时候。""我做的癌症晚期手术，患者五年生存率已达到30%以上；有的患者手术治愈后30~40年了仍健康地生活着，就是我最大的快乐！"

虽然，邱蔚六早已记不清从医60年来自己总共诊治了多少患者。由于没有精确记录，很难像足球运动员可以说出这一辈子一共踢进了几个球，何况现在他也还没有终止他的临床生涯呢！但是，在记忆深处，邱蔚六却珍藏着不少与患者因"医患"而成朋友、而结友情的故事。

—— 一位科学工作者患上颌窦癌已经到了晚期，其他医院都一一婉拒了他，而邱蔚六却热情地接受他，并为他施行手术。这位患者治愈后不但健康地生活了十几年（后亡于第二原发胸腺癌），而且还向医院赠送了一台他自行研制的医疗仪器——碎石机,以表谢意。

—— 一位新疆维吾尔自治区的原卫生厅厅长也因患上晚期颌窦癌症,他千里迢迢慕名来到上海第九人民医院恳求邱蔚六诊治,并转危为安。十几年后,当邱蔚六因公到当地出差时,已年近90高龄的老厅长闻讯后激动地邀请救命恩人到他家里做客。

——有一次在无锡义诊时,一位古稀老人知道邱蔚六教授来了,特意到义诊现场来看望他:"邱医生,您还认识我吗? 10年前,是您治愈了我的疑难病。"这情形,让邱蔚六感到无比欣慰。

—— 一位上颌骨纤维异常增殖症的新疆患者,因年轻时误用放疗而导致大面积颌骨放射坏死。经邱蔚六约两年的多次手术和修复治疗,获得痊愈。至今两人仍是好朋友,时有通讯讨论健康问题。

邱蔚六感慨地说:"其实,这样的关系,已经超越了普通的医患关系。经我医治的患者,无论工人、农民还是学生,康复出院后有的还都与我保持着通讯联系,其中不少人把我当知心朋友。医疗技术古称'仁术'。其实,这个'仁'与'人'是可以心通的。仁术也是'人术',医生不仅要目中有'人',更要心中有'人',要治病救人。"

四、拯救了无数患者即将倾覆的生命航船

那是一个春雨霏微的上午,有一位中年男子来到地处外滩附近的北京东路2号上海人民广播电台传达室,递上一封点歌信要求转交给电台《周末大点播》的节目主持人。

展开信笺,节目主持人惊讶了:短短一封信,却密密麻麻地接连签署了12个人的姓名,那上面写着——

我们原是一些因其他医院误诊错过了最佳治疗时间而造成严重病变，或因患口腔颌面部癌症晚期癌和晚期上颌癌绝症而被其他医院判了"死刑"的患者。就在万念俱灰、行将撒手人寰时，有一位仁慈的医生把我们一一从死神病魔那里解救出来，为我们带来了康复和欢乐，给全家带来了和谐稳定的氛围，遭到灭顶之灾的生命航船重新扬帆起航。这位被赞誉为"华佗再世"的好医生，就是上海第九人民医院口腔颌面外科邱蔚六教授。当生命出现奇迹的时候，我们要衷心感激这位奇迹的创造者，并为他献上一支歌《特别的爱，献给特别的你》……

电台节目主持人被这封异于寻常的点歌信所深深感动了。几天后，电台节目主持人携电台新闻部的记者利用中午午休时间来到第九人民医院，轻轻叩开了口腔颌面外科邱蔚六教授办公室的门。

出现在节目主持人和记者面前的邱蔚六，戴着一副老花镜，神情端庄，眼神圣洁而柔和，脸上荡漾着慈祥的笑意。他思路敏捷，说起话来清脆爽朗，幽默而又风趣。

邱蔚六的办公室挂满了患者送来的一面面锦旗。有一位先前而到的山东小伙子是前来给邱蔚六送匾的。只见金粉红底上墨迹遒劲、元气淋漓地书写着："华佗妙术，杏林之光。"

原来这位小伙子是邱蔚六收治的一位口腔颌面外科疑难杂症的患者。这位患者在当地被各家医院拒绝，理由是同时伴有心脏病。当时邱蔚六完全有理由不给他做手术。但是他没有使这位患者失望。他经过周密的准备，手术过程全在意料之中。邱蔚六用自己的神来之手，拯救了这位患者即将倾覆的生命航船。这位患者因此感慨地说："华佗虽神，我们谁也没见过。今天，邱蔚六教授的妙术能起死回生，使我们亲身感受到了当代华佗的妙术。"

邱蔚六从事口腔颌面外科工作整整半个多世纪，他在从医的征途中以他的聪明睿智，以他的平和内敛，更以他的不懈追求和奋斗，为医院在口腔颌面外科学领域谱写了华彩的乐章。

"好医生应该用百分之一的希望,为患者换回百分之百的幸福!"邱蔚六是这样说的,也是这样做的。他始终对难治病员遵守着"勿轻言放弃"(never give up)的格言。

1972年5月,时年24岁刚从复旦大学外文系毕业留校的张某,因患上颌癌症已到晚期,其他医院均不肯接受他做手术。几近绝望的他抱着最后一丝希望,经朋友介绍慕名来到九院预约。等他到邱蔚六的门诊时,一下子就看到了希望,这也成了他一生中的转折点。邱蔚六态度很和蔼很认真,看到患者的检查单子后就说:"你可要有信心。现在科学发达了,做个全上颌骨切除手术,应该说是没有问题的。"

术后,经过两年四个疗程的化疗、放疗,终于成功治愈。这位患者感动得热泪盈眶地说:"这真是令人难以置信!是邱教授使我走出了死亡的阴影!"

1975年春节后,他赴美国夏威夷大学,还当了英文、中文教师。

1991年2月,从大洋彼岸的美国寄回一封精美的新年贺信,这位

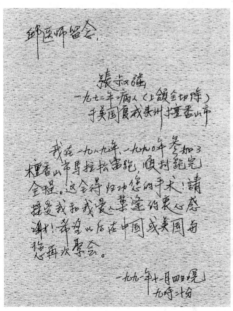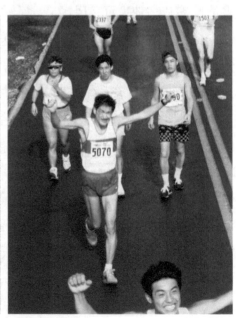

1991年,患者张某从美国夏威夷给邱蔚六的来信。信中附有他跑马拉松通过终点的照片

19年前由邱蔚六主刀的全上颌骨切除手术的患者再次表达了他无尽的感激,并附上一张他参加夏威夷马拉松比赛的照片。他在信的最后提到:"今年年初我在美国夏威夷医院复查时,美国医生问我:'是美国哪家医院、哪位医生治愈你的?'当我告诉美国医生是中国上海第九人民医院口腔颌面外科邱蔚六教授治愈时,他发出了惊叹:中国医生太了不起了!从这位美国医生惊奇的表情中,我看到了美国医生对祖国医生的敬佩和赞许。我也深为祖国有这么高水平的医生而感到骄傲……"

于是,美国夏威夷皇后医学中心医院(The Queen's Medical Center)特地发出邀请函,邀请邱蔚六去美国交流、讲学。1991年5月,邱蔚六专程赴美国夏威夷州医院参加耳鼻咽喉头颈外科交流、讲学活动。

到目前为止,张某在术后已健康地生活了45年。

潘某,在"文革"中是一位赫赫有名的人物、支"左"的解放军战士。1967年,在一次制止造反派的武斗中,他的脸部挨了一棍,被送到一家医院急诊。医生同时发现他已患上颌窦癌,就做了手术。当年施行的手术比较保守。于是,两年后,又复发了。1969年,时年26岁的潘某慕名来到九院找邱蔚六教授做根治性的扩大切除手术。这次手术很成功,迄今他仍然健康地活着,从1969年迄今已度过了48年。2013年春节后,现年70岁的潘某到九院口腔颌面外科换义颌修复体时,还来看望邱蔚六。

"不断超越自我,是医学进步的原动力。"邱蔚六是这样说的,也是这样做的。他以其丰富的临床经验和娴熟的治疗技巧,使许多晚期癌症患者走出阴影,并治愈康复。

1991年12月,来了一位来自江苏省六合县的19岁的青年农民,他左面部挂着一个28cm×42cm、重2.5公斤、头颅般大小的特大神经纤维瘤。这个硕大且布满血管的神经纤维瘤,不仅扭曲了他的容貌、遮盖了左眼,致使左眼失明,而且一旦瘤破出血将危及生命。

这个患者最棘手的特性问题是：手术出血特别多，先前已有两家医院帮他做过手术，都因一开刀出血太多，只能马上缝合，不敢再手术下去。这位患者在走投无路的情况下，经人介绍，怀着一丝希望来到上海九院整形外科做手术。一切开，还来不及手术，就已输血3次、共计800毫升。见此情景，医生不敢再手术下去，只能缝合。这时，整形外科主任王炜教授找到时任九院院长的邱蔚六，恳切希望他能鼎力相助。对此，邱蔚六二话没说就答应了他。这时，医院办公室的同志就关切地劝邱院长："您何必冒这个风险去做这个手术呢？"邱蔚六却笑笑说："一切为了患者。"

于是，邱蔚六制定了以"农村包围城市"的手术战略，即：从外围突破的手术方案，由邱蔚六会同王炜教授、冯胜之副教授等主刀。经过6个多小时的奋战，终于将重达2.5公斤的巨瘤从患者脸部成功切除；随后又进行了7个小时的修复手术，将患者背部的皮肤和肌肉成功地移植到被切除瘤体后的创面上。最终邱蔚六和其团队成功切除了一颗国际医学史上罕见的特大面部神经纤维瘤，在人类医学史上又谱写了新的篇章，受到国内外同行的赞誉。

邱蔚六创建的用于晚期癌症患者的颅颌联合切除手术，存活者最长的已存活20年以上。邱蔚六并没有特别的神丹妙药，但奇怪的是患者坐在他面前就会感到格外踏实。事实上，患者的眼睛是明亮的："邱大夫的心里有我们。患者忘不了埋在层层皱褶下的那双慈祥爱怜的眼睛。"据说，他经手的手术晚期癌症患者即使不幸走了，患者的家属依然跪着感激他。这是天理良心！患者对于尽职的医生从来不会有丝毫的怨艾。

有时虽然已尽了全力抢救，却还是没能将重症患者从死亡线上拉回来。抢救结束后，邱蔚六都会脱下医生帽，对着故去的患者行一个深深的脱帽礼。

虽已从医数十年，但邱蔚六面对生命却从来不完全用"经验"，而动的是感情。他会因为重症患者的死亡而难过好几天，整个人闷闷不乐。他哀悼故人的态度之真诚始终不变，令很多刚踏上工作岗位的年轻医生感叹不已。

五、"他生命中占比重最大的是对事业的追求"

说起邱蔚六对事业的执着和追求，医院放射治疗室的一位访美回院的主任医师王中和深有感触地说："邱教授是个学者，又做过多年医院管理工作。他生命中占比重最大的是对事业的追求。

1984 年 11 月一个风雨交加的日子，从早到晚淅淅沥沥的雨下个不停，在带来寒意的同时，也给人们的出行带来不便。刚做完一台大手术的邱蔚六显得很疲惫。他匆匆在医院食堂吃完晚饭，坐车前往上海西郊的一家医用核子仪器厂。原来，邱蔚六已制定了发展综合治疗口腔颌面晚期肿瘤的战略计划，着手筹备开展放射治疗。

邱蔚六介绍说，九院从 20 世纪 60 年代起就大力开展治疗口腔颌面晚期肿瘤治疗，当时有"三大法宝"：一是手术治疗；二是放射治疗；三是化学治疗。但主要是采用手术治疗和放射治疗，因为化学治疗没被公认，只是带探索性质的一种治疗手段，中国比国外发达国家晚了整整 10 年。当时还无肿瘤内科、化疗科，化疗都是临床医师在用。因为九院没有放射治疗的设备，只能求助于上海肿瘤医院帮忙。由于后来到九院做放射治疗的口腔颌面晚期肿瘤患者越来越多，院领导决定由邱蔚六制定实施发展综合治疗口腔颌面晚期肿瘤的战略计划，同意用博士点基金采购相关医疗设备，开展放射治疗。

经费拨下来后，第一步就是先购买一台 ^{60} 钴放射治疗机。对此，邱蔚六在兴奋之余,决定亲自到厂里察看设备。在那个灰暗寒冷的傍晚,由于雨天路滑,汽车行驶到这家医用核子仪器厂附近的一个陌生险峻的拐弯处时,司机突然一个急刹车,小轿车失去了平衡,发生了非常惊险的一幕:车被撞出路基侧翻在路边,车辆碎片散落一地,车头被撞得左前部受损变形,面目全非;邱蔚六受伤严重,头部鲜血直流。

当邱蔚六从车里艰难地爬出来时,脸色苍白,一阵胸部剧痛使他透不过气来⋯⋯

邱蔚六被送回九院治疗,并在骨折固定过程中出现了休克。原来,他锁骨和三根肋骨骨折,胸骨挫伤,轻度血气胸,他不得不卧床治疗。可是,在医院治疗期间,他的心里依然牵挂着 ^{60} 钴放射治疗机。

这场意外的交通事故,让大家对邱蔚六有了更多的敬重。在所有的人都认为他应该好好治疗养伤休息的时候,他仍然心系 ^{60} 钴放射治疗机医疗设备和医院口腔颌面晚期肿瘤放射治疗工作。他对医院和医疗事业,有一种割舍不下的情愫。

邱蔚六说,虽然医院有了口腔颌面晚期肿瘤放射治疗机器,但是还得有人能够尽快掌握先进的放疗技术才行,所以最好选派一名医生去国外短期学习进修,因为人才比机器更重要。

经过几个月的治疗,邱蔚六的病情一有好转,他就出院为此事奔波张罗。从医院到大学,从国内到国外,一腔热忱终于得到回报,他争取到了一个赴美进修的名额,随即选拔推荐了时为主治医师的王中和前往。一年半后,王中和医师学成归国,现代化的医疗设备开始在医院内投入治疗使用,这在实施综合治疗口腔颌面晚期肿瘤战略、开展放射治疗中发挥了积极的作用,并于1988年正式成立以头颈肿瘤放疗为主的放射治疗科。时隔25年之后,王中和教授主编出版了一本具有中国特色的我国第一本《口腔颌面——头颈肿瘤放射治疗学》专著(世界图书出版社,2013)。

六、"望、触、叩、听"还有
用武之地吗？

卓有远见的邱蔚六考虑着这样一个社会热点问题：面对现代化医疗设备，"望、触、叩、听"还有用武之地吗？

医学自古就被认为是最具人文传统的一门学科，医生是最富含人情味的职业。

然而，随着国内科学技术的迅猛发展，20世纪医学技术的进步极大促进了人类的医疗保健事业的发展，给人印象最深的就是在庞大的现代化医院内出现了令人目不暇接的各种治疗仪器和设备：从X射线、心电图机、内镜、超声诊断仪，再到CT扫描、正电子摄影机、磁共振成像等一系列现代科学仪器。凭借这些仪器，不仅可以将人体内脏组织一览无余，也能将人体各种病变清晰地显示在图像上，为诊断提供精确、可靠的数据。准确化、精密化、无伤害化已成为临床诊断的特点。在治疗上，无以数计的生化和生物药物、替代药物、人工器官等，为人类疑难重症的康复创造了奇迹。然而，具有讽刺意味的是，当人们在享受现代医学技术提供的日益增多的医疗服务的同时，却对医学的非人性化趋势产生了疑惑。

邱蔚六说，在现代化医院里，各种诊断治疗仪器和设备在临床治疗中发挥着重要作用。技术统治了医学，疾病被通透地探究、细心地处置，而痛苦却往往被无情地漠视，甚至被遗忘。医学的科学性、技术性与人文性和社会性被深深地肢解了。在很多医生眼里，"病人"只是病，关注的只是微生物、细胞和基因，而忽视了"病人"首先是人。

许多来医院就诊的患者要求并不高："我希望能遇到一个知道如

何才是真正的沟通的医生。他不会连看都不看我一下,他会随时跟我分享他心中的想法,让我知道他、也让他知道我的心怀意念。我们应该要时常对话,不对话没办法了解对方在想什么……"

可惜的是,医学的发展,可能是以丧失温情为代价的。被后辈尊称为"现代科学之父"的乔治·萨顿,早在20世纪40年代,就注意到科学的发展带来的可能是"医生人情味的丧失"。

在医学一路向前的过程中,它会迷失、并陶醉在纯技术的世界里——如果不及时纠正,有可能就会付出人文丧失的代价。

在100年前,还是一个医生只面对一个患者的情形。那时的医疗,没有那么多精确定量的检查仪器和指标,主要靠经验、感觉,在医生和患者直接接触的过程中完成。"人情味"成了那时医生和患者之间的重要调料。

在目前的医疗环境中,本应最常用的听诊器遭到了冷遇,大多成为摆设,取而代之的是X射线、CT一类的检查设备。邱蔚六认为,一些本可以用听诊器确诊的常见病,医生却依赖仪器检查。这不仅对提高临床水平不利,也加重了患者的经济负担,有弊无利。听诊器做的某些检查,大型仪器可能能够完成,但两者间的检查目的有所不同。对于患者来说,两种检查所付出的费用也相去甚远。有些疾病大型仪器查不出,而有些疾病能够查出却时间不等人。像喉头水肿、喉痉挛这类疾病,X射线检查最快要1小时才能出结果,还有可能即使照了X射线也找不到问题所在,而患者却可能在30分钟到1小时内死亡。如果用听诊器,有经验的医生马上可以确诊。

医疗常规规定,患者就医时,医生接诊的程序为:询问病史,体检;然后,再做仪器检查。跨过其中一个环节,医生就属违反医疗常规。另外,一些可以通过体检或医生经验得到确诊的疾病,某些医生却建议患者做"大检查",这也说明医生的临床经验不足。望、触、叩、听,本是临床医师的基本功,很多医生却连体检都不做就开药方,听诊器成了摆设。还有一些医生不但胸前没挂听诊器,偌大一个诊室都不见听诊器的踪影。这种现象在大大小小的医院中并不少见。

现代医学的发展付出了人情味的代价。从某种意义上说,技术的介入使得原本患者和医生之间和谐的关系拉得远了、淡了。青年医生们更习惯依赖于先进仪器做诊断,而忽视了体检临床基本功的训练培养。医生随身带听诊器的人少了,能行正规体检的人少了,精于听诊器的人更少了,而因导致误诊漏诊的教训多了。这种现象不禁引起人们对医学精神的思考,对医学发展的思考和对医学人才培养的思考。

那么,面对现代化医疗设备,医生们"望、触、叩、听"还有用武之地吗?答案是肯定的。

医学泰斗、"中国外科之父"裘法祖院士表示,听诊器是每个医生必备的工具,内科医生尤其应该佩戴。CT等检查仪器,不能替代听诊器,一些疾病通过拍片可能也无法确诊。

在2005年的一次外科医生学术会议上,裘法祖院士随手从口袋里掏出《左传》。90岁高龄的他念了这段话:太上立德,其次立功,再次立言。他解释说,立德是指做人,立功指做事,立言指做学问。他呼吁医生首先应是个有爱心、有同情心的好人。一个好医生最重要的一条就是能否把患者当作自己亲人一样对待,急患者所急,想患者所想。如果你尽了努力,即使病也治不好的话,患者也会原谅你;医患关系就和谐了,那么整个社会也就和谐了。

邱蔚六认为,近年来随着诊疗技术日趋先进、仪器设施不断更新,医生们在实验室多了,在病房里少了;在机器旁多了,在患者身边少了。医疗工作一忙,查房、诊病就三言两语,与患者沟通的时间减到最少,医患之间很少有谈心的机会。这不仅影响有效诊治,还会因沟通不良、缺少理解而引发医患纠纷。一份权威的《美国医学会眼科杂志中文版》上刊登过一篇医德医风的文章,主题是:"一个真正出色的好医生,要时刻把自己放到手术刀和听诊器的另一边。"

邱蔚六说,21世纪的医学呈现系统化、整合化、精确化的发展趋势。作为一名优秀的医生,除了要掌握各种诊断治疗仪器和设备外,更要掌握扎实的"望、触、叩、听"等医学基本功。只有将两者完美结合，才能符合现代医学对医生的素养要求。尽管医学领域已空前繁荣昌盛，但仍有许多慢性疾病、疑难顽症无法得以解决。比如，最简单的一个症状"疼痛"：癌症晚期的疼痛疾病，至少到目前都不是现代医学可以彻底治愈的。医生是一种职业，但核心却是"人道"，做不通人的文章，摆不正人的位置，忽略了医学的社会和人文内涵，就不能说真正懂得了医。

邱蔚六还强调，一个医生的水平，最主要体现在他正确用手、用眼、用脑判明病情的能力，而医学中基本的"望、触、叩、听"是多少年来被反复证明行之有效的最基本的诊断方法。有数据表明，完善的物理诊断结合对患者家族史、病史的了解分析，可以使80%以上的疾病得出正确的初步临床诊断。反观当下，医生越来越多地使用新技术，与患者的沟通越来越少。现代医疗器械日新月异，药物种类繁多，但是医学却离人文关怀渐行渐远。医生的学习过程，本科硕士博士，一气呵成，把一个年轻人一下子投进针对一种具体病变的某种技术中，见病变而不理解疾病整体，更不理解患者，只能坐井观天。不重视问诊，不重视"望、触、叩、听"的基本功，患者对医生的信任就越发变成奢侈品。"如果医生更尽心一些，综合关注患者身心健康，多花一些时间给患者解释病情，解除患者精神负担，就可能花费更低的成本获得更满意的治疗效果，医患关系也会更加和谐。"邱蔚六说。

"当然，目前的现实也亟须从体制上予以改革。医生超负荷工作，一天要开数台刀，一个门诊要看几十号患者，如何能看得好病？又为何能做到彼此深入交流？"邱蔚六最后加了一句补充道。

为医者，邱蔚六始终把关爱患者放在第一位。他最喜欢穿白大褂。"医者父母心"，他说，"一个医生最幸福的事情就是患者康复了，最大的动力就是如何为患者服务。"邱蔚六的下级医生和患者都说："找到邱教授，心里就踏实了。"

七、他家的电话与医院口腔科 重症病房"直通"

"叮铃铃……"一阵急促的电话铃声,划破了宁静的隆冬深夜。邱蔚六又一次在梦中被惊醒,他一骨碌披衣起床,快步奔向电话机旁。"喂!请讲。什么?……术后患者危急!"他挂断电话,连忙出门。

当年,邱蔚六家住西藏北路,靠近新疆路口,距医院约6公里路程。他顶着刺骨的寒风,骑着自行车向医院快速驶去。半小时后,他一到手术室,就投入到抢救患者的战斗中……

像这样深更半夜放弃休息赶到医院抢救重危患者、"招之即来"的事例,对邱蔚六来说已是"家常便饭",每月至少两次左右。

九院口腔颌面外科的老同事们回忆说:"医院值班室和口腔颌面外科重症病房都有邱蔚六家里的电话号码。要抢救术后重症患者,即使是在深更半夜,只要打个电话,他总是随叫随到。每当患者生命垂危时,总会出现他忙碌的身影。"

口腔颌面头颈部手术术后患者,轻则出现正常的口腔功能暂时消失、呕吐、吞咽不灵敏、水肿反应等症状;重则容易产生呼吸道阻塞、手术后出血等症状。后者急需及时抢救。邱蔚六坦诚说:"外科医生最怕就是晚上接医院打来的电话。"

这天晚上,值班医生发现一位白天做下颌骨大部分切除后的中年患者呼吸道阻塞,面色苍白,奄奄一息。值班医生给患者做了初步处理后不敢贸然行事,当即打电话到邱蔚六家里,请他来指导抢救。30分钟后,邱蔚六赶到抢救室,值班医生们一看到他出现,似乎顿时有了主心骨,个个精神倍增,有条不紊地忙碌起来。邱蔚六问明病情、查完患者后,不紧不慢、镇定自若地布置了许多条医嘱,定下了一个完善的抢救方案。这不仅保证了患者眼前的安全,也纠正了以前的错误,为抢救手术争取到了极其宝贵的时机。通过几小时与死神的赛跑,当黎明初现、天际露出鱼肚白时,这位重症患者脱离了危险。此时,邱蔚六嘱咐了一句"注意观察生命体征,有变化立即叫我",就悄悄地回他办公室,又开始了新一天的工作。

邱蔚六说:"对于术后呼吸道阻塞的患者的抢救和诊治,麻醉医生插管后,可慢慢做手术。如果在麻醉医生没插管的情况下,只能紧急切开气管,但弄不好会碰到血管。所以,每位口腔颌面外科医生必须要掌握气管切开手术的技术。按照医院分工范围,气管切开手术是耳鼻咽喉科医生做的。现在是我们自己来做,也算是九院口腔颌面外科医生的绝活和特色吧!"

"时至今日,我还能清楚地记得邱老师告诉我的几个抢救成功和失败的案例。"他的一位学生感慨地对作者说。

邱蔚六德医双馨,他不仅医术高超,而且还医德高尚。他对待患者非常和蔼可亲,心里始终装着患者,同时又不乏幽默。

为了让患者知道该怎么做,邱蔚六对患者说话时总是比较慢,仔细地告诉患者一步步应该怎么做,让患者明明白白。有的患者记性不好,他会让患者用笔都记下来,以免遗漏重要的医嘱。

来邱蔚六这就诊的患者往往病情都比较复杂,有过辗转各地治疗无效的经历。每当遇到这种情况,邱蔚六都会对患者抱有极大的同情心,会设身处地为患者着想,千方百计地解决他们的痛苦。

八、救治家境贫困
小患者的爱心传递

"好医生应该用百分之一的希望,为患者换回百分之百的幸福!"邱蔚六是这样说的,也是这样做的。医院经常有家境困难、外地来沪的患者或患上恶性肿瘤的患者来求诊。当这些患者用乞求的目光看着邱蔚六,希望他尽早手术、解除痛苦时,他总是有求必应,从来不考虑自己。朋友和同事不解地问他:"你这样没日没夜地拼命工作图个啥?"邱蔚六毫不含糊地回答说:"那是为了解除患者的痛苦和拯救无数患者的生命!"

一个医生能够为解除患者的痛苦而将个人荣辱置之度外,这已经超出了技术能涵盖的层面。邱蔚六默默地、日复一日地、矢志不渝地在医学领域进行"生与死""情与爱"的较量。

2002年1月,九院收治了一位下颌骨骨纤维异常增殖症伴感染的患者——14岁的少女欧阳某某。这位患者被各家医院拒绝,理由是家境十分贫困,况且又是疑难杂症。

家境十分贫困的小患者,没钱支付手术费怎么办?邱蔚六和他的学生完全有理由不给她做手术。但是他没有使这位小患者失望。在一次查房时,邱蔚六得知原委后,决定:不惜一切代价,一定要治愈好这孩子。

她的手术,牵动了上海市慈善基金会、上海文广传媒集团、东方电视台、上海卫视和九院医务人员以及一切为欧阳某某小朋友奉献爱心的好心人。这一手术促成了上海市"蓝天下的至爱"爱心全天大放送活动之———手术全程直播。

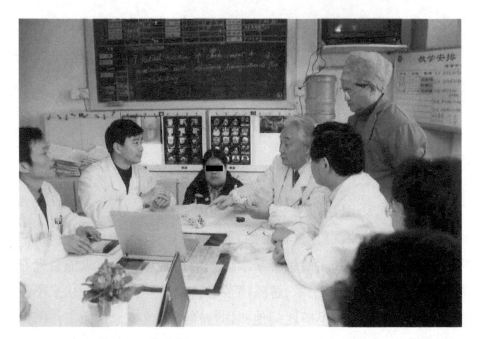

在患者欧阳某某的术前讨论会上，邱蔚六(左四)正在指导他的学生仔细研究
手术方案

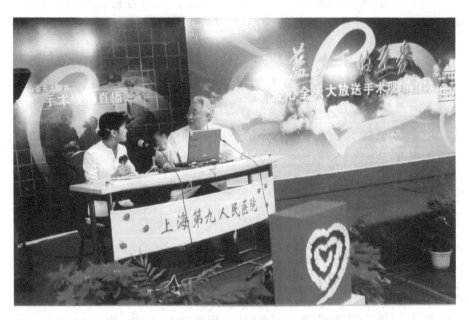

邱蔚六(右)在"蓝天下的至爱"爱心大放送活动中与主持人同步讲解手术进
行情况

　　之前,邱蔚六亲自深入病房组织全院大会诊,术前指导他的学生仔细研究手术方案。经过周密的准备,手术过程全在意料之中。邱蔚六在电视台当手术全程直播的嘉宾,负责讲解。他的学生用自己的神来之手,拯救了这位患者即将颠覆的生命航船,赢得了社会的广泛好评。

　　家住上海市安庆路的欧阳某某小姑娘和许多都市儿童一样,原来也有着童年天真无忧的美好时光。她那一双大而乌黑的眼睛,一张俊俏的脸蛋惹人喜爱。小患者曾是学校舞蹈班的尖子,还是闸北区少体校乒乓球队左手横板型的培养苗子。那时候的她是家人和亲友的骄傲。可是 1993 年那一年,她那张花一般的小脸发生了变化,她的右侧面部逐渐肿大,发生了畸形。虽经多方治疗,但病情仍未能得到有效控制,肿胀范围逐渐扩大到对侧,面部畸形越来越严重,甚至连咬合、吞咽、说话都十分困难。她原在上海塘沽学校读书,是班上公认的品学兼优的好学生。由于面颊部骨增殖不断扩大,压迫着气管,她有时上着课也会晕过去,晚上睡觉也会因憋气而出现呼吸暂停现象。生性懂事的她知道父母双双下岗,连年求医已耗尽了所有家当,便主动提出退学并放弃治疗。为了安慰母亲,她常常强忍着痛苦,一小口一小口地吞咽着食物,艰难地活着。14 岁的年龄,原本是花季的少女,她却从此失去了同龄人所应有的欢乐,她的生活变得艰辛,她的世界变得沉闷和单调,一年来她辍学整日闷在家里。

　　2001 年 6 月,病情加剧的小患者在妈妈的陪护下,怀着一丝希望来到九院口腔颌面外科。邱蔚六的学生张陈平教授等为她作了一系列检查,诊断为"双侧下颌骨骨纤维异常增殖症"。这虽是一种良性的骨纤维结构不良病变,但它常常会累及面部多个部位,如果不及时手术治疗,发展到后期可引起颌面部严重畸形,甚至会压迫气管,危及生命。由于她家境困难,无力承担昂贵的手术费用,只好放弃治疗。但是,九院和上海慈善基金会伸出爱心援助之手,为她募捐款。

　　欧阳某某将要入住九院接受手术的消息在医院不胫而走,九院顿时成了片片爱心凝聚的港湾。口腔颌面外科的医生、护士立即行动起来，把原本安置三个床位的病房腾出来供她专用，在新粉刷的墙上张贴了许多生动活泼的卡通画，床头上挂着的成串千纸鹤、玩具和鲜花，把病房装扮得童趣盎然。

2002年1月21日，欧阳某某住进了口腔颌面外科，医院成立了专门治疗小组，院领导决定设立患者"爱心账号"，她的一切检查、治疗、手术费均由医院承担。邱蔚六和恩师，93岁高龄的张锡泽教授亲自到病房探望小患者，并组织了3次全院大会诊，制定了最佳的手术方案。

欧阳某某入住医院的当天中午，门诊挂号大厅内出现了动人一幕，许多医护人员在院党政领导的带领下纷纷伸出援助之手，排起了长队为她捐款。

1月26日，是九院的爱心日，这一天，万众瞩目的欧阳某某手术在九院进行，并通过东方电视台、东方卫视向上海及全国一百多个城市现场直播。

7点15分，安谧的手术室内气氛格外凝重，麻醉师和手术护士已经早早开始了各项麻醉前准备工作。手术第一道难关就是麻醉。由于她的张口仅1.2cm，给全身麻醉所作的气管插管带来了极大的困难，被称为"困难插管"，稍有不慎即会发生呼吸道不畅而导致生命危险。然而，麻醉科主任朱也森教授面临险关却显得胸有成竹。原来，曾留学法国学成归来的朱也森教授与同事们一起，经过多年的攻关，创造了"盲探气管插管装置"技术，填补了国内外困难气管插管领域的一大空白，并获得中国实用新型专利。

8点15分，麻醉正式开始。只见身怀绝技的朱也森教授、姜虹副教授以熟练的手法，只花了短短3分钟时间就将导管顺利插入患者气管内，患者在全身麻醉中安静下来。

这次担任手术主刀的是邱蔚六的学生、时任九院院长的张志愿教授以及张陈平教授。

8点45分,手术开始了。手术医师以精湛的刀法首先切开脸部皮瓣,并果断切断颏神经,暴露下颌骨病变骨质,然后应用先进的具有锯、钻、锉、磨等多功能的微动力电锯,按照事先计算机的设计立体定向切除增生骨质。这可是高难度操作,它必须动作利落,胆大心细,容不得丝毫的马虎。手术在环环相扣、有条不紊地进行。手术医师灵巧地按序切下5块病变骨质后,必须再接通先前被切断的颏神经,这可又是一道"关"。如果该神经受到损伤,将会造成患者口唇麻木,失去冷、热、烫感觉,易造成灼伤。手术医生在手术显微镜下,小心翼翼地精确对位缝合仅1毫米的神经束…… 三个小时的手术紧紧张张、稳稳当当、一气呵成。当手术医师缝完最后一针,一张开口自如、天真俏俊的小脸呈现在手术医师面前时,在场充满爱心的医务人员终于露出了欣慰的笑容,奇迹出现在小患者身上,也让人们看到无数颗火热的爱心。

邱蔚六表示:"蓝天下的至爱"活动只是给了我们一个展现白衣天使高超技术与良好职业道德的舞台,更大的舞台在于我们平时的工作。在每一位医务工作者的心中,我们应永远铭记"大医精诚"的社会责任。

经过后期的继续治疗,现欧阳某某即将步入而立之年。

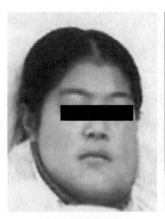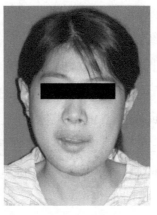

下颌骨骨化纤维异常增殖症手术前后

九、他当医生信奉一个"情"字

邱蔚六认为,当医生,应该信奉一个"情"字,一个"善"字。他与作者谈起医学与文学的关系,观点新颖、言辞生动、富有哲理:文学作品是以情感人,并达到对精神的拯救;而医学是以"情"、以"善"救人,用生命唤起情感的沟通。"为此,一位临床医师对患者应仔细诊断,一位外科医师开刀要用心手术。"

邱蔚六总是把患者放在第一位。只要患者需要,无论春夏秋冬,无论何时何地,无论多累,他总是会精神饱满地出现在患者的身边。在邱蔚六的字典里没有"休息"两字,他经常是一天只够时间吃一顿早餐,手术做到下午四五点,工作到晚上还要抽出时间回答患者的咨询,每日平均睡眠时间不超过6小时。

邱蔚六门诊的患者也是出名的"多"。他的患者来自全国各地,他总是尽量为患者加号,经常最晚离开门诊部。他总能耐心地倾听与诊疗,系统地安排治疗方案,使患者心悦诚服。

匆匆的脚步,总是伴随邱蔚六忙碌的身影。每天在医院超负荷的工作已使他身心疲惫,但他心里想的更多的还是患者的需要;即使回家,也还要经常为第二天的手术准备工作而忙碌到后半夜才入睡……

长期超负荷工作、无规律进餐、手术时术者的强迫性体位等,使邱蔚六未能幸免地患上了外科医生的职业病:颈椎病、糖尿病等。

有时,邱蔚六真的好想休息一天,哪怕就睡一个懒觉,那也是幸福无比!但是永远忙不完的工作在等着他。当有人问他:"你忍渴忍累有多苦?"他总是淡淡地一笑,因为他觉得全身心融入工作是快乐的,也是他这辈子所追求的……

有一年"护士节",邱蔚六特意安排买了好多玫瑰,然后把温馨送到口腔颌面外科每一个护士手里。当天,他看着眼前一片整齐的燕尾帽,一支灵气秀丽似白色队伍,一时触景生情,平日里积攒下太多的祝福和感激,顷刻间全都簇拥在他的心里。当时在场的人都难以忘怀。那天,从她们口腔颌面外科主任喉咙里迸发出来的每一个字都带着炽热的体温:"有了你们,九院口腔颌面外科才有今天的患者信赖,才有广泛的社会各界的赞誉。九院口腔颌面外科感谢你们! 九院感谢你们! 你们是大家心目中的白衣天使! "

只要心中有爱,岁月就带不走梦想,时间就催不老容颜。邱蔚六率领口腔颌面外科乃至全院医务工作者始终用爱浇灌医患和谐的大家园。"患者的快乐是我们最大的幸福"——是九院口腔颌面外科白衣天使的格言和行为准则。有一位精神障碍的癌患者,治疗中曾多次谩骂医护人员,甚至殴打护士长和主治医生,家属感到万分歉意,也生怕医院拒绝帮助其治疗。但是,护士长和医生都给予了充分理解,坚持进行精心治疗。在患者病愈出院时,家属流下了感激和内疚的泪水。

对护士一向怜香惜玉的邱蔚六坦诚说:"因为护士工作很辛苦,所以我对护士还是很关心的,平时对护士业务指导也比较多,并鼓励护士写护理专科书。我迄今出版的口腔颌面外科专著比较全,有教材、参考书等,独缺口腔颌面外科护理的专业书,我很希望她们能填补这个空白。我曾对时任口腔颌面外科护士长张国萍说:"口腔颌面外科护理要突出三个方面的知识:一是口腔临床护理知识;二是口腔医学护理知识;三是口腔基础护理知识。"

最近传来一个好消息,在护理部副主任刘明主管护师的领头下,一本《口腔颌面外科护理学》正在紧张地撰写中,而且人民卫生出版社已承诺出版。

面对作者的夸奖,邱蔚六却笑笑说:"我一直都很顺,在九院相互扶持、关爱和以人为本的文化氛围里,只要保持一种好心态,再难的医学科研项目也能完成。"平淡朴实的话语里,蕴含着一种难得的平和与从容。

邱蔚六说的一句"我一直都很顺",真是这样的吗?人的一生怎么可能一帆风顺?更何况邱蔚六每天面对的都是复杂艰深的口腔颌面外科前沿技术。邱蔚六的"顺",更多的应该是一种对待人生的心态。是啊,让快乐战胜烦恼,让心灵沐浴阳光,心中的压力就会渐渐消解,进而柳暗花明,心怡气爽,自然也就"顺"起来了!

邱蔚六在从医的征途中就以他的聪明睿智,以他的平和内敛,更以他的不懈追求和奋斗,为九院在中国乃至世界口腔颌面外科医学领域书写下了华彩的乐章。

十、改善医患矛盾应从 "相互理解"开始

"医患"两字,如今,似乎成了问题丛生、矛盾重重的代名词,甚至还时不时地"引爆"令人瞠目结舌的极端事件。医生与患者,本是一家亲。在疾病面前,是休戚相关的生命共同体;在拯救生命的过程中,是携手并进的科学行动者。在邱蔚六看来,目前中国医患关系的现状确实很不正常。一方面,患者不相信医生;另一方面,医生又需要提防患者。要改变这种状况,提高医生的人文素质和与患者交流的能力就显得特别重要。实际上,医生是一个高风险的职业,不可能把患者要求的每一件事都做得尽善尽美,患者和家属不应把所有问题都归结到医生身上。医生和患者是一个战壕里的战友,唯有互相配合、多多沟通,才能最大限度地战胜病魔,彼此不和谐只会有害无益。

邱蔚六一向注重医患关系。他早在多年前就在《大众医学》杂志上发表《莫送红包,多送理解》的文章,认为改善医患矛盾应该从"互相理解"开始。

莫送红包
多送理解

作者简介

邱蔚六，1932年出生于成都市，口腔颌面外科教授、博士生导师、主任医师，中国工程院院士。现为上海市临床口腔医学中心主任，上海交通大学口腔医学院名誉院长，中华口腔学会口腔颌面外科专业委员会名誉主任委员，头颈肿瘤外科专业委员会名誉主任委员。

擅长颌面部肿瘤与整复外科，主编专著10余本，在国内外杂志上发表论文300余篇。曾荣获国家发明奖、多项部市级科技进步奖和"何梁何利科技进步奖"，以及全国优秀教师、全国卫生先进工作者、上海市劳动模范等称号。

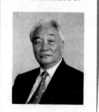

患方不要给医生送红包，但面对医生，对医疗这个行业多给予理解，这一点相当重要。

作为一名医生，最最令人欣慰的事莫过于为患者治好了病。至今，仍有不少数十年前被我治好病的患者还记得我，如一位远在新疆的患者，因颌骨纤维瘤实放疗后出现颌骨坏死，于上世纪70年代末来上海九院治疗后得以康复。此后，逢年过节他都会给我一个问候，邮张贺卡，或写封信，或打个电话，来上海时也一定要到医院看望我。

医生有时也是有情感的，1994年我患了急性坏死性胰腺炎，病情十分危急，后经瑞金医院医务人员的细心治疗护理，终于转危为安。我曾在该院工作过，为了表达出衷的感激，出院后，妻子特地给参予我关爱的医护人员送上一点纪念品聊表心意。

我以为，医患间这种自然流露的情感是非常美好的，弥足珍贵。医生对患者认真负责，尽力而为，患者给予医生以信任、理解，这样的良性互动多么好啊，从小处讲，良性互动有利于患者的治疗；从长远来看，则有利于医学事业的发展与进步。

不可否认的是，目前的医患关系比较紧张，彼此之间的不信任已不是个别现象，就拿送红包来说，患方为什么要送红包？主要是担心医生对自己不尽心尽力。一些患者在通过找主刀医生手术时，都会打听红包的事，我总是劝他们不要送红包，因为我相信，医生是以治病救人为人生追求的，并不会因红包而左右自己的行为。

患方不要给医生送红包，但应对医生、对医疗这个行业多给予理解。这一点相当重要，大家不妨平心多了解，多学习有关医学方面的知识，理性地对待疾病及其疗效。医学本身存在很多的局限性，疾病的发展也有很多不确定因素，目前有许多病暂无好的治疗手段，还有不少疾病没有被认识或全面认识。而医生呢？是人不是神，不能包治百病，也会有束手无策的时候。

当然，作为医生，应该既有仁心又有医术、认真负责、刻苦钻研、努力提高医术水平……但人的认识和进步总有一个过程的，以我50多年的临床实践来看，没有缺点、不犯一点错误的医生是很少的，但要尽量防止出大错并能够及时从错误中吸取教训，增长才干，在面对疑难病症尤其是非常棘手的病情时，只有在患方理解的基础上，医生才有可能放下包袱、轻装前进，积极寻求治疗途径，否则，为求保险，医生多一事不如少一事，能保守治疗的就保守治疗，这对医学事业的发展十分不利，最终损害的将是患者的利益。

医生要自尊、自重、自律，作为患者及其家属，则要给予信任与理解。只有这样，才能营造一个和谐的就医环境。

2006年，邱蔚六在《大众医学》发表的《莫送红包，多送理解》一文

首先，医务人员应该理解患者。要理解患病的痛苦和希望治愈的迫切心情；无论是躯体上的或精神上的痛苦都要理解。所谓将心比心，以己之痛体谅他人之痛。要理解患者对医学知识的陌生，或即使知道一些，但也非常片面，甚至产生误解。对患者的要求应虚心、细心倾听，加以解说、开导和化解。要理解患者家属的要求，和因患病而带来的家庭甚至社会问题。例如，经济问题、家庭和谐，甚至涉及对患者要不要保留对诊断和病情的知晓度等等。如家属不理解，也会产生矛盾，有时甚至是主要矛盾。要重视医德、医术和医风，三者不可缺一，而且医乃仁术，行医德为先；对患者及其家属的理解，也是医德的具体表现。

其次,患者(包括家属)也应理解医务人员和了解一些医学知识。要理解医学是发展中的科学,并不是所有疾病目前都能看好;特别是对疑难病症的治疗效果,不应有过高的和不切实际的要求。要理解医学是实践性很强的科学,医生只有从临床实践中才能得出经验和教训,可以说没有实践就不可能有医学的进步。邱蔚六指出,这一点尤其应该感谢患者,因为是他们共同参与了实践,并且是主要的实践对象。要理解医学的经验和教训,既有成功也有失败;没有失败经验或教训的临床医生绝不是好医生。因此,邱蔚六也常说,医生也是人而不是神,世上并无"神医",只有好医生。

邱蔚六说,要理解绝大多数的医务人员都是兢兢业业在工作,全心全意在为患者服务的。在超负荷的环境中工作,尤其是在突发事件中他们发挥了救死扶伤的积极作用,医务人员不愧于"白衣天使"的称号。在大量高科技、高风险的工作中,医疗差错事故是在所难免的,国内外都一样。但那毕竟都是些个别事件,不能把这些个别事件看成当前我国医务界的主流。

邱蔚六认为,医疗环境的改善,第一是要改善医疗体制;第二就是要提高医疗水平,不能误诊误治,还要加强与患者的交流。"只有沟通得好,才会减少矛盾,减少纠纷;只有相互理解,才能更加相互包涵,相互宽容,才能有和谐的医疗环境。"

邱蔚六一针见血地指出:"我们做医生的,只要在心中让仁术回归,那就不怕什么医患矛盾了!"邱蔚六始终奉行"行医者,就是要存仁心、施仁术"。他倡导"莫送红包,多送理解"。

邱蔚六补充说:"当然,医患关系实际上是一个社会问题,需要从多层面、多机构共同努力化解。不过,社会上发生的暴力伤医事件,这已不是医患纠纷,而是在法制社会不能容忍的恶性刑事案件。必须采取强有力的措施,坚决杜绝!"

十一、"真正的手术不但用手，而且要用心去做"

"真正的手术不但是用手做的，而且是要用心去做的。"这是邱蔚六对自己一路走过来的第一感觉。手上的是技法，是基本功，"庖丁解牛"那不是他的追求。他要探索的是诸如怎样能使手术的时间缩短？怎样能在拯救患者的生命之后，还能保证患者的生存质量？……于是，每一例手术对于他都是一个课题，一次学习，一个难得的探索与发现的机会。他谦逊而幽默地说："太阳每天都是新的，而我每天都在新的起点上。"

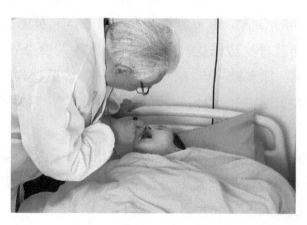

邱蔚六用心检查患者

在邱蔚六的眼里，这个新的起点，就是心与手的交流。将所有过手的经历和体验，回送到心里咀嚼消化。就像一个化学反应的过程。也许，这就是悟性。邱蔚六相信量的积累是一方面，但是"善于思考"，

"思"更被他视为"不殆"的关键。

邱蔚六说他很崇尚美国麻省理工学院的校训"既动手又动脑（mind & hand）"。它不但适用于理工，也很适用于医学；它简单而准确地阐述了理论与实践的紧密关系。

在邱蔚六眼里，医学的对象是人，医生需要将患者看作生理、心理和社会三方面统一的完整的人，而不是一部生命器官的组合体。医生应借助人文学来理解患者，解释疾病、病痛、死亡等自然过程，重视临床医疗的技术性和艺术性，更多地注重医患的沟通和情感交流，而不是简单地、过度地依靠纯粹的技术。因此，邱蔚六认为，医生职业除了高技术、高风险、高责任、高奉献外，还需要高情感。医学需要理性，有时也需要感性。没有情感，医学是苍白的；没有人文，技术是贫血的。许多医生因被尊称为"一把刀"而荣耀。然而，一把没有人文精神浸润的手术刀，是缺乏人性温度的无情之刀，它可以斩除病魔，却不能给人温暖。

"视患者为亲人""假如我是患者，假如我自己躺在手术床上，你会是一种怎样的心情？你又会要求手术室工作人员怎么做？"邱蔚六常常会这样教育身边医生和护士"换位思考"、设身处地地为患者着想。他常说："你多做一点，患者就舒适一点。"就这样，九院口腔颌面外科的白衣天使，把一份份暖暖的温情，传递给了那些需要帮助的患者们。

熟悉邱蔚六的人都说，他总是能够在绝望中赢得希望。其实，按他的说法很简单："你心里是否想着患者？"总结一句话就是："医生的道德和良心。"

1978年12月，九院口腔颌面外科收治了这样一位中年重症患者：左蝶骨部复发性鳞癌晚期。患者因上颌骨血管内皮瘤，曾在上海一家三甲医院先后进行过两次手术和放疗。不久，在原放疗处发生鳞癌，行手术切除后于蝶骨部再次复发，许多医院已不肯救治。家属在"走投无路"的窘境下，抱着一丝希望来到九院，跪在地上声泪俱下。

"医生，救救我！"——那是声嘶力竭的求助。患者把躲避死神纠缠的全部力气都握在医生的手上。邱蔚六感觉到那股与死神相拼的力量。他也紧紧地握着患者的手，他的心情与患者的心情是一样的。接着，是一场生死边界的鏖战。"人不是那么容易死的！"越是踩着患者死亡的边缘，邱蔚六这样的感觉就越深刻。

当时，邱蔚六在耐心地听完患者家属的病情介绍后，便抚慰说："我对医治晚期癌症患者有信心，不过患者对自己战胜病魔也要有信心哟！"患者家属深有感触地说："邱教授的一番话，犹如长夜里的一道曙光、荒漠中的一片绿洲，终于有希望降临在患者身上！自己当时就像吃了一粒定心丸似的，悬着好久的心终于可以放下了。"

事实上，促使邱蔚六绝不放弃的就是"一丝希望"。他说："一丝希望，你都要用百分之百的可能去争取。"

然而，在临床上，"一丝希望"往往相伴的是不小的风险。比如，这位患者的病情就很严重，要彻底治愈，确实难度是很大的。按照邱蔚六的逻辑：你不试一下，那"一丝希望"就变成了"0"希望。但是经过努力，"一丝希望"可能变成"100%"的成功。或许，就是这样"0"和"100%"的逻辑辩证关系，一直牵着邱蔚六在医治疑难杂症的临床和研究中一路走下来。他走得艰辛，更走得惊险，在医生职业保险缺失的体制下，他犹如一个没有装备和任何防护设备的登山者，在悬崖峭壁上苦苦地攀岩。

要知道"一丝希望"和"100%成功"之间，原本是质的区别，胜数只有1%，而失败却是99%，随时有身败名裂的可能。这其中的风险和荣辱必须由医生的肩膀扛着。为此，邱蔚六没有抱怨，没有权衡，没有瞻前顾后，因为他心里始终装着患者。他说："医生受患者信赖，无疑是一种荣幸！"

邱蔚六经过连续两天两夜的研究，最终拿出了最佳治疗方案：在气管内插管，低温麻醉下行颅（颅中窝、颅前窝）颌（残余上颌骨）联合切除手术。术中，邱蔚六发现患者肿瘤已浸润海绵窦和颈内动脉管旁硬脑膜。于是,邱蔚六用器械咬除颈动脉管侧壁,切除硬脑膜4cm×3cm,因出血而被迫结扎左侧颈内动脉。接着,他又马不停蹄地做脑膜缺损用阔筋膜修补。术中输血5200毫升。术后,在医院观察的5天期间,邱蔚六趁上班前或下班后的时间去病房探望这位中年患者。"邱教授对患者比亲人还亲哩!"一旁的医生和护士常常这样夸奖自己的老院长。

术后检查报告显示:患者恢复良好,无全身并发症;病理报告脑膜标本阳性,切缘阴性。"邱教授有一颗金子般为患者服务的心。他是我家感激不尽的恩人啊!"这位中年患者用发自内心的肺腑之言这样评价邱蔚六。

"并发症"是医学上的专用名词。任何医疗方法都可以发生并发症或后遗症,问题是一旦发生后如何去处理。此时,如果医生良心的天平稍微往自己这边倾斜一点,结论是显而易见的:这么危重的病势,一切后果在情理之中。那么,正是因为这个"情理之中",必然会导致良心的松动;而医生良心稍微松动,后果可能是全盘皆输。对于这样的危重患者,生命实际是悬于一发,而这一发就犹如医生心里的一念游丝。在大多数情况下,正是因为医生"救死扶伤"的信念坚强和牢固,于是,患者才能从死亡线上得救。

"可是,现在的情况是凡救治不成功都是医疗事故,'并发症'的概念在医疗纠纷中似乎消失了,真让人无法理解!"邱蔚六如是说。为此,2003年邱蔚六作为共同主编之一出版了一本《现代手术并发症学》,以阐释有关并发症的内容——

并发症是指在手术过程中及手术后可能出现的与手术有因果关系的一些病症或病征。手术本身具有双重性:器质性损害,还能在不同程度上干扰机体的正常生理功能,甚至影响生命。因而术中或术后出现各种并发症丝毫不足为怪。

术中和术后是否发生手术并发症取决于多种因素,诸如疾病性质、手术范围大小、手术耗时的长短、手术部位、手术性质(急症或择期),以及患者年龄、自身条件,是否已有并存症,是否有过敏体质等等。在众多影响因素中,并发症的发生有时可以是单一的,如对麻醉的过敏体质;而在大多数情况下则是综合性的,且因此而增加并发症发生的几率并加重其严重程度。例如,高龄并存心肺疾病的患者需要施行大型的癌瘤根治术时,其发生并发症的几率与严重程度是可想而知的。

手术医师必须树立这样的观点:手术并发症在很大程度上是可以预防的。其核心是:医师必须具备良好的医德和高度的责任感;细致而全面地进行术前检查和术前准备;必须对疾病正确诊断,对病情认真评估;具备精湛的操作技术;术中和麻醉医师、术后与护理人员的密切协作。我们坚信除去那些无法预测、无法防止、或难以控制和不可抗拒的因素以外,完全可以使并发症的发生减低到最少、最小的程度,甚或可能杜绝并发症的发生。

手术医疗是一个高风险的职业。当发现不良后果时,应当清楚地区分医疗事故与并发症,两者的概念是绝对不一样的,所要负的法律责任也完全不同。判别的要点应在于:其一,所发生的不良医疗后果是否由医务人员的过失(或失职)行为造成;如属过失行为造成,应定位医疗事故;若属非过失行为造成,则视为并发症。其二,所发生的不良医疗后果与医务人员的过失行为是否有直接因果关系。如有,应属医疗事故;若无,可视为并发症。对于已尽力预防和控制,但由于现阶段的医疗技术或医疗条件仍难以或未能阻止而发生某一不良医疗后果时,则为意外,归属于并发症范畴。

邱蔚六说,医生这个职业之所以让人景仰,就是因为医生的那双手可以把患者从垂危之中抢救过来。你能抢救过来,一定要尽全力抢救过来;你万一不能抢救过来,也一定要尽自己所能。一切做到了,即便患者走了,自己没有遗憾,家属也不会责难医生。

邱蔚六说到自己从医半个多世纪的经历,没有看到过患者和家属的脸色难看。他坦言,经他抢救治疗的患者也有去世的。"但是患者走了,家属还是感谢我。最让我感动的是,曾经有一位患者已经弥留之际,还再三叮嘱家属:"我就是不行了,你们也要代表我谢谢邱医生! 他已经尽了最大的努力了,让我延长了生命。"

在邱蔚六的眼里,医学从来就不是一门沉默的技术,而是一门交流谈心的语言艺术。当年即使手术再多、下班再晚也坚持一天两次看望手术患者;术前向每一位患者详细介绍手术方案并尊重患者的治疗选择;术后全面了解患者的恢复状况,及时修正治疗方案。这些看起来很平常的工作,有时住院医生也不能每天坚持,而他却能持之以恒。

邱蔚六常常谆谆告诫他的学生们,高超的技艺加上细心的关怀,对患者来说无疑是莫大的安慰和最有效的良药。如果不懂得语言沟通,就不能获取诊断所需要的疾病信息,也就做不好医生;如果不懂得巧用语言技术和患者谈心,调动其治病的积极性,也不可能成为好医生。医生看"病人",不只是看病,更是看人,之间差异只在一个字:人。

第 五 章

突发事件中
更显大医精诚

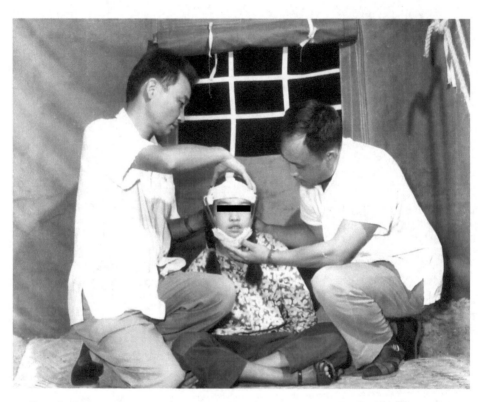

邱蔚六(左)与林国础医师在灾区临时帐篷里为一位颌骨骨折的患者进行复位外固定

一、辗转 48 小时赶赴唐山救灾最前沿

1976 年 7 月 28 日凌晨 3 点 42 分 54 秒,成了每一个中国人都挥之不去的惨痛之时,它将永远定格在人们的心里——唐山发生了 7.8 级大地震,相当于 1945 年美国投向日本广岛的 400 颗原子弹同时爆炸!唐山大地震是近 400 多年来,伤亡最为惨重的一次地震。据统计,唐山大地震共造成 24.2 万多人死亡,重伤 16.48 万人,7200 多个家庭全家死亡。

唐山大地震,不仅震动了中国,震惊了世界,也撼动了 8 亿中国人的灵魂。面对这场突如其来的特大灾难,全国上下一切力量都动员起来了,10 万中国人民解放军、武警部队、民兵预备役人员和医疗卫生人员以最快速度赶赴灾区,全力抢救受伤人员。

灾情就是命令!当天,邱蔚六在上班之前从收音机里听到了这震惊世界的消息。作为一名口腔颌面外科医师,他的第一反应就是:作为一名医生,应该马上向组织表达参加医疗队的强烈愿望,第一时间赶赴地震灾区——那里有自己的用武之地,因为突发事件中更显大医精诚。

39 年前,邱蔚六是九院口腔颌面外科主治医师,44 岁的年纪,风华正茂。

当时,"文革"还没有结束,以大字报形式的决心书仍然是表达思想、决心和愿望的主要工具之一。这天早晨,邱蔚六一到医院上班就看见到处都是贴有表决心去唐山抗震救灾的决心书。不甘落后的他除大字报形式的决心书外,还和很多同事纷纷走进医院党总支办公

室,找工宣队、军宣队领导表决心,积极要求争取第一批参加抗震救灾医疗队赶赴唐山地震现场。

原上海市卫生局下达文件,要求上海第二医学院系统每个附属医院组织1~2个赈灾医疗队(每个医疗队分两个组,每组15人)。邱蔚六当即踊跃报名,他那当口腔内科医师的妻子王晓仪也不甘落后,态度非常坚决地向领导表示,请求随邱蔚六一起赶赴抗震救灾第一线。

医院领导经过全面考虑,九院很快组成了两支共由30位医务人员组成的赴唐山地震灾区的医疗队,队员以外科系统为主,兼有内科医师、护士、检验师和药师。年轻主力队员以即将毕业的76届工农兵大学生实习医生为主。邱蔚六和内科杨顺年医师分任队长,院党总支副书记祝平和工宣队邱春华为指导员。

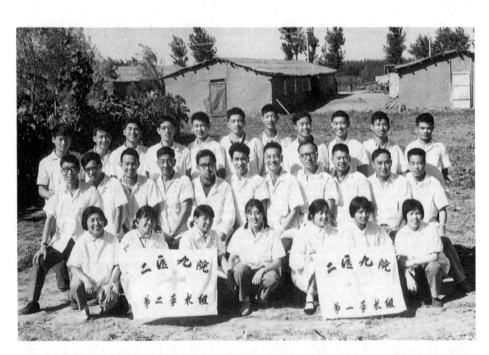

上海九院唐山抗震救灾医疗队合影(摄于1976年9月 简易医院房前)。二排右五为邱蔚六,右六为工宣队邱春华,右七为杨顺年。指导员祝平因外出公务缺席

九院医疗队队员们立即开始了出发前的紧张准备工作,药品、干粮(主要是由市里调拨的军用压缩饼干)、饮用水以及简易帐篷等,一应俱全。每位队员平均要负重 30 公斤左右,既要从当地最差的供应情况考虑,也要能拿得起、走得动,不能因为装备超重而影响救治行动。一切准备工作就绪,赈灾医疗队全体队员心急如焚地在医院内待命。

7 月 29 日清晨,出发命令终于下达。邱蔚六和杨顺年立即率领九院医疗队,带着价值 3 万多元的药品器械,由几辆解放牌大卡车送到老北站,登上运载着上海 800 多名医务人员的专列火车,一路北上。这是上海赶往灾区的第一批医疗队。据事后统计,从全国各地赶到唐山赈灾的医疗队共 2 万余人。

专列于当天上午 7 点 20 分出发——这时离地震发生刚过去 28 小时。"说是专列,就是那种装货的火车,没有什么座位,大家就铺了几张草席,席地而坐。"邱蔚六回忆说。说是专列,却开开停停。当时列车的运载水平,即使畅通时也难以达到每小时 100 公里的速度。为此,队员们个个如坐针毡,唯恐许多脆弱的生命经不起这一分一秒的拖延。一路上,指导员带领队员们学习当时的报纸社论,大家争相表决心。

火车颠簸了一天一夜。30 日上午,医疗队到了天津郊外的杨村。由于天津也受到地震破坏,从天津到唐山沿途道路崎岖难行,上海医疗救援队伍打算从杨村机场转军用飞机到唐山。邱蔚六和救援人员随即转乘汽车,1 小时后到达杨村机场。但那里并无飞机等候,全是候机的人群。那时候不像现在,飞机很少。因空运能力限制,只能等待。时值盛暑,气温高达 35℃以上,队员们只好找树荫躲避太阳,以干粮充饥。经过将近 12 个小时的待命,医疗队员在下午 5 时才登上苏制安 -24 飞机——30 个座位正好可以容纳九院医疗队的人数。由于是低空飞行,透过机窗,邱蔚六一眼就看到了唐山地震后满目疮痍的景象:塌房、残壁、断垣……他后来进一步了解到,唐山市毁于地震的地面建筑物达 97%。

辗转 37 小时,载着上海九院医疗队的飞机终于在唐山机场降落。当晚,上海九院医疗队员在唐山机场郊野短暂露营休息。

当时,唐山机场是地震灾区的指挥中心,时任抗震救灾副总指挥、国务院副总理陈永贵就在这里坐镇。耳畔飞机起降声不断,据说,每 26 秒钟就有一架飞机起飞或降落。到处是等待的人群,有医疗队,有运送救灾物资的,有解放军,还有"人定胜天"等大幅标语以激励人心。

与指挥部联系后,由邱蔚六和杨顺年带领的上海九院医疗队工作地点设在离唐山几十公里的丰润县。因为唐山市区的主要任务不是医疗,而是从废墟中救出活人。这项工作主要由解放军担任。所有被救出的伤员则一律转送到唐山市区外的各临时医疗点救治。为此,包括邱蔚六在内的所有来自上海的九院医疗队员必须再从机场赶到丰润县,第一时间赶赴救灾最前沿,展开紧急救治工作。

丰润县在唐山市的北面。次日凌晨 2 点多,邱蔚六和上海九院医疗队员与一些被转运的伤员一起随车从市内向市外行进。颠簸狭窄的公路上车水马龙,三四十公里路程汽车竟开了 6 个小时。从上海出发历经 48 小时,来自上海的医疗队终于到达丰润县。

事后,在 1976 年 9 月,邱蔚六用诗词形式记录了这一段历程的艰辛——

其一:五言　出征

电波传噩耗,

华北大地震;

药材仓促备,

寅夜上征程。

心向灾区去,

步向唐山行;

身负有六十，
为救手足亲。
车上誓师会，
衷诉人间情；
苦死皆不怕，
战地炼红心。
列车飞向前，
犹恨转不勤；
黎明东方晓，
车停是杨村。

烈日当空照，
仰首望雄鹰。
夕阳已西下，
才得登机门。
念四①窗虽小，
俯见大地清。
阡陌尚完好，
颓墙断垣存。
夜宿机场边，
子夜再前进。
历过唐山市，
满目尽酸辛。
来车如流水，
去车如蚁行。
历时四十八，
始得到丰润。

注：①指安 24 飞机

其二:卜算子 露营(唐山机场)

月晕众星沉，

地湿野草青；

已是酉时人未静，

充耳满机声。

就地卧郊野，

雨露喜滋润；

到处但闻酣睡音，

梦惊催登程。

其三:七律 救治

遍地尽闻大夫声，

人民受灾吾心疼；

腰折肢断彼彼是，

休克感染恨迟临。

固定换药是中心，

剖腹截肢救生命；

洗面擦身送温暖，

送水赠金阶级情。

其四:沁园春 抗震

八级地震，

唐山土崩，

丰南地裂。

及市内近郊，

屋塌壁断，

瓦砾尚存。

子伤女残，
夫失妻散，
不幸人作古天国。

恨天公，
竟生灵涂炭，
毁我大业。
国人咸信马列，
不从天命不信鬼邪。
动全国人民，
人定胜天，
八方支援，
龙江风格。

自力更生，
家园重建，
看灾区辈出英杰。
与灾斗，
重建新唐山，
战火正热。

二、灾区需要更多
白求恩式的好医生

地震，给国人一种刺心的悲凉，更把人性的光辉真实地展现在国人眼前。邱蔚六知道,只有亲历灾难的现场,才能真实地目睹灾难带给我们的一切。他庆幸自己能成为抗震救灾医疗队的一员和队长。上海九院的抗震救灾医疗队队员中,有的是家中稚子嗷嗷待哺、无人照料的母亲;有的是妻子抱恙、需要爱人陪护的丈夫……然而,在国殇时刻,他们都义无反顾地选择奔赴灾区一线。此时,大家只有一个身份,就是救死扶伤的医生。邱蔚六说:"这次医疗救援之行,带给了我太多震撼、感动和对生命的感悟。"

虽然,从上海出发辗转48小时来到灾区,人感到很苦很累。但此时此刻,邱蔚六更感到责任与光荣:"因为我们代表的不仅是医生,不仅是上海,不仅是九院,更代表党和政府派去救灾区伤员的英雄。我做的就是政府的手臂。想到这些,我感到这两个月过得很值很值。我庆幸当初决定选择做一名医生的光荣与正确。"

地震发生后,邱蔚六邂逅一位曾经做过10多年医生的朋友,三年前改行当了公务员,生活一直很安逸。直到这次唐山地震发生,他开始后悔。他说:"在这样的灾难面前自己显得无能为力。是啊,此时此刻能作为一名医生,能在抗震救灾第一线履行医生的职责,心中感到无比自豪。"

生命在大灾面前是如此的脆弱,生命在大灾面前又是如此顽强,因为全民族守望相助。生命在大灾面前又是如此值得反思,大灾面前医者更应思索如何科学有效地救治生命,保持生命的完整,体现生命的价值。大灾面前更需要更多的白求恩式的好医生。

何谓白求恩式的好医生?邱蔚六说得好:"如果不是冒着生命危险来体验,也许我们永远无法切身体会何谓舍生忘死的救死扶伤精神。牺牲自己的生命去救更多人的生命,这原本属于解放军战士才能做的事,在白衣战士的身上却一次又一次地体现。白求恩同志如此,唐山救灾医务人员也是如此。因为一名成熟的医生是需要经历生死考验的,灾区需要更多的白求恩式的好医生……"

唐山大地震伤亡惨重,人类在自然的强蛮面前,微弱的就像顽童手下的蚂蚁。头破血流、皮开肉绽者根本轮不上抢救,断胳膊、断腿的比比皆是。

"离目的地还有五公里,就能闻到空气里的尸臭味。"时隔39年,邱蔚六依旧对此印象深刻。上海九院医疗救治点设在丰润县人民医院旁不远处,三天的时间,已经有许多转移过来的伤员积压,都在等待着救治。

应该说,上海九院医疗队到了唐山丰润县以后,当时因为电、通信都遭到破坏而中断了,没有电,手术开展很困难,伤员又太多。首先,伤员的处理是以救命为主,特别是要防治压榨伤的并发症——肾衰竭的发生。其次,是处理感染引起来的肢体坏死坏疽和处理好因脊髓损伤而导致截瘫的患者。此外,他们的生活极端困难,而且在唐山还要冒着余震的危险。第一天去了以后,没有地方住宿,没有任何地方可以遮风避雨。次日,帐篷到了以后,他们才解决了住宿的问题。当时都是在野外露宿,而且余震不断,很不安全。

在赴唐山抗震救灾的两个月共60个日日夜夜里,一路上无处不在书写大爱的篇章。这爱源自于邱蔚六看到了全国人民和灾区人民心手相连、守望相助;看到了万众一心、众志成城;看到了无数解放军和武警官兵不顾个人安危奋勇抢救灾民的生命和财产;看到了无数白衣战士争分夺秒地忘我工作,与死神赛跑、抢救伤员……

上海九院医疗救治点设在丰润县人民医院旁不远处,因为是独立作战,与丰润县人民医院没有联系。伤员们都集中在一个用竹子架起来的大棚中。邱蔚六在当时的日记中写道:"伤员数百,皆席地而卧"。

由于地震造成绝大多数房屋倒塌,伤员中90%以上是压伤或挤压伤的骨科患者。其中,约70%为骨折且主要发生在四肢;还有约10%伤员为截瘫。头颈、颌面部创伤多伴颅脑创伤或高位截瘫。这种创伤患者高度集中和骨科患者的高构成比例,是"震灾"创伤救治工作的一大特点。当邱蔚六等医疗队员进入大棚时,伤病者一片呻吟声夹杂着呼救声……如今,41 年过去了,这些声音仍常盘旋在邱蔚六的耳畔。

行装甫卸,邱蔚六率医疗救援队员们就立即投入到紧张的救治工作中。首要任务是对重症患者,特别是休克者先行急救。大多数伤员都是从泥土瓦砾中被抢救出来的。

在地震救援过程中,解放军不但出动了 10 万人以上的兵力,还调动了各种抢险器械。因为没有大型起重机、挖掘机等,是很难掀开那些倒塌的建筑的。一旦发现有人被掩埋在瓦砾下时,为了安全,解放军战士们不得不用手工操作,以保证伤员在安全、在不加重伤情的情况下被解救出来。这些从瓦砾中被救出的伤员,创口直接与污物接触,几乎 100% 的开放性创口都已感染。由于在现场被发现得迟,加之炎热的气候(通常为 37~38℃),许多伤员送到医疗队时已历经 70 多小时,因此发生了肢体坏死、坏疽。为了保证他们的生命,还不得不进行截肢手术。

"骨折、截瘫的患者最多。我们下车整理了一下东西,就开始包石膏。"邱蔚六说:"有一个大约 20 多岁的小伙子,他的伤口,小腿开放性骨折,由于伤口外露又没有缝合,苍蝇也可飞进去,有时候,蛆就在创口内爬进爬出。"邱蔚六说,由于当地卫生条件差,缺少消毒和缝合的能力,震后三天,许多伤员的伤口都已经溃烂流脓。

消毒水是最缺的物资之一。"因为消毒水用量大,我们也没有多带,只能用粗盐兑上开水,用棉花蘸着清创。"邱蔚六说,由于条件有限,大家只能这样紧急处理。

伤员看到上海九院医疗队到了,非常高兴。其中一个 70 多岁的老大爷,当场跪在地上对邱蔚六说:"赶快救救我的儿子!我的儿子是重伤。"所以医疗队员到了以后,没有任何休息时间,大家不顾疲劳,快速展开救治,涌现出许多感人的故事。

当时,医疗条件十分艰苦。没有手术室就支个帐篷,没有手术灯就多打几支手电;没有血浆,邱蔚六等众多九院医疗队的医生捋起袖管抽自己的血……限于条件,各种手术都只能在局部麻醉下进行。尽管在医疗队里配备有麻醉师,毕竟是杯水车薪,想实施全身麻醉几乎是不可能的。医疗队员背去的包括局部麻醉药在内的药物几乎在半天内即已告罄,手术不得不在动用针刺麻醉的辅助配合下进行。在这种紧急情况和特殊条件下,邱蔚六运用娴熟的针麻确实发挥了很大作用。

在后期,临时医院筹建起来后,搭建起医疗救护点,安排医务人员进行24小时值班,进行救治工作,每天多时可诊治100多名患者。邱蔚六还在针刺麻醉和局部麻醉的配合下,为一例颞下颌关节强直病例完成了颞下颌关节成形术。之前,邱蔚六为了感受针刺麻醉,曾用自身做试验,得出“针麻确具有镇痛作用,但镇痛不全”的初步体验。通过这一次抗震救灾第一线的实践,邱蔚六进一步认定,针刺麻醉在特定条件下还是有很大作用的。

当时每个医疗小分队有几顶军用帐篷,每个小分队住在一起,男女分开。没有床,队员们就捡两块砖垫垫,在砖上搁上门板,或是直接铺条芦苇席就睡。邱蔚六笑笑说:“有块塑料布铺着就是最好的待遇了。”

余震在接下来的二十多天中一直不断。“吃饭吃到一半,地面就开始震动,大家也不怕,还笑着调侃:‘又震了,又震了’。”邱蔚六说:“余震时,晚上睡觉,身下就跟开火车一样,轰隆轰隆。”

紧急救援阶段持续了四天四夜,截至8月4日,上海九院医疗队一共收容救治转移了500多人。

由于交通拥挤,阻碍了后勤物资的及时到位,使邱蔚六想起了电影中反映淮海战役等大战役的后勤工作场景:小车推送,人接人的场面,十分艰辛。好在一周之后,后勤补给工作很快就跟了上来,医疗队很快得到了药品和医疗器材的供应,从而保证了每天换药和日常医疗工作的正常进行。对一些在医疗点上无法进一步治疗的患者,如截瘫以及还需要进一步手术治疗的伤员,也开始被转入上海等地的定点医院进一步做"阶梯治疗"。

　　医学界都知道,截瘫的完全恢复是很困难的。据日后的资料统计,在唐山大地震后当时侥幸存活的截瘫病员有 3800 多名;至 2006 年,也就是地震 30 年后,还健在的截瘫病员只剩下 1600 多名。其中,最大年龄者已 88 岁。他们中有的可能就是在包括邱蔚六等上海医生和全国医生的"圣手"中转危为安的。

　　随着伤员病情的稳定,医疗队的工作重点逐步转向预防肠道传染病。地震后的天然污物、被摧毁的工厂废弃物、一些被埋在震塌建筑下未被清除的人、畜尸体,这些都成了污染源。而这些污染物的清理又不是短期内可以完成的。为此,邱蔚六到唐山市区指挥部去参加会议,接受抗震救灾总指挥部布置的防病任务。沿途中,他发现除断垣残壁外,空气中还弥留着异味。抢救任务已经基本结束,只看见解放军战士已经开始在喷洒消毒剂,加强后期防病工作。

　　由邱蔚六带领的上海九院医疗队员大多具有上山下乡、防病治病的经验。在搭建临时厕所、定期喷洒消毒剂、控制饮水的来源和煮沸饮用等环节,做得非常严密仔细。所以,除个别零星发病患者外,医疗队的所在地区没有发生过疫情。

　　从第一次地震爆发后,紧接着发生了级别逐步降低的多次余震,因而邱蔚六等人的一切救治活动也都是在不断的余震中继续进行。队员们轮休时都睡在帐篷内的芦席上,由于不必担心受伤,加之劳累,哪怕是余震引起滚翻也能酣睡。由于第一周的工作强度高,睡眠少,吃压缩饼干后也影响了排泄习惯,加上没有正规的厕所,要方便只能去远离驻地的高粱野地,完全过的是类似战地的紧张生活。由于劳累过度,上海九院整形外科医生俞守祥在抢救伤员的过程中发生了晕厥,自己倒下了,经过一番急救终于转危为安。

　　邱蔚六说:"冒着余震在帐篷中救治伤员,这里就是我们拯救生命的战场。"

三、难忘这 60 个昼夜，
价值在这片土地上升华

在唐山的 60 个日日夜夜里，上海九院医疗救援队 16 次遇到 5 级以上的余震，邱蔚六真真切切地感受到了地动山摇；遇到过狂风暴雨，帐篷里成了水塘……尽管生活条件十分艰苦，但没有听到过一声抱怨和叫苦，工作时总是充满激情。因为大家都有共同的信念，都想多为灾区人民做些力所能及的事；因为大家每个人心里都明白："这里就是我们的战场，救死扶伤是我们神圣的职责。"

突如其来的灾难，让唐山这座城市满目疮痍，一夕之间变成了繁忙混乱的救灾枢纽和避难所。空地上挤满了简陋的帐篷，救护车呼啸而过，送来一批又一批从各地刚挖出来的幸存者。生命在突如其来的灾难面前就是如此的脆弱，似乎有太多不可承受之轻。然而，当邱蔚六看到一个个经抢救成为幸存者时，他又深深地感动于他们所创造的生命奇迹，折服于生命的坚韧和厚重。他们有的已经在黑暗的废墟中坚持了超过一百个小时，超越了生命的极限，只因为有求生渴望的支撑；有的体征早已极度虚弱，却依旧不可思议地保持着清醒的神智，不断同自己对话，鼓励自己勇敢地活下去。那满面的尘土，分明是他们同命运搏斗留下的记印；那微弱的呼吸，分明是顽强的生命力不屈的呐喊；那热切的眼神，是如此的滚烫，直入人心。生命在灾难面前如此伟大，作为一名医生，也许早已见惯了伤病和生离死别；也许早已习惯了救死扶伤。可此时此刻，邱蔚六和他的上海九院医疗救援队员感到经手的仿佛不是一个个伤员，而是一个个生命的火种；治病救人，是对顽强的生命最小心的呵护和最崇高的礼赞。

邱蔚六说:"其实,当时唐山灾区情形挺乱的。国家的救援力量不如现在,根本没有瓶装水,只能把池塘的水烧开后来喝,稍有不慎就会拉肚子。震后第七天从北京驶来几辆水车,车上挂着'毛主席送来幸福水'的标语,大家才有干净水喝。当时,吃的东西也很少。第二天早上仍没有水和电,脸没法洗,胡子没法刮,大小便都成问题。此时余震不断,常有晃动,环境很危险。"

上海九院医疗救援队的队员们住的帐篷旁边二三十公尺处就是一个尸体坑。

"头一周是最苦的。"邱蔚六回忆说。医疗队的队员在出发时,带了几箱压缩饼干,这几箱压缩饼干从出发开始一直吃了近一个星期。邱蔚六说:"下雨,压缩饼干全都潮湿变烂了,根本就咽不下去。后来我们一见到压缩饼干就受不了。再说,一直吃压缩饼干,造成大便困难,人非常难受。"30多年了,有的医疗队员们现在看到饼干依旧觉得反胃。

一直到七天之后,当地的老百姓才从废墟中挖出了粮食来支援医疗队。"老百姓送过来的吃的用布盖着。我们一看,那布上一片黑,一掀起来才发现,全是苍蝇。大家吃了这些东西,基本上都会闹肚子。"邱蔚六说。

长时间的劳累和腹泻,兄弟单位救援队的一些医生发起了高烧。听说当时有一位医生,因为高烧引起并发症,后来就牺牲在了唐山。"

肠道感染是地震半个月之后最严重的问题。天气炎热,尸体迅速腐烂,加上公厕倒塌,粪便污染河水,还有许多老百姓舍不得他们的猪烂掉,就烧来吃,还有一些人喝了被污染的河水,结果肠道感染非常严重。

过了10多天后,医疗队的医疗和生活条件都逐步获得了改善。当地政府为了照顾南方来的医疗队,邱蔚六等队员还吃上了稀饭。

医疗队曾组织部分队员乘着军用卡车进了唐山市区。邱蔚六说,那座城市已经没有任何地标了。除了个别电线杆和树还立着外,什么都倒了。空气里都是漂白粉的味道,整座城就是一片巨大的废墟。所有的记忆中都有这个共同的画面:马路两边堆放着一排排用黑色塑料袋或是布包裹起来的尸体。街面上有许多戴着防毒面具的军人,在尸体被拖走之后,喷洒666粉消毒。"整座城市都没有了。"这是邱蔚六对当年的唐山最深刻的记忆。

在唐山的60个日日夜夜里,邱蔚六和他的上海九院医疗救援队员都在自己的岗位上超负荷地忙碌着,气氛是那样的紧张、凝重、庄严,但是没有人抱怨,没有人放弃,更没有人退缩。灾难,只会让上海九院医疗救援队每个队员的使命感更加灼热、执着。大家不顾自己的安危,把对生命的热爱,凝聚成医者仁心的职业操守,升华成对所有人守望相助的大爱。医者在灾难面前,是如此的高尚;对生命的热爱,是如此的有力!

回想当年与伤员患难与共的情景,邱蔚六依然记忆犹新:"当年,上海九院医疗队突然收治这么多伤病员是我始料不及的。伤员来的头三天,我和大伙一点觉都没睡,72小时没合眼。主要是看到那么多重伤员,都需要手术,需要治疗,还要分出轻重缓急。三天以后,我开始每天上午查房,下午处理病房里的工作,换药、牵引,床边透视,下达医嘱,夜里做手术。"回想起这些事,邱蔚六至今仍感到无比自豪。

邱蔚六和他的上海九院医疗救援队的队员在唐山大地震的废墟里、在抗震救灾的医疗援助的岗位上,以实际行动谱写出一曲生命的赞歌。

"一眨眼,41年过去了。如今,回忆唐山抗震救灾医疗援助的岁月,就像还在眼前……"现年85岁高龄的邱蔚六,提起当年唐山大地震震后医疗救援的往事,还是一脸的兴奋。他小心翼翼地拿出三张老照片摆在面前,照片已经发黄,但却保存得干净完整,照片背后写着"唐山抗震救灾医疗援助"。

在20世纪70年代,能"玩"照相机的人不多,无法用镜头记录邱蔚六等来自上海九院医疗队的队员在唐山抗震救灾医疗救援的各种场景。好在灾后一个多月时,中央慰问团来到唐山,随团记者拍了三张被邱蔚六视为最珍贵的历史资料照片,被他收藏起来。

援助唐山抗震救灾的医疗卫生事业,对邱蔚六和上海九院全体医疗救援队员来说,都是人生的考验。它不仅考验着他们的精湛医术,更考验着他们的人文精神和医德情操。而面对每一次考验,邱蔚六和上海九院全体医疗救援队员都毫不含糊地递交了一份份出色的答案。

1976年8月底,九院抗震救灾医疗救援队来到唐山大约一个月之后,在抗震救灾现场搭起了临时医院。说是医院,其实就是由大棚变成了几个病区,而这些病区也都是由竹篾搭建而成的,依然十分简陋。邱蔚六所在的医疗队分为5个病区,仅分为内科和外科。

与此同时,一间简易手术室也随之建成,用来开展一些可操作性的手术。就是在这样的手术室里,邱蔚六为伤员进行治疗颞下颌关节强直等手术。不久,条件简陋的临时医院开始接纳所有非震灾受伤的患者,包括内、儿科等各类疾病,这也是解决当地群众求医的迫切需要。

8月的一天晚上,天空突然下起滂沱大雨,而且持续了5个多小时,这在北方十分罕见。水漫临时病房和医疗队员们的临时宿舍,邱蔚六带领着队员们全体出动,齐心协力做起排水工作。除了加筑遮雨挡雨篷外,更重要的是开渠排水,好在都是泥地,挖掘起来并不吃力。经过一夜苦战,积水开始消退,保证了病员们的安全。

邱蔚六写的另一首诗,也生动地反映了当时的情景:

十六字令　战雨

雨,
瓢泼殃及席棚里,
等须臾,
水深盈胫齐。

雨，
狂风助虐水更急，
与天斗，
堵漏抗洪齐努力。

雨，
滂沱已至芦蓆底，
惊呼叫，
干群同心筑水渠。

雨，
困难面前何所惧？
齐围坐，
且听英雄欢笑语。

　　1976 年，除唐山地震外，共和国的几位领导人也相继辞世：继周恩来总理、朱德委员长之后，一代伟人毛泽东主席也在 9 月 9 日逝世。电台在播出这一讣告时，邱蔚六正在唐山临时手术室内做手术，他是从广播喇叭中得知这一噩耗的……

　　灾区的蚊虫尤其厉害，即使躲在帐篷里也不能幸免。邱蔚六和他的上海九院医疗救援队员常常在早晨醒来时发现自己已被蚊虫叮得"遍体鳞伤"。大家不由地边赶蚊虫、边戏谑地说："我们是与天斗、与地斗，还要与蚊子斗。"

　　上海九院医疗救援队员在唐山抗震救灾和救死扶伤的过程，也是每个队员思想不断升华和成熟的过程。许多队员递交了入党申请书。大家在关键时刻不顾个人安危，奔赴抗震救灾第一线的奉献精神，一批队员在生与死的危急关头经受了考验和锻炼，受到上海市卫生局领导的高度赞扬，为上海九院赢得了荣誉。

邱蔚六所在的医疗队，除在职医务人员外，还有8位当时在上海第二医学院（现上海交通大学医学院）口腔医学系76届毕业的工农兵学员。他们是正在九院各科实习的年轻医生：王华新、刘淑香、步兵红、刘佳华、陈志兴、高寿林、郑如华和盛意和。

邱蔚六说，别小看了这批医学院毕业的工农兵学员。由于他们都有社会经验，无论是医疗工作还是其他后勤工作都积极肯干，而且各项工作都完成得非常出色。为了固定骨折，他们自制夹板；有位学员步兵红的舅舅在唐山工作，他也顾不得前去打探其安危；不少队员还自己掏钱去资助一些经济有困难的伤员；所有的宣传工作也都由他们包干。从邱蔚六另一首小诗中也可反映这批工农兵学员的具体形象。

杂赋　工农兵学员赞

冀东抗灾是先锋，

缘尽来自军工农；

炉火纯青把钢炼，

医疗队中数英雄。

请看：

小陈（志兴）宣传打头阵，

毛泽东思想送春风。

小刘（家华）号称老黄牛，

鞠躬尽瘁力无穷。

小步（兵红）置私于度外，

不问娘舅问工农。

小刘（淑香）赠金又问暖，

阶级情深手足同。

小盛（意和）人皆呼"老表"，

医疗工作称先锋。

小王（华新）处处挑重担，

热情洋溢火样红。

小郑(如华)事事来争先,

任务从来不放松。

还有小高(寿林)个虽小,

螺钉事儿见心胸。

正是:

震区九院战鼓隆,

陋习旧貌一扫空。

喜看今日接班人,

莺歌燕舞拂东风。

当时外科医生在帐篷里面,同时开展3台手术,从当天早晨到达以后一直持续到第三天中午12点。手术不断,一台接一台,像整形外科的俞守祥医生,他连续做了20台手术,除了患者下手术台这段时间外,没有任何休息时间。当他做完第20个患者以后,因极度疲劳昏倒在岗位上。一位工农兵学员在极度劳累的情况下,就靠在帐篷外面想抽支烟,来驱散一些疲劳,但是烟还没抽几口,叼在嘴上就睡着了。当地患者家属看了以后,含泪把烟拿掉。帐篷外面躺了很多伤员,伤员因为伤痛不停叫唤呻吟。但是一看到救护人员如此疲劳、如此辛苦,他们硬是忍着,把痛苦忍住。见此情景,邱蔚六感慨地说:"我也为我们医疗队员感到骄傲,他们为了抢救人民群众的生命不怕疲劳、连续作战。还有我们的护士长潘佩华,3台连着手术,对她来讲格外辛苦。在医院正常手术情况下,一般一个手术台,护理人员是2至3个人。但是护士长潘佩华一个人同时管3台手术,当然还有其他同志帮忙,不过主要的护理工作还是她管。到了极度疲倦的时候,她就让其他同志用手拍打她脸部,保持清醒。大家都不忍心下手,她就自己用手拍打自己的脸部。手术的医生看到这个情况,是一边手术,一边眼含泪花。所以我们这些医护人员的精神,确实是激励了我们,对收治的病员全身心地救治。大家都感到心灵受到震撼。"

这次唐山抗震救灾医疗援助的经历，既锻炼了带队的老师，也进一步磨炼了工农兵学员。其中，一位工农兵学员陈志兴在医疗队工作表现优异。在邱蔚六担任九院院长时，就推荐他担任副院长，之后又被提拔为上海第二医科大学副校长、上海市知识产权局局长。其他7位工农兵学员，如今无论在美国，还是在国内其他省市医院，也都已成为业务骨干。邱蔚六至今还能叫得出他们每个人的名字。

除上述的工农兵学员外，其他的年轻医师、护士等也得到了"实战"的锻炼。一位75届毕业、当时还是低年资的内科住院医师简光泽，在邱蔚六任九院院长兼党委副书记时，就推荐他任党委副书记，后来任九院党委书记。护士长潘佩华，之后也担任了九院的护理部主任。抗震救灾的医疗实践，也成为培养、锻炼和考验人才的大学校。让邱蔚六引以为自豪的是，上海九院医疗队在这次唐山抗震救灾战斗中，是一支拉得出、打得响、能够打胜仗的坚强团队。

从1976年7月31日抵达唐山至9月30日返回上海，邱蔚六与上海九院抗震救灾医疗队队员在唐山丰润县整整工作和生活了两个月，随即来接班的九院第二批医疗队在当地工作时间相对更长。这两个月抗震救灾医疗队的工作和生活，在邱蔚六的医学生涯中留下了非常深刻的印象。

四、下乡巡回医疗是一个大课堂

20世纪50~70年代，医学界下乡巡回医疗的机会特别多。有人曾对此抱怨不休，邱蔚六却认为："下乡巡回医疗，对我的成长反而有好处。因为，我学到了不少我在医院里学不到的东西。"

那个年代，正逢党中央和毛主席号召城市大医院的医务人员下乡为广大的贫下中农和无产阶级弟兄们防病治病、培养基层医务人员，全国各地医务工作者都热烈响应了这个号召。一些青年医务人员纷纷踊跃报名，组成了很多的医疗队，到医疗卫生力量仍然很薄弱的郊区和农村巡回医疗，为广大的农民弟兄送医送药。

1959年秋日的一天，广慈医院（现瑞金医院）和口腔医学系的一位领导笑眯眯地向邱蔚六走来："邱医生，上级已经决定要我们医院派一名骨干医生带领我们医院来实习的上海第二医学院60多位60届大学生到上海市郊的上海县（现闵行区）的农村参加为期一年的下乡巡回医疗、教学和劳动，让你当带教老师兼辅导员，你愿不愿意去？"

"去，我愿意去。什么时候动身？"

"看你急的，我早猜到了，你一定会愿意去的。"

是的，从1959年开始，主管教学的上海第二医学院副院长章央芬抽调附属医院的一批骨干医生参加教改小组，时年27岁的口腔颌面外科医生邱蔚六和口腔医学系副主任吴少鹏就在名单之中。

教学改革重点在于"串联"学生学习的前后期，打破学科界限，重组教学过程。教改小组提出了医学院的学生要将临床学习和基础课结合起来。前期是讲医学解剖课；后期是临床医学，包括内科、外科和口腔医学的专业各科，让医学生提早接触临床。俗称："前后期整合，避免重复，有点类似现在的'模块教学'"。该教改小组又分临床医学和口腔医学两个下属组。当时提出了"以疾病为纲"的口号，其具体成果反映在花了5年时间编写的《口腔疾病防治学》这本书中，该书于1964年出版发行。这是邱蔚六首次参加教材编写工作。与此同时，也开始了"培养性讲课"。邱蔚六说："那时，教学工作是很严谨的，从讲课内容到板书、仪表等，样样都很讲究。要经过不止一次试讲才能上讲台的。"

让教学改革与下乡巡回医疗和带教学生捏在一起，不正是邱蔚六的用武之地吗？难怪他一听说这件事，就心驰神往了。他认为，领导决定让他去肩负这项工作，是对他的信任。他太激动了，回到家里，闭上眼睛全神贯注地思考起来……

一会儿,邱蔚六的妻子王晓仪抱着刚满两岁的二女儿邱莅申回到家里。

孩子静静地躺在床的一角,小脸红红的,眼睛紧闭着。邱蔚六爱怜地伸出手去抚摸女儿的面颊,可小家伙却抽搐着嘴角哭了,仿佛她不同意爸爸离开似的。邱蔚六默默地看了妻子一眼。妻子正低垂着眼帘,忙着为他整理内务。他心里不禁涌起了深深的歉意,真是太难为她了……他情不自禁地低声说:"晓仪,我很想参加这次下乡巡回医疗、教学和劳动,你同意吗?"

妻子深情地看了他一眼,说:"你想去就去吧,我决不会拖你后腿。"

"可是家里……"

"你就放心地去吧。家里的困难,我能克服。"

多好的妻子、老同学和挚友! 看着她,邱蔚六下定决心,一定要以拼命工作取得的成绩来报答爱妻的体贴和关怀。

次日早晨,邱蔚六轻轻地亲了亲正在酣睡的大女儿邱临蓉和二女儿邱莅申的小脸蛋,默默地走了。妻子王晓仪深情地伫望着他的背影,泪水涌满了眼眶。说真的,她是有点不放心的。平时丈夫在家里不是看书,就是查资料,写手术方案,无暇过问家中的事务。妻子很体贴他,看到他在思考就不去打扰他,怕打断他的思路,影响他的工作。所以每当这个时候,她连话也不多说,走路和干活尽量轻手轻脚;有时候实在忙不过来,她才勉强开口请他帮一下忙。有一次,妻子王晓仪忙着炒菜,叫他去提一桶水。过了一会,他回来了,拎了个空桶,身上衣服水淋淋的,她也没有多加责怪。有什么可指责的呢? 他一心扑在医院的工作上,提着水还在想着他的手术方案,结果差一点栽了个大跟斗。邱蔚六在医学业务上是能手,可在干家务活上却完全不在行。这一次,他一个人去市郊农村参加为期一年的下乡巡回医疗、教学和劳动,怎么能不叫人担心呢?

邱蔚六下乡巡回医疗和劳动的基地在上海县人民医院。平时,吃住都在医院里,这有助于教学、上课。

邱蔚六带领这批60届医学院大学生到上海市郊农村,除了参加下乡巡回医疗、教学和劳动外,还要去闵行"四大金刚"万人大厂——上海电机厂、上海汽轮机厂、上海重型机器厂和上海锅炉厂参加学工劳动。到市郊农村和闵行工厂"出门办学"是交叉进行的。当时,瑞金医院还派遣了普外科医生周光裕、内科医生陈海琼配合邱蔚六医生一起下乡、下工厂带领学生巡回医疗、劳动和上课,师生们打成一片。当时,是一个组一个组地轮转带教,每个组有10多名学生,每两个月为一个轮转周期。邱蔚六共带了六个组、约60多名学生。

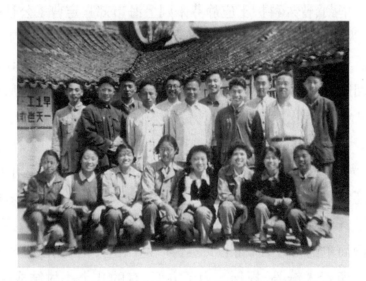

1959年,农村巡回医疗及教改时学院领导前来视察。二排右一为时任口腔医学系主任席应忠,右三为口腔医学系党总支书记李树林,三排右三为邱蔚六,右四为时任口腔医学系办公室主任吴少鹏。前排均为60届口腔医学系毕业实习学生

当时,邱蔚六是口腔颌面外科医生。他说:"自己教学生拔牙没问题,但教学生装活动假牙却难倒了我。我只能边学边教。因为装活动假牙'取模'很重要。否则,牙与牙之间会有空隙,会撬动的。当时,

就想办法用一种自凝塑料来解决有空隙、会撬动的问题。后来学生们开玩笑称我为'自凝塑料大王'。"

在邱蔚六带教这批大学生参加下乡巡回医疗、教学和劳动期间，他的妻子王晓仪有时会利用周末时间带着两岁的女儿邱莅申乘长途车来教学点探望邱蔚六。

这年因邱蔚六带教这批大学生参加下乡巡回医疗、教学和劳动的工作出色，他还被医院评为"1960年度先进工作者"。这是他一生工作中得到的第一个荣誉。

1967年9月，邱蔚六与九院曾在一起搞针灸麻醉的口腔颌面外科护士王华勤、普外科护士应静芬来到上海市郊嘉定曹王公社一个大队，参加为期半年的下乡巡回医疗。这是邱蔚六第二次参加下乡巡回医疗。他与一户农民"三同"，即：同吃、同住、同劳动。邱蔚六说："当时下乡巡回医疗，什么病都要诊治。印象中，上海市郊农民很勤奋，白天在田间忙农活，晚上回到家还要像黄道婆似的纺纱织布，或做手工活。

邱蔚六深有感触地说，当年城市医生下乡巡回医疗的做法应该受到肯定，为解决市郊缺医少药的局面、传播防疫卫生知识作出了贡献。他迄今还清晰地记得当年的情景：所谓驻地，即几间民房。木床铺上草和席子，再放上各自毡毯、被褥，即可住宿。所谓诊室，放几张桌、凳就可以做简单的诊疗，既简陋又艰苦。巡回医疗时，由队领导与当地各村（社）负责人统筹、规划。为了方便，有的几个小村结成一个点，医疗队成员轮流进村。坐诊台前，各村农民闻讯后络绎不绝地赶来。每天白天开展医疗、卫生宣传工作，有时晚间会放映幻灯宣传片。

邱蔚六说，在农家吃饭，蔬菜都是农民自己种的，所以特别新鲜好吃。一天，他在农户家吃到一种面饼，比麦子面黑，但既甜又香。人家准备了两个，他心想吃一个就可以了，吃光就太没礼貌了。一口气吃了一个，味道真是好极了。当时他年轻，食欲大振，不知不觉中两个全吃了，便赶紧喝一碗粥。跑到集合点，邱蔚六还向师生们炫耀自己吃到一种神秘食物。因为其他师生都没能吃到，他便觉得很幸运。后来，他知道这是地瓜面做的饼。实际上在 1960 年这种用地瓜面做的食物便是主食了。

往事真堪忆，每每忆及必心血来潮。当年这市郊农民朴实、憨厚、勤劳、节俭的美德，田间小路、清澈甘洌的河流，都让邱蔚六终生难忘。

如今追忆，竟如诗画、梦幻中之境。而当时市郊农村缺医少药，看到生了病奔波痛苦的农民，又令邱蔚六这些年轻医务工作者十分尴尬、愧疚。一个公社只有一处公办卫生所，这种落后的医疗条件终生刻印在邱蔚六心中。如今，现代化的各种医疗机构、社区服务点遍布市郊农村各个角落，有人居住的地方就有较好的医疗服务，今后会越来越好！事过 50 余年，当年参加医疗队的队友们都是医疗战线上的好伙伴。

五、在皖南工程医疗队的磨砺

1970 年 1 月至 1971 年 2 月，中国还处在"文化大革命"的浩劫中，邱蔚六受命去"小三线"——安徽皖南工程医疗队工作。

之前，九院已派遣了由口腔内科主治医生黄宗仁、内科医生谢德善和普外科医生张佩华等组成的医疗队去安徽皖南为当地上海建工局工程队服务。

由于当时上海空四军政委王维国，因患口腔黏膜疾病，通过市委办公厅点名要九院口腔内科主治医生黄宗仁从安徽皖南工程医疗队调回上海为其诊治。那么，由谁来顶替黄宗仁医生去"小三线"呢？九院革委会的工宣队邱春华代表院领导专门找邱蔚六谈了一次话，希望他不要辜负院领导的信任，当好这个"超级替补"，出色完成好支援"小三线"的医疗队的光荣任务。

这事让邱蔚六也很为难，因为他的岳父王季甫在 1965 年去世后，岳母张幼仪就住在成都的哥哥张旦初家里。因为"文革"中张旦初遭到抄家和批斗，1969年，患早期老年痴呆症的岳母回到上海治病，与女儿王晓仪和女婿邱蔚六住在一起生活。当时家里经济条件并不富裕，没有保姆。况且，家里还有三个小孩：大女儿邱临蓉14岁，二女儿邱莅申12岁，小女儿邱向宇8岁，全靠妻子一人照顾，邱蔚六放心不下。当时，是一个物质匮乏的年代，什么东西都需要凭票购买，购副食品也是如此。好在大女儿邱临蓉和二女儿邱莅申早晨会去菜场排队买菜，为家里分担起家务活……尽管如此，邱蔚六还是二话没说，接受了赶赴安徽皖南工程医疗队的光荣任务。

安徽皖南工程医疗队的目的地，是在积溪县的山区里一个名叫万里厂（建设中的上海气压机厂支内企业）的建筑工地。上海九院派遣的医疗队，就是为承担建造新厂房的上海建工局四建公司所属的建筑工程队提供医疗服务。该建筑工程队在皖南有几个点，包括解放战争时期新四军的所在地——旌德县。

1970年1月15日早晨，邱蔚六背上远行的行囊，乘长途汽车在安徽贫瘠的黄土地上疾驰。天气突然变冷，天空阴沉沉的。中午，寒风呼呼地刮着，晚上，风虽然停了，可是却下起了大雪。大雪铺天盖地，把天和地都裹在一片银色之中。在途经芜湖时遇到了大雪封路，长途汽车没法再继续行驶。司机对全车乘客说："要等到雪融化了以后才可行驶，请大家先住在长途车站旁的那家旅馆。"

满地覆盖着一层白色的地毯，外面成了粉妆玉砌的世界。抬头远望，枝梢让积雪压得垂下了头，电线像一根根白绒索横悬空中。雪还在纷纷扬扬地下，好像数不清的白蝴蝶在空中飞舞，又像许多柳絮漫天卷来，大有铺天盖地之势。

雪天总是格外的静、格外的洁白浪漫。大地的万物静立不动，雪地里的人们和远处的树木构成一幅清纯的淡水墨画，不用太多的渲染也是一种少见的纯美。从小爱好文学、阅读、写作的邱蔚六，当他看着鹅毛大雪飞舞着、白茫茫的一片时，不由萌发了诗意，写下了许多首即兴诗。此前，由于工作繁忙，加上家庭琐事几乎没写过诗词，偶尔写写也没有保留。从那以后,他不时也会写写诗歌,如今,已积累了100多首,其中包括一些对联。邱蔚六把自己的写的诗歌戏称为"打油诗":古云"诗言志"……

其一:七律　登赭山

登赭山遥望东方,
红太阳暖流胸膛;
长江如带山峦伏,
此行積屯＊斗志昂。

6.26指示奔前哨,
四个面向是战场;
任凭征途艰与险,
抗寒化冰有朝阳。

注:1970年1月15日,赴皖南三线,途经芜湖,车阻,乃游赭山公园,10时在山顶远眺而成。

＊積指積溪,屯指屯溪,皆在徽州现黄山市所属。

其二:七律　皖南山

银装素裹皖南山,
夕阳斜照天半边;
松柏茅竹万重千,
蜿蜒公路山坳穿;

飞驰如电万马急,
三线建设举红旗;
群山对我点头笑,
欢迎战友今天到。

1970 年 1 月 16 日,赴积溪途中,时置雪后。运载汽车如梭,风景壮观。

直至第三天中午,雪停了,太阳出来了,雪开始融化。于是,长途汽车继续向目的地驶去。

从积溪县城到万里厂建筑工地,有 20 公里路程,长途汽车需盘山行驶。

当邱蔚六来到安徽积溪县的建筑工程总部时,遇到了当年的同事、瑞金医院内科主治医生邹行炯,他正在等候第二班长途汽车返回上海。邱蔚六与他握着手关切地询问道:"邹兄,没想到你也在这里,真是世界太小了。"当他说自己可能是患阿米巴肠病而拉肚子时,邱蔚六关切地叮嘱他:"最好是尽快去医院仔细检查一下。"

不幸的是,1972 年邹行炯被确诊为直肠癌。"其实,做个肛指检查就可查出直肠癌。内科医生往往只想到可能是内科方面的疾病,所以犯了'经验性'的错误。太可惜了,不久他就去世了。"邱蔚六惋惜地说。

万里厂的建筑工地在山凹里面,卫生站、宿舍都在小山坡上。卫生站有四间房间:诊疗所、治疗室、男寝室和女寝室。邱蔚六、谢德善医生和金大犹医生三个人住在男寝室。邱蔚六花了 70 元买了一台红灯牌收音机,让大家听新闻或消遣。平时空下来,邱蔚六喜欢作诗;金大犹医生外文好,喜欢看外文书籍。

万里厂的建筑工地医疗站医生姓李,他中专毕业,很自卑。他看到从上海大医院来的医疗队后,就甩手把所有工作扔给了邱蔚六他们。

当时,医疗队共有四位医生:来自九院的邱蔚六、谢德善;来自新华医院普外科的金大犹、化验科技师倪蕴玉。因倪蕴玉年龄近 50,所以大伙都叫她"倪老太"。

平时,医疗队的工作就是看门诊、到建筑工地巡回医疗、出诊、食堂清洁卫生管理和背着药水桶去灭蚊灭蝇。

邱蔚六出诊遇到的第一个患者,是胫骨的皮肤裂开、并露出了骨头的一个工人。有整复外科基础的邱蔚六给他做了转移皮瓣和植皮手术。这个病例治愈，让建筑工程队的工人感到医疗队水平不错。于是，有慢性病的患者，如胃病、扁桃体肥大等患者，都纷至沓来。对此，建筑工程队的领导对医疗队大为赞赏。在年底评比表彰先进时，建筑工程队把医疗队也"破例"列入了评比表彰名单之中。

建筑工程队的领导对邱蔚六说："医疗队能否扩大诊治范围？"于是，邱蔚六将医疗站隔开一半做简易手术室。当时有内科医生、外科医生和化验师，独缺麻醉师，有手术需要时邱蔚六就想办法将在皖南旌德县医疗队的新华医院麻醉师励永美借过来。有了麻醉师，当时常见的手术都能做。邱蔚六开玩笑说："上三路手术我来做，比如扁桃体切除、拔牙等。下三路手术由金大犹、张培华医生（当时他在旌德医疗队）来做，比如阑尾炎、肛门手术等。"

这支医疗队在当地还小有名气，为缺医少药的山区解决了不少困难。邱蔚六说："除正规手术外，因没有神经外科医生，对颅脑损伤的处理，我们也要做。"

徽州地区（现黄山市）医院，也纷纷邀请邱蔚六等医生参加会诊和做手术。

也是由上海二医本部派出的医疗队，他们巡回于徽州地区璜田公社。一天，知道邱蔚六他们也在皖南工程医疗队，由队长陈万隆邀请邱蔚六去璜田为一名甲状腺瘤患者做手术。这位患者名颈部肿块已26年，肿块大如头，已压迫气管，影响呼吸。曾外出求医，均未能如愿。邱蔚六从临床表现拟诊为甲状腺良性肿瘤，可以手术。但由于当地公社医院条件很差，需要充实力量、精心准备，才能进行手术治疗。而且随队工宣队师傅的要求是："只准成功，不准失败"。于是，邱蔚六特意从旌德工程医疗队请来外科医生张培华和麻醉医生励永美协助手术。在精心的准备后，由邱蔚六主刀，历经四小时多，摘除了巨大肿瘤和几乎2/3的甲状腺。患者术后康复顺利。病理证实为甲状腺腺瘤。在这种条件下完成这么大一个手术，这在同行中都是难以想象的。"可惜，30多年了，也没有机会去随访，我想她应该还是健在的吧！"邱蔚六说。

一年多的皖南医疗队工作和生活，让邱蔚六对当地风土人情有了了解。他说，皖南的风景很漂亮。当地的住宅建筑也很讲究，墙砌得很高，以防徽盗。由于当地山区早晚温差很大，山区的农民易患肺部慢性病、慢性支气管炎和肺源性心脏病。这种肺源性心脏病的患者一多，邱蔚六携带的医药箱就要多带一点治心脏病的药。医疗队也很受山区农民的欢迎。

邱蔚六说，皖南当地的风俗习惯，与他的四川成都老家很相似，取暖方式一样，竹林也很多。刚到皖南时，他有一种回到老家的感觉。有邱蔚六赋诗为证：

其一：菩萨蛮　今日桃花源

巍巍群山抱皖南，

郁郁劲松争自繁；

劈开万重山，

蓝天不见边；

三线建设好，

今日桃花源；

笑问君何往，

"万里"把身安。

注：1970年1月20日，"万里"系704信箱厂名。

其二：如梦令　忆乡

芭茅、冬笋、竹林，

杠炭，烘笼、火盆，

跃然眼帘上，

见物忆乡情深。

情深，情深，

大小三线同根。

注:1970 年 1 月 24 日,四川为大三线,安徽为小三线。大小三线的物产、习俗颇为相近,引起童年乡情。

其三:五律 "采药"

清明绝山登,

采药效时珍;

石缝出巴戟,

润土有茯苓。

桃李竞争艳,

飘香齐报春;

山顶纵无路,

不攀勿甘心。

其四:念奴娇 "江南第一关"

东南险要,

第一关,

双峰夹壁道间。

多姿巨石舞溪底,

冲击流水潺潺。

千步石级,

龙须瀑布,

五指石对面。

直登关顶,

回首千米绝险。

看时间沧桑变,

山山可攀，
卫星飞上天。
昔日高关把路阻，
今日道通三线。

徽杭锁钥，
皖浙屏障，
现仅供游览。
多少奇事，
颂遍神州赤县。

当时，这里好多地方还没开发，自然环境很好。星期天，医生们会经常去山区玩，肚子饿了，就向当地老乡买鸡蛋吃。有一次，"倪老太"迷路了，晚上没回来。于是，大家拿着手电筒四处去寻找。后来，还是当地一位纯朴的老农民把她送了回来。

每逢周末除留人值班外，医疗队还出去采药和游览，这里的风景令人陶醉。

1970年5月的一天，邱蔚六和谢德善医生在山里一早为农民做完手术后，就一起去了黄山。大半天就能登上黄山天都峰的山顶去欣赏美景。邱蔚六说，在我的眼中，黄山是中国最为美丽的山，有人曾讲过这样一句话：五岳归来不看山，黄山归来不看岳。由此看来，黄山是多么的美丽、壮观。

那时，黄山到处都贴满了红卫兵写的标语。邱蔚六不无遗憾地说："这铺天盖地的标语，让'文革'中的黄山大煞风景。"

有一次下暴雨，引发了山洪暴发。在万里厂建筑工地的工人们先撤退了下来，向安全点疏散。邱蔚六说，称洪水猛兽一点不假，当地民宅都被洪水冲垮了，建筑工地也一片狼藉。幸好没有伤到人。

平时，邱蔚六等医疗队的医生还要参加建筑工地的工间劳动，做砼工,要搬运50公斤一袋的水泥。医生与工人打成一片,同甘共苦。当时,邱蔚六也没少流汗。

1970年4月,邱蔚六陪同一位重症患者驱车来到上海九院诊治。这时,他会抽空到家里去看看。这时,患病的岳母已不认识邱蔚六。当时,岳母在地处宛平路的精神病医院治疗,诊断为患脑血管性痴呆症。直至1971年2月,邱蔚六在完成皖南工程医疗队的任务而返回上海时,岳母恢复了记忆,当时她头脑清晰地问邱蔚六:"你这么长时间跑到哪里去了呀?"……

当年,邱蔚六与建筑工人关系也非常融洽。工人们晚上常常会跑到医疗站寝室,与医生们聊天,还煲蛇汤让大家共享。邱蔚六当年结识的木工唐义兵,最后两人成为好朋友,每年春节他都会到邱蔚六家里来拜年叙旧。2010年,十分重情的邱蔚六曾特地邀请当年赴皖南医疗队的医生和家属举行聚会。一向乐观的邱蔚六感慨地说:"当年我在皖南工程医疗队过得非常愉快。迄今,这段经历都让我难以忘怀!"

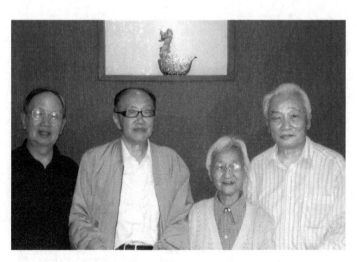

2010年,为纪念皖南医疗队40年,医疗队员重聚一堂,虽然大家都已白发斑斑,但精神矍铄。左起为谢德善、金大犹、倪蕴玉、邱蔚六

　　邱蔚六的妻子王晓仪回忆说,当年邱蔚六并没有因为组织上的不公正对待而心存怨恨,反而是更加拼命地工作,参加下乡巡回医疗、皖南工程医疗队和唐山抗震救灾医疗队等最苦最累的工作。因为邱蔚六深谙:逆境是人生最好的磨砺。

　　邱蔚六说话声音不大,就像心底里流出的一泓泉水,清澈、宁静,流露出他对党的一片深情。

第|六|章

开创"中国式"口腔颌面外科

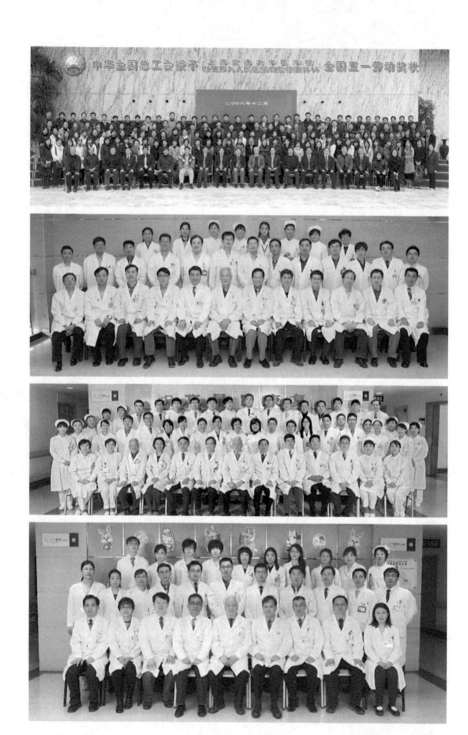

团队风采 荣获"全国五一劳动奖状"先进集体——九院口腔颌面外科学系下三个科室合影(从上至下依次为口腔颌面-头颈肿瘤科、口腔颅颌面科和口腔外科)

一、医学创新就是要敢于突破"禁区"

如果说口腔颌面外科临床和科学研究是一首大型交响史诗，那么，突破颅底的晚期颌面部恶性肿瘤"三不管地带"禁区就是一段轻缭曼绕的前奏曲，吹响了一曲跌宕起伏、震撼人心的医疗史上开拓创新、与时俱进的崭新乐章。

开拓者的欢乐莫过于在挑战中创新进取，希冀着到达成功的彼岸。邱蔚六就是这样一位跋涉者。

从迈进口腔颌面外科医学大门的那一天起，邱蔚六就立下了投身祖国医学事业，攻克医学难关，用高尚的医德、精湛的医术为广大疑难杂症患者服务的决心。

鲜花和掌声是悦人的，艰苦的跋涉更动人。当人们循着实现中国口腔颌面外科事业开拓者梦想的邱蔚六走过的抢占颌面部肿瘤、颌面整复外科与颞下颌关节外科的技术制高点一连串闪光足印时发现，命运女神并不曾特别眷顾邱蔚六。在他每个成功的背后，都有一个酸甜苦辣的故事；在每个医学技术难题迎刃而解之前，都有一个殚精竭虑的过程。在攀登医学技术高峰的日日夜夜里，执着的追求是他永不枯竭的精神动力。

"将攀登医学高峰、解决疑难杂症视为生命中的最强音。"这是九院医生们对邱蔚六评价说得最多的一句话。

回溯邱蔚六在医学界取得的成就，你会发现，他是一位不断攀登医学高峰的勇士。

已侵犯颅底的晚期颌面部恶性肿瘤学今天已是"显学"，但对 30

多年前的中国而言，就如一张白纸，也是世界口腔颌面外科的前沿学科之一。邱蔚六涉足这一领域，堪称"破冰之旅"。

30多年前，一位身患颞下窝肉瘤、侵犯了颅底的年轻患者找到了邱蔚六。肿瘤导致的神经疼痛和无法张口，使这个才30岁的年轻人几乎丧失了生活的勇气。邱蔚六目睹眼前的这个被病痛折磨的年轻人，深有感触地说："医学并不是万能的，但眼看着患者被病痛折磨，我却救不了他，就是医生最大的遗憾。但也正是这份遗憾，促使我必须破解难题。"

经检查发现，肿瘤深埋在他的颅底。直到今天，颅底被侵仍被许多国外的医疗指南视为医学的"禁区"。例如，在美国美国国立综合癌症网络（National Comprehensive Cancer Network，NCCN）的头颈肿瘤诊治指南中被列为晚期不宜手术。

这是因为，已侵犯颅底的晚期颌面部恶性肿瘤，是治疗中最感棘手的难题之一。以往对于这类病例，单纯的颅外手术很难根治，手术后复发率极高，因此一般被视为手术的禁忌证。

一提到颅底手术，一般的反应就是：非常难。人的大脑是个球状，但是很多毛病不是长在脑子的里面，而是长在或侵犯了脑子的底面——大脑之下、眼睛之上。这种手术的尴尬在于：下面进不去，上面的大脑又不可能端开了来看。既要找到进入颅底的路径，又不能伤到脑子，前期需要大量的侦查、勘探，手术中需要精确制导。这是一场艰难的突破"禁区"的战争。

邱蔚六打了一个比方介绍说，颅底就好比脑中的一层楼板，楼上是神经外科的范畴，楼下是口腔颌面外科的范畴，但是当中的这层地板以前一直没人管。没人管的原因在于不敢管。颅底所处的位置非常特殊，在神经外科医生看来，已经超出了他们熟悉的脑部范围，一般不会轻易实施颅外解剖。而同样，在口腔颌面外科医生眼里，打开颅底，就意味着可能伤及脑组织，危险系数相当大。因此，在很长一段时间里，肿瘤一旦侵犯到颅底，就被认定是不治之症。

从 20 世纪 70 年代初期开始,邱蔚六就把目光投向了一个被传统医学认为是禁区的"三不管地带",他与他的学生们在这里默默地耕耘着。而世界上"颅底外科学会"是 20 世纪 80 年代才在欧洲成立的。

邱蔚六至今还记忆犹新地记得,20 世纪 70 年代中期,一位老干部因患口腔癌多次手术,多次复发,复发的肿瘤侵犯了颅底,按当时的观念已经无法再次手术了。即使手术也只能从颅外用咬骨钳一点一点地把颅底骨质咬除,但这是明显违背恶性肿瘤手术"整块切除"原则的。

颌面外科医师对颌面部手术是熟悉的,神经外科医师对颅内手术也是精通的。然而,之前对于颅内、颅外"一板之隔"的颅底却不属于任何专科的范畴,因而一度成为医学上无人过问的"盲区"。

恰巧,20 世纪 70 年代,由"颅面外科之父"Tessier 教授创立的矫正先天颅面畸形的手术已经比较成熟。于是,邱蔚六萌发了一个想法:颌面外科和神经外科两个科联合起来,能否像矫治颅面畸形一样,请神经外科医生合作行颅内外联合切除手术。如果能够整块地把这个"楼板"一次性地去掉,而且是很完整地"整块切除"。因为肿瘤手术讲究要完整切除,以达到提高生存率的目的。

面部肿瘤患者的痛苦常人难以想象。看到患者痛苦的样子,邱蔚六毅然作出决定:"这个手术不做不行,我们就要敢于冒险。"这一果断的决定,让他们踏出了成功的第一步。

1978 年 6 月,邱蔚六为那位年轻患者进行了第一例颅底切除手术。

一个好医生不仅要善于运用已有的技术,还要在临床上发现一些新的问题,继而去挑战;尤其是要敢于挑战一些医学禁区,去尝试突破。怀着仁心的邱蔚六就是这样一位敢于不断攀登医学高峰、不断挑战"盲区"和勇闯颅底这个医学禁区的勇士。

资料显示,在我国各种恶性肿瘤的发病率中,口腔癌和咽癌的发病率虽然加起来只是十万分之五点几,但是在我国庞大的人口基数下,患口腔癌者也为数不少。据临床统计,在这些患者中就有将近十分之一的人其晚期口腔癌可能已经侵犯到了颅底。

邱蔚六有一个属于自己的世界,疑虑与果断、沉默与自信、迷惘与感奋,是他心中的交响乐,而顽强的毅力、不懈的追求、人生的理想,都是唱响在他这个世界中的贯彻始终的主旋律:就是要闯一闯颅底这个医学禁区!追求,永无止境!突破医学禁区,是他心中的"圣地",是铭刻在他骨子里的风景。

一位伟大的哲学家这样说过:科学之门就是地狱之门。但邱蔚六说:"在中国医学科研人员眼里,科学之门是通向'成功'之门。因为外国人没有办到的,中国人未必办不到。"是啊,邱蔚六与他的同事们正是以这种精神,舍而忘我地进行着颌面部肿瘤手术后让患者缺损部位的功能恢复得更好等一系列科研攻关,进行着创造。一百次失败,一百零一次的奋起。巨大的成功,是他们用心血和汗水谱就的篇章……

科学的探索就是这样,只要存在一丝希望,就有成功的可能。钻过去了,一条缝隙后面往往就是一片广阔的天地。当邱蔚六谨慎地步入这个禁区时,一切工作都如履薄冰,经历了不少曲折和困难。这时,邱蔚六发自内心的责任感、紧迫感和使命感,鼓胀在流动的血液中,使他周身感到阵阵发烫。晚上,他再也躺不下去了,悄然起身,望着宁静的夜空,思绪万千。他暗暗下定决心:要珍惜这次千载难逢的机遇;也许一生的积累,正是为了这一天;也许一生的拼搏,正是为了达到这样的巅峰:为祖国赢得荣誉。

天亮了。他一边用力地捶打疼痛的后腰和发麻的双脚;一边打开带来的资料认真地研究起来。邱蔚六知道,等待他的将是一场严峻的考验。

了解邱蔚六的同事都知道,平素斯文的他一旦工作起来,就会一反常态,变得风风火火,大刀阔斧,谁也拦不住。邱蔚六日以继夜地收集、整理、消化着成堆的技术资料。一个设想,一次分析,撞击出的往往是稍纵即使的火花。否定，再否定，一次次挫折激起他更有力挥动搏击的臂膀。正是在这日日夜夜的废寝忘食、冥思苦想中催生出勃发的灵感、全新的构想。

于是，邱蔚六日夜殚精竭虑反复实验，最终攻克治疗已侵犯颅底的晚期颌面部恶性肿瘤过程中的诸多难关。他豁然开朗：终于初步探索出一套治疗方法和规律。

为了做好充分的准备，他与神经外科常汉祚教授密切合作，进行了长达半年的模拟手术：首先进行尸体解剖，摸索手术步骤。同时，制作了一些适应开展新手术的器械，制定了完善周密的手术方案。

1978年6月28日，邱蔚六终于在常教授和科内其他医生的配合下，将手术刀探进了危机四伏的颅底。他深谙，自己每一刀的深或浅、左或右，都将给患者带来关乎生命的影响。经过7个多小时的颅（颅中、前窝）颌面联合切除手术，终于取得了成功。术后的患者于当年7月16日痊愈出院。经随访，这位患者无病生存5年以上。一组近50例类似患者的随访，总的5年生存率可达30%以上。人类生命的色彩不再单一，这种颌面联合切除手术犹如一把利剑，瞬间把中国医生们沉重的眼睑划开了，他们一下子看到了清晰透亮的崭新天地：原来口腔颌面外科是一个千变万化的复杂世界。当然，医生们睁开了眼睛，中国的晚期颌面恶性肿瘤患者才得以摆脱混沌的宿命。而翻过这沉重的一页，则凝聚着邱蔚六和他的团队太多太多的心血。

当时，在一旁观摩邱蔚六和他的团队手术的专家、医生和护士就像是欣赏了一部精心导演的惊险大片，静谧之后一片哗然："绝无仅有""不可思议"……

这是一种无言的认可，中国的口腔颌面外科创新技术事实上已经跻身国际前沿。在这个没有奏响国歌、升起国旗的竞赛场上，邱蔚六带领他的团队就是这样一次次地将心中的神圣展现。

邱蔚六回忆当时的情形："为了解除患者的痛苦，也为了促进我们突破禁区，加上那个时候我们想到能不能向'七一'——党的生日献礼,所以就挑选了 6 月 28 日。那个时候讲献礼,其实是意味着'只许成功,不许失败'。所以我们的压力很大。"可是,这种压力对邱蔚六来说,更是一种激励。他说:"以前没有经验不知道,手术当中要把脑组织抬起、暴露颅底的时候,脑组织一受到压迫,患者的呼吸马上就慢下来了,最慢的时候只有每分钟十次。在这种情况下,按照我们的预案,麻醉师很快配合,做人工呼吸;我们也尽量加快手术的操作速度,并避免对脑组织压迫得太厉害。最后总算是有惊无险地度过了一关。"

手术大约持续了 7 个多小时,结果也相对来说比较成功。一方面,患者在做完手术之后,疼痛马上解除了,这一点十分关键;另一方面,患者能够张口吃饭,并且手术以后的修复也比较顺利,并没有出现严重的并发症。

初战告捷,大大鼓舞了邱蔚六不断探索的斗志。他并不满足于临床上取得的成就,开始进一步探索已侵犯颅底的晚期颌面部恶性肿瘤的治疗规律。

1978 年 7 月 26 日,邱蔚六又为一名时年 49 岁的左上额窦鳞癌放疗后未控男患者诊治。检查发现患者肿瘤已波及眼眶内和面部皮肤,肿块大约 10cm×10cm×4cm,X 线检查显示翼板、眶壁、上颌骨正常解剖结构全部消失。邱蔚六在患者气管切开、低温麻醉下进行颅(颅中窝、颅前窝)颌面(上颌骨、颌骨及眶内容、下颌支及左侧三分之二面部软组织)联合切除手术。手术中见肿瘤已穿破颅前窝与额叶硬膜轻度粘连,立即予以电灼;分离颅中窝骨孔时,患者呼吸曾 2 次变慢变浅;在进行暴露前床突、眼动脉附近时,突然大出血,迅速形成硬膜外血肿,呼吸停止。对此,立即进行辅助呼吸。局部填塞压迫止血,并暂时阻断左侧颈总动脉,强力脱水,放出脑脊液,加快颅外手术进度。呼吸停止半小时后逐步恢复,继续清除硬膜外血肿,彻底止血。按计划完成整复,手术获得了成功。术后病理报告切缘阴性。创口愈合后,进行了赝复治疗,以恢复一定面部外形。

邱蔚六认为,颅颌面联合切除手术是治疗已侵犯颅底的晚期颌面部恶性肿瘤的一种有效手段，属于新兴的临床边缘学科——"颅颌面外科"范畴。颅内颅外联合手术的特点是能够最大限度地"整块"切除肿瘤，符合肿瘤外科原则。同时，能明视保护脑组织，达到避免损伤的目的，并成功突破了颅底受侵犯不能手术的陈旧概念，为晚期颌面恶性肿瘤病例开辟了一条有希望治愈的途径，从而填补了国内的空白，并荣获1980年卫生部重大科技成果乙等奖（相当于现在科学技术进步二等奖）和1999年上海市科学技术进步成果奖。

神奇，太多的神奇。凡俗因此变得黯然无光。

二、在意的不是自己的
手术成功，而是患者的遗憾

手术的成功，让邱蔚六冲破了颅底的禁区，为晚期颌面部恶性肿瘤的患者开创了一条希望之路。

肿瘤切除得十分成功，但邱蔚六的脸上并没有笑容。因为肿瘤虽然被切除了，但手术也不可避免地切除了患者的一部分颌面部组织。"医生所做的一切都是为了患者健康的笑容，如果他们再也无法露出笑容，我怎么笑得出来？"

然而，就在患者重新获得生存希望的同时，这个手术却被发现留下了一个深深的遗憾。邱蔚六在意的不是自己的手术成功，而是患者的遗憾。在所有颌面肿瘤患者的手术"同意书"上，都会清楚地列出手术可能导致的后果，除了死亡外，还有面部畸形，也就是毁容。邱蔚六不愿意仅仅挽回了患者的生命，却眼看着他们失去正常的生活。但是，怎样才能既成功地切除肿瘤，又尽可能地恢复患者的容貌和面部功能呢？

邱蔚六说："清晨起来碰到熟人问候，第一个见到的就是颌面部。因此，颌面部对人的外观是非常重要的。但这个手术恰恰是一个破坏容貌的手术，我们称之为一个破坏性的手术。"

口腔颌面部肿瘤的手术治疗，常常造成患者的严重毁容和功能丧失。为了切净肿瘤，需要切除面部原有的组织，甚至是部分骨头和舌头这样重要的结构。第一位患者手术成功了，但眼睛没了，同时也失去了一部分头骨。有的患者因为要通过大块的切除以避免癌症复发、转移，结果把整个半边脸都去掉了。手术过程中，还可能要切断面部神经，患者将永远不会笑，失去表情。见此情景，邱蔚六就开始考虑给患者做面部修复手术的问题。因为他知道，毁容对于患者未来的生活来讲，实在是太残酷了。

邱蔚六施行的第二例晚期颅颌面部恶性肿瘤手术，由于肿瘤面积比较大，患者的整个半边脸几乎都被切除了。病愈之后，这位患者的正常社交遇到障碍。除了令人害怕的容貌之外，缺损组织的功能也几乎完全丧失。

邱蔚六说："所以在这以后，我们对怎么样保证患者的容貌和功能的恢复，也下了一番功夫，并分别于1984年、1990年在国内提出口腔颌面功能性外科的概念。"

邱蔚六对医术精益求精，对疑难病例查阅医学文献，定期对病区进行医疗质量分析，与其他医生们互相交流病例治疗经验，为广大口腔颌面外科疑难杂症患者解除病痛。邱蔚六对患者的病情进行细致分析，为患者设计个性化的治疗方案，他总是站在患者的角度考虑如何治疗对患者有好处。

因为有扎实的整形外科方面的训练和经验作基础，早在20世纪60年代，邱蔚六就首次提出全额隧道皮瓣一次转移立即修复口腔肿瘤术后缺损，并获得成功，使肿瘤术后缺损立即组织移植修复术在上世纪60年代中期即已处于国际先进水平。

由邱蔚六首次提出的"全额隧道额瓣"，可以一次修复在口腔颌面肿瘤术后缺损获得成功。在当时,不仅世界上未见报道,而且在 20 世纪 80 年代还有国外报道需要二次断蒂手术才能完成。

邱蔚六介绍说:"比如,我用额部皮瓣可以再造切掉的半截舌头。如果面部有一个洞穿性的缺损,不能吃东西,或者牙齿暴露在外面,我可以用额部皮瓣一次把它补起来。然而,这种利用近距离的组织来修复容貌的技术,却又有一个令人困扰的缺陷,那就是额部要遗留一个缺损。拿我们整形外科医生经常说的话来说,叫做拆东墙补西墙。"

那么,怎样才能尽可能地减少患者的遗憾呢?

20 世纪 60 年代初,以张涤生院士领衔的整复外科即开始了显微外科技术的研究。1963 年,上海市第六人民医院的外科医师陈中伟教授,把工人王存柏被冲床的冲头完全轧断的右手成功接活了,这是世界上第一例断肢再植手术在我国获得成功。这一事件大大推动了显微外科在我国的发展进程,也让邱蔚六受到很大的启发。在为晚期颌面部恶性肿瘤患者开辟了一条生存之路后,邱蔚六又试图破解一个更大的难题,他把目光投向了当时刚刚萌芽不久的显微外科。他率先把显微外科技术引入口腔颌面外科领域,用于对术后患者的外形修复中。由于显微外科技术的发展,可以做小血管的吻合。小血管的吻合可以在几毫米以内,甚至 1 毫米的血管,都可能把它接活。邱蔚六敏锐地意识到,如果把显微外科的小血管吻合技术引入到颌面外科手术,就能够利用患者身体的其他组织来修复颅颌面部的缺损。

然而,想要完成这种集切除与恢复于一体的高难度手术,不仅要求医生具备过硬的口腔颌面外科技术,还需要掌握整形外科技术,同时还要谙熟显微外科技术。

在显微外科发展初期,邱蔚六就率先将这一技术引进到了口腔颌面外科领域。就这样,肿瘤切除后,缺损部位修复的难题得到了进一步的解决。

邱蔚六说:"我们现在提倡对肿瘤手术的整复,就是要立即整复。不立即整复,有时还下不来台啊。一个大型的缺损,并发症也很多,怎么办？要做立即整复。治病的同时，恢复容貌，重获功能。这些本来需要多次手术解决的问题，如今，却在一次手术中得到了解决。首先破坏了，然后再重建。因此，它应该是属于雪中送炭的，而不是一个锦上添花的美容手术。由于这个手术要求口腔颌面外科医生有着整形外科的基础，还要谙熟显微外科的技术。这项技术在不断成熟的同时，在一定程度上也推动了口腔颌面外科、颌面修复重建外科和显微外科的结合。"

20 世纪末，国内《现代显微外科学》一书中，即已有邱蔚六撰写的有关颌面修复部分的著述，并获好评。

看似不可能完成的手术，邱蔚六硬是拿了下来。经过多年的不懈努力，他带领团队应用显微外科技术对肿瘤术后的缺损立即进行移植修复的手术在国际上达到了领先水平。

邱蔚六率领他的团队利用显微外科技术，先后完成了肿瘤术后缺损立即组织移植修复术已达 4000 余例，成功率达到 98% 以上。其科研成果分别 3 次获得原卫生部、上海市科学技术进步奖和国家发明三等奖。由于注重肿瘤根治与功能重建并举，建立了一套口腔颌面部肿瘤的综合序列治疗模式，从而使口腔鳞癌的 5 年生存率达 65% 以上，涎腺癌的 5 年生存率在 70% 以上。

20 世纪 70 年代至 80 年代中期，邱蔚六在颞下颌关节外科方面也颇有建树，创造性地提出经关节镜颞下颌关节滑膜下硬化疗法。他在国内首次对严重继发于颞下颌关节强直而引起的阻塞性睡眠呼吸暂停低通气综合征（OSAHS）患者进行手术治疗，获得成功。继之，他创造性地提出经颞下颌关节镜滑膜下硬化疗法治疗颞下颌关节习惯性脱位，并获国家发明奖。该疗法还被美国学者 Clark & Sunders 的专著 *TMJ Arthroscopy* 所引用。

邱蔚六介绍说，人体所有关节的运动频率名列第一的要数颞下颌关节运动。有些人白天喜欢嘴里嚼口香糖，晚上连睡觉做梦都有咬牙的习惯。而且，这个关节咬硬的力度很大，会造成咬合的创伤，从而引起关节结构的损坏,甚至"脱位"。这种疾病,以往的治疗是注射硬化剂。其最大的副作用是会加剧关节硬化和破坏程度;严重的需要手术治疗,以恢复关节结节的高度。

20个世纪70年代后期,在骨科开始流行"关节镜"疗法,用得最多的是膝关节镜。这类关节比颞下颌关节大得多。颞下颌关节比指掌关节略大一点。颞下颌关节镜是20世纪70年代日本学者率先发明的。因为它比较小,关节镜内径只有3毫米,最初只用在诊断方面。20世纪80年代初,华西口腔医学院在国内率先引进颞下颌关节镜,先用在诊断上。此时,善于思考的邱蔚六突发奇想:这种颞下颌关节镜能否用在治疗上,并且让诊断与治疗一起完成? 说干就干。20世纪80年代中期,邱蔚六与弟子胡勤刚(现任南京大学口腔医学院院长、南京市政协副主席)一起成功研制了一种新型注射针,专门用于治疗颞下颌关节镜硬化疗法。首次进行经颞下颌关节镜滑膜下硬化剂注射治疗复发性颞下颌关节习惯性脱位疾病,收到了较好的近远期治疗效果。而且注射点准确,创伤极小。

20世纪80年代中期,关于颞下颌关节外科,国外就已有专科学会,但我国在这个领域的研究还比较薄弱。当时,时任九院院长的邱蔚六让其博士研究生弟子杨驰把颞下颌关节镜研究作为研究课题。从此,颞下颌关节外科研究这个领域在国内开始拓展了。杨驰教授主要从事口腔颌面微创外科领域工作,尤其在颞下颌关节病,包括关节盘移位、关节肿瘤和类肿瘤疾病等的关节内镜下手术和开放性手术方面积累了丰富的临床经验,已诊治病例达1万余人次,开放性手术近千例;此外,在微创口腔颌面外科,包括关节镜手术、微创骨折复位固定、微创植骨等方面也颇有建树。他在国内外发表论文240余篇,其中SCI论文42篇,参编专著19本;获专利15项。他曾获国家发明奖和原卫生部科技进步奖;曾出访美国、德国、日本、南非等国家和地区讲学和进行手术示范交流。

近年来,到杨驰科室学习颞下颌关节外科的有来自19个国家或地区的近 50 人,成为一个在国际上尚未正式挂牌的"国际培训中心"。

2011 年成立了中华口腔医学会口腔颌面外科专委会颞下颌关节外科协作组,现任九院口腔外科主任杨驰教授任该协作组组长;同时,兼任中华口腔医学会颞下颌关节病学及合学专委会副主任委员、中华口腔医学会口腔颌面外科专委会委员兼秘书;是国际口腔颌面外科医师学会会员、美国颞下颌关节外科医师学会国际会员;任《中国口腔颌面外科杂志》编委等。

邱蔚六回忆说:"当年创造性地提出经颞下颌关节镜滑膜下硬化疗法治疗颞下颌关节习惯性脱位,其意义有三个方面:一是带动了微创外科的发展,并在国内得到了推广;二是自己的弟子杨驰在颞下颌关节镜的基础上进行了改良和创新,使他成为这个学科的国际名人。他应邀每年到国外讲课,他驰骋在国际学术交流的讲坛上,每年有多位国外学者来上海九院观摩杨驰教授做的颞下颌关节镜手术,推动了国内外颞下颌关节技术的发展;三是 1989 年美国学者 Clark & Sunders 的专著《颞下颌关节病诊断及外科进展》一书引用了我发明的颞下颌关节镜硬化疗法,扩大了中国在这一学科领域的影响力和知名度,并为以后开展的口腔颌面微创外科奠定了坚实基础。"

邱蔚六引领他的学生屡次冲破学科的禁区,拓展新的领域,结合口腔颌面头颈肿瘤外科、颌面修复重建外科和显微外科三大领域,"中国式"口腔颌面外科自此创立和发展起来。邱蔚六也因此被称为中国口腔颌面外科的奠基人和开拓者之一。

"妙手回春""春归""华佗再世"……凝聚着患者们感激之情的锦旗、匾额和感谢信等越来越多;从四面八方慕名而来求诊的患者更是排成了一字长蛇阵,医院的医务人员不由惊呼:"邱蔚六教授总是把患者的利益放在首位,真是精神可嘉,令人敬佩啊!"

三、躬行于足下的医学科研事业

邱蔚六的名气出在 20 世纪七八十年代,诸如"大医精诚""'华佗再世'的医生""与癌魔打交道的人""妙手回春有奇术""突破医疗禁区""征服不死的癌症"……频频见诸报端、央视,不仅国内的媒体,就是海外媒体也竞相报道邱蔚六的事迹和刊登他的论文。

邱蔚六和他的团队的新闻点太多了——

成功突破了颅底受侵犯不能手术的禁区,为晚期颌面恶性肿瘤病例开辟了一条有希望治愈的途径;

口腔颌面部针刺麻醉手术,成功地探索出"得气留针"的方法;

额部隧道皮瓣的临床应用,使肿瘤术后缺损立即组织移植修复术处于国际先进水平;

晚期口腔癌瘤的中药辅助治疗,建立了中西结合门诊,探讨了延长生存期的效果;

尝试经关节镜滑膜下硬化疗法治疗习惯性颞下颌关节脱位取得成功,并为以后开展的口腔颌面微创外科奠定了坚实基础;

滑膜下硬化疗法曾被美国学者 Clark & Sunders 的专著 *TMJ Arthroscopy* 所引用;

1 万余例唇腭裂手术无一例死亡,术后腭裂穿孔率低于 5%,均处于世界先进水平;

舌癌及腺样囊性癌细胞系及其亚株的成功建立,揭开了中国口腔肿瘤基础研究的里程碑,推动了我国口腔癌细胞生物学学科的发展,而且还"远渡重洋"去了国外的实验室;

……

特别是在医学领域,国人似乎已经习惯"外国的月亮比中国圆"等崇洋媚外的思维,而偏偏邱蔚六就不信这个邪。

"外国人能办到的,中国人一定能办到,而且将办得更好!让别人去评头论足吧,逆境中走出来的才是强者。"邱蔚六和他的团队昂首阔步迎了上去,决心攻下这座碉堡。这是毅力与意志的比赛,智慧与体力的角逐。

事实上是,外国人不敢做的、外国人没来得及做的,都让邱蔚六和他的团队抢了先。这方面的一页页的医学科研空白屡屡由他们来填补。

邱蔚六的医学成就引起了国际上的关注,邱蔚六和他的同事、研究生们的科研成果已有 36 次获得省市级以上科技进步奖励,包括国家发明奖和国家科学技术进步奖。

这些骄人的医学成就,源自于邱蔚六殚精竭虑、躬行于足下的对科研事业的默默奉献,不断探索成为生命中跳动的音符。

当说到医学创新就是要敢于突破"禁区"的原动力时,邱蔚六坦言:"那个年代所谓的创新发明概念,因受当时'文革'的影响,没有这么明确,也没有评奖体制。当时对国外医学科技情况不了解,那个年代的创新是模糊的。不过,对临床中遇到的难题,作为医生的职责和使命就是需要千方百计地想办法去攻克是常有的事。当然,这与每个医生的信念、志向和抱负有关。要想在医学岗位上有成就,就要多做一些事情。另外,与出生于'黑五类'家庭有关,不想平平庸庸,只想在工作上有所作为、有所建树,成为医学科学家。于是,自己就时代医学的热点问题,空余时间就'泡'在书海中,阅读国外医学文献,掌握国外有关口腔颌面外科的最新动态。"

邱蔚六说,《美国外科杂志》每年"10月号"都是介绍头颈外科的医学内容。另外,美国还有一本《喉镜》医学杂志,其中不少内容也是介绍头颈外科的医学内容。他对普外科杂志和整形外科的医学杂志也都必看。邱蔚六说:"医生就应该要博览群书,使自己的知识面更广。做到博学勤思,大爱精诚。任何一个创新都离不开时代和时代的信息。"于是,邱蔚六养成了阅读国外医学文献,尤其是阅读最新发表论文、"述评"和"文献综述"的习惯,从而了解相关医学领域的最新动态,以及这个医学领域有哪些热点问题? 哪些热点问题已经解决了? 哪些热点问题解决不够好? 自己从中可做些什么? 这样,让邱蔚六明确了创新的目标,接下来可着手考虑科研方法来进行探索。

邱蔚六说,阅读"文献综述"和新发表的论文让他开阔了眼界:"20世纪60年代末和70年代初,世界上有一个新兴的临床学科——颅颌面外科,自己就是在'泡'图书馆时看到的。这个学科是由整形外科医生和神经外科医生联合来搞的。当时,这个信息让我很振奋。这涉及颌面的颌骨要整块移动。因此,为安全起见,首先要神经外科医生将颅骨打开,将脑子朝上提起,才能保证颌面骨整块移动,从而可以在面部中上三分之一地带顺利实施手术,最后达到整形手术的目的。当时,国外医学文献上报道的90%以上都是整形手术,个别也有报道头颈部晚期恶性肿瘤手术的。"

当时,没有碰过颅底,另一个原因是九院还没有神经外科。于是,邱蔚六只好请来了兄弟医院的神经外科医生来九院协助手术。但是他们也未碰到过这种情况,因此只能用咬骨钳一点一点地把侵犯颅底的骨头咬掉。邱蔚六说:"这种手术效果不好,患者术后易复发。恶性肿瘤的根治需整块切除,而不是一点一点地把恶性肿瘤的侵犯骨'咬'掉。肢体可截肢,可脑颅是不能截的。"

于是,邱蔚六当时就想:"可整体移动,但能否手术? 这是关键点。这也是萌发我创新做这个手术的想法。"

由于当时九院没有神经外科,邱蔚六没人可商量。好在20世纪70年代中期,九院从安徽医科大学调来了一位神经外科医生常汉祚。他爱人是九院骨科的护士长,当时医院是为了解决夫妻俩两地分居才把常汉祚调动过来的。但是九院当时神经外科还没成立,常汉祚医生只能在普外科工作。邱蔚六当时就与常汉祚医生商量合作,目的就是要把恶性肿瘤的颅底骨"整块切除"。

1976年5月，邱蔚六先在医院解剖实验室忙了半年时间。他反复地在尸体上做实验，以取得"术式"，掌握第一手资料。邱蔚六说，临床上怕两个难点：一是避免大出血和损伤重要组织；二是在暴露颅底时，因牵拉怕压迫脑干，会造成患者呼吸变慢，一分钟10次都不到。这时，需要麻醉师配合，用人工呼吸。还有就是手术下来有两个问题。第一个问题是避免颅内感染，因为污染创口易感染。一旦感染，会造成脑膜炎，患者会出现抽筋、记忆丧失等并发症。而且手术时间长，创伤就比较大，会发生弥散性血管内凝血（DIC）。这些对患者来说都是致命的。对此，手术后观察很重要，对重症患者要注意密切观察呼吸、瞳孔等症状。另一个问题是术后恢复期，因为术后的面部畸形比较厉害，造成功能障碍，或功能受到很大影响。比如，说话口齿不清、呼吸不通畅等，需要进行康复治疗。

邱蔚六给这种手术的定义是：为晚期口腔颌面头颈恶性肿瘤找到了一条可治愈的途径。"据统计，术后五年生存率在35%以上，最长的在20多年后仍健在。要知道，以前对晚期口腔颌面头颈恶性肿瘤都是放弃的。"邱蔚六如是说。

为了赢得时间，邱蔚六在一间简陋的医院解剖实验室里摆下了战场。他和常汉祚医生在甲醛浸泡的尸体上先做"模拟手术"，然后在新鲜尸体上做"模拟手术"。

为了与时间赛跑，他常常住在医院里不分昼夜地忙碌着，像绷紧了的发条，一分一秒地转个不停。打这以后，他不是一个月一个月地、也不是一天一天地计算时间，而是一小时一分一秒地在计算时间。每天，晨星还在闪烁，他却已经悄悄地起床工作了；晚上，他一直工作到深更半夜，谁也说不清楚他是深夜还是黎明才躺下。大热天，没空调，只能用电风扇降温；蚊子多，只能点蚊香……

为了省去食堂吃饭的时间，邱蔚六干脆在中午买一袋馒头，悬挂在工作架上。肚子唱"空城计"了，就一边啃着冷馒头、一边专心致志

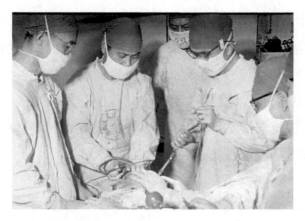

第一例颅颌面联合手术照片。右一邱蔚六,右二常汉祚

地查看资料,思考手术方案。在那段时间里,邱蔚六每天工作 16 个小时以上。一到晚上,他累得浑身像散了架似的。有一天,他竟然一边啃着馒头、一边呼呼地睡着了。别人问他:"你这样没日没夜地干,苦不苦?"他笑笑说:"怎么不苦。但只要想到能早日掌握第一手资料,心里就甜得很哩!"

在邱蔚六忘我工作的精神感染下,常汉祚医生全身也有使不完的劲,也坚持每天工作 16 个小时以上。虽然,他俩当年年轻血气方刚,但是毕竟不是铁打的"金刚",日长月久,他俩浑身像沾上了一股甩不掉的疲倦。他俩想了很多办法来解乏,有时候故意往菜里放一小把盐,吃得咸了就想喝水,于是就不停地喝浓茶提神。

无比紧张的半年多时间过去了。邱蔚六和常汉祚医生终于如愿以偿地在做"模拟手术"的基础上拿出了侵犯颅底的晚期颌面部恶性肿瘤手术方案。他俩虽然个个都熬红了眼睛,但是大家谁也按捺不住内心的喜悦。

邱蔚六说:"每个手术,都要先设计手术进度、切口位置,等等。"

第一步:为避免感染,手术顺序:先做颅内,后做颅外。

第二步:把脑颅打开后,将颅底分离开来,暴露颅底的上面,确认需要保护的组织，比如：颈内动脉、三叉神经等。然后，设计截骨线，研究手术中如何止血？用什么器械？如果脑膜或脑组织也被侵犯应该如何处理？由于脑膜缺失又该如何修复以防脑脊液漏？最后，再做颅外手术，一直做到颅底，从而达到整块切除的目的。

邱蔚六说，通常情况下，因脑膜多少会破裂，脑脊液漏。接下来还要设计如何修复最后裸露的创面。

四、医学无止境，探索无止境

人们对于某种"盲区"疾病的把握，往往都要经过从无知迷茫到清晰透彻的复杂过程。就像牛痘没有问世之前，凶残的天花病魔也曾让人类为此付出过沉重的代价。事实上，探索只属于极少数人。因为绝大多数人更热衷于墨守成规、遵循现成的结果，也绝少有人去关心探索者的艰辛和过程的坎坷。

可以说，在临床医学这个领域，光明与黑暗、进步与落后、创新与保守、责任与无奈的较量，摆在所有医生面前，也只有靠医生的技术和良知可以操纵得了。邱蔚六觉得自己的肩上"压力山大"沉甸甸的。"心有多大，舞台就有多大。""探索是成功者的专利"——邱蔚六成功突破了颅底受侵犯不能手术的禁区，为晚期颌面恶性肿瘤病例开辟了一条有希望治愈的途径。

邱蔚六一路走来，感慨万千。他说："我的医学职业生涯中，有几件事是比较难忘的。第一件事是：20世纪60年代末期，被誉为'颜面整形之父'的法国整形专家Tessier教授创造性地成功进行了颅面联合手术，即：同时从颅内和颅外对眼眶、颅骨和上颌骨等进行截骨和重新排列，使一些复杂的颅面畸形得到了彻底治疗。这一创新促使我们把它应用到颅底被侵犯的晚期头颈肿瘤中。第二件事是：1964年，我将全额隧道皮瓣修复的'两次手术'压缩成'一次手术'。这个手术连国外专家也不曾做过。以前这种手术分先转移、后切断两次手术。我对这个手术第二个改良是：可以一次做全额皮瓣而不只限于半侧，从而打破了'中线理论'。我主要是受国外一篇《'皮下皮瓣'，subcataneous flap》医学文献的启发。"

医学无止境，探索无止境。由此也让邱蔚六着力于实现中国口腔颌面外科事业的开拓者梦想和未来发展的蓝图。在他眼里，满眼都是憧憬。

1974年，邱蔚六成功实施了颞下颌关节真性直伴重度睡眠呼吸障碍的同期手术处理。邱蔚六说，这种症状叫"打呼噜"。呼吸困难的直接原因是由于下颌骨发育不全而导致的咽腔缩小。严重的会造成呼吸暂停，医学上界定为10秒钟以上，即称阻塞性睡眠呼吸暂停低通气综合征(OSAHS)。其实，这是人缺氧所致，会引发心脏、肺部问题。国外对此早有命名，但我国20世纪80年代后期才重视这个疾病。该病呼吸困难主要发生在入睡后，因为肌肉松弛，舌后坠，致咽腔更小。轻者则鼾声如雷，他人常惧同室；重者则时常为憋气缺氧而一夜数次从睡眠中惊起，且常常大汗淋漓。由于长期呼吸困难，这类患者还常可导致继发性心肺损伤。这类患者几乎毫无例外地有面下三分之一的短缩畸形，侧面观看酷似鸟嘴。

当年，邱蔚六教授曾遇到三个病例。有一个9岁的小女孩因张口受限8年，严重影响呼吸与进食。1976年6月，身为胸外科医生的父亲带着小患者慕名前来找邱蔚六就诊。这位小患者之前在外院做过手术，但又复发了。她的父亲对邱蔚六说："我不想先解决孩子的张口问题，想要先解决打呼噜的问题。"

邱蔚六收进小患者住院治疗，晚上观察她入睡后，10分钟就打呼噜；中间会停止呼吸后因憋气而突然坐起来，脸色苍白，大汗淋漓，深深地吸一口气。邱蔚六问她情况，她迷糊讲不清，又睡下了。鼾声大作。他仔细观察她一夜，统计她有多少次这种症状。当时，国内还没有仪

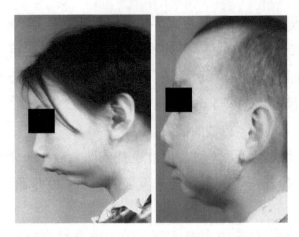

图为一例重度 OSAHS 患者手术前后侧面观，
术前术后

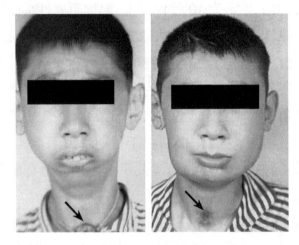

图为一例重度 OSAHS 患者，术前示长期佩戴气
管套管(箭头处)，术后，长期套管已拔除(箭头处)

器来测量记录患者的心律、缺氧等症状。后来，邱蔚六阅读了国外医
学文献才知道有这种病，国内还没有记载。于是，他在想：此病阻塞点
在哪里？当时没有 CT 检查，在口咽部 X 线检查才知道阻塞点。

邱蔚六在精心制定手术方案后，对小患者进行了手术。在气管切
开麻醉下行双侧高位关节成形和下颌支横断下颌前移手术，而且是同

期做手术。关节间隙内行真皮填塞,下颌双侧前移 1.2cm;横断后的下颌支在新的位置上行骨间结扎固定。手术非常成功,呼吸和外形均明显改善。对此,小孩的父亲很高兴。7 年后,邱蔚六随访时,小孩的父亲说:"女儿发育正常,呼吸功能良好,张口 3cm,还是高中学校的篮球运动员。"

此后一年不到,邱蔚六又遇到了一位 16 岁的男孩患者,他父亲是山东一个县的卫生局局长。这位患者来上海九院时,还戴了一个气管切开插管。原来,他也是"鸟嘴",嘴张不开。患者 2 岁时患麻疹、肺炎后致关节强直和呼吸困难。于是,在当地医生气管切开手术后戴管长达 14 年。1974 年,行关节成形手术后又复发,呼吸困难无改善,致颈部戴有气管插管始终无法拔除。1978 年 8 月 9 日,邱蔚六在全麻下行双侧髂骨嵴移植关节重建下颌前移手术。通达颌下切口,在下颌角部切断颌骨,将关节区粘连部分及残存下颌支咬除,形成人工关节窝;取双侧髂骨嵴,使其成"L"形,形成下颌支 4.5cm 及体部 5cm,与下颌体部行嵌贴式骨间结扎固定,下颌支的新关节头部分覆盖以阔筋膜。手术后颌前移 2cm,前牙呈轻度反合,颌间用带钩夹板固定。两周后拔除气管插管,未见呼吸障碍,外形也明显改善。手术获得了成功。1983 年,邱蔚六随访时,获悉对方张口 2.5cm,呼吸功能良好。

邱蔚六是国内最早做这个手术的医生,当时国外也没有这种手术的报道。20 世纪 80 年代,邱蔚六发表了《颞下颌关节真性强直伴重呼吸障碍的同期手术处理》论文。那时候,国内耳鼻喉科还未开展,邱蔚六是"第一个吃螃蟹的人",他收获了成果。后来,国内耳鼻喉科才进入了这个学科领域,并声势浩大地开展这个学科研究。

1978 年改革开放以后,邱蔚六带研究生卢晓峰继续研究这个课题,并在九院口腔颌面外科里设立了阻塞性呼吸疾病诊治中心。目前在国内口腔颌面外科专业委员会下面也有一个专门协作组,而且还加入了全国睡眠学会,成为骨干力量。卢晓峰现在已成为国内的权威之一。

"只有你想不到的，没有你做不到的。人的潜能无限，只要能找准登高切入点，一定会实现自我超越。"邱蔚六感慨地说。

2010 年 9 月 25 日，中国医师协会给中国工程院院士邱蔚六教授颁发了中国睡眠科学技术终身成就奖。邱蔚六说："这也是创新项目，它整合了口腔颌面外科的先进技术，而且对重症的 OSAHS 有效。"

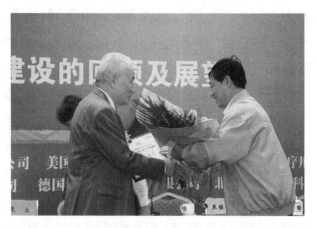

2010 年 9 月 25 日，中国医师协会授予邱蔚六中国睡眠科学技术终身成就奖

邱蔚六常说，搞口腔颌面外科医学科研事业就像登山。那是在实验、探索和数据构筑的万仞高山中攀援。陡峭的山壁，茫茫的林海，蔽日的树丛，仿佛成为攀登途中一个又一个不可逾越的屏障。然而，攀援者用理想和信念构筑的不屈身躯，日复一日、年复一年地显现在荒芜人迹的崇山峻岭中。他在开辟，他在创造。终于有一天，他登上了顶峰，回首望去，往日攀登的足迹不就是万般寻觅的秘诀吗？他豁然开朗：会当凌绝顶、一览众山小的神韵，峰回路转、曲径通幽的奇妙，尽在其中。这种前所未有的境界，只有邱蔚六才能真正领略到。

今天，人们永远不会忘记邱蔚六把大量的心血注入到了口腔颌面外科医学事业中。矗立在中国口腔颌面外科医学事业跻身世界第一方阵的丰碑上，有中国工程院院士邱蔚六教授不朽的名字！

半个多世纪一路走来,邱蔚六躬行于足下的医学科研事业,取得了无数的终身成就奖、贡献奖和最高荣誉奖。这接踵而来的荣誉,恰似挂在他胸前一枚枚金光闪闪的勋章,映照出他无穷的智慧和创造力。好啊! 功勋显著的邱蔚六,"天下谁人不识君"?!

现在的邱蔚六,已经是多次参加颁奖了。对于这接踵而来的荣誉,笑意盈盈的邱蔚六坦言:感觉每年都像走台阶一样,总是不停地抬步往上走,有更高的落点,让他更有动力和冲劲。荣誉的背后有着很多人的付出,是背后整个团队的力量在支撑着他。谈到未来的目标时,邱蔚六眼睛一亮,眉飞色舞,神采飞扬,精神劲头更足了:"当聚光灯打在你身上时,你不能傻愣愣地站在那儿,你得铆足劲好好体现自己的价值。心有多大,舞台就有多大;相信未来,我们的舞台会更大!"

是啊,多少甜酸苦辣,多少彻夜难眠,多少峰回路转……此时此刻,还有什么旋律能比这首歌更能表达邱蔚六的喜悦之情和无限感慨! 邱蔚六深深地感到:"成功的魅力有时就在于每一秒充满激情的创新、探索和一望无际的希望之中……"

五、"外科医师不该仅仅是开刀匠"

"一名优秀的外科医生,不该仅仅是个开刀匠,更应该是艺术家,用刀和针线去作画,要有美的感觉;不仅会开刀,更要懂内科、生理、病理等,从全面的角度把握患者;医生更应该是一位爱心大师,不仅要恢复患者的身体健康,而且要鼓励患者重新进入社会;外科医生应该是擅长临床技能和科研的学术型的医生,要善于寻根刨底,知其然,更知其所以然。这就需要外科医生不断学习、更新知识,要会做、会写、会沟通。他要有哲学思想,善于思考和总结。否则,即使从业一辈子也只能是个熟练工而已。"这是邱蔚六经常说的一番话,善于思考和总结也是他的一大爱好。

邱蔚六认为，医学虽然属于实践性很强的学科，但离不开理论的指导。外科医生不是"开刀匠"，外科医生应该是学术型的外科医生。他说："我很幸运，一开始就能朝着学术型外科医生的目标努力。作为一个临床科室，需要基础医学研究，需要能结合临床解决实际问题的课题。这一原则永远不能动摇。做医生，就要做到别人看不好的病我们力争能看好，别人不会做的手术我们要会做。做人，也应该有一个丰富多彩的人生。"

邱蔚六对作者说："我们从事的是医学事业。医学与一般自然科学最大的区别，就在于我们面对的是人，是活生生、有思维的人。所以，医学有不可预测性和不可重复性。我们的每一项治疗，后果均很难预测，在某个患者身上可能手到病除，在某个患者身上则可能是雪上加霜。每个机体的特殊性，也意味着医学的无法重复验证。这也是现代医学的魅力所在。"

有一年春节，邱蔚六与大学几位同学一起聚会聊天。他们都已经成为各专业领域的拔尖人物。大家一起讨论各自的专业，不知不觉中流露出对自己在专业方面取得成绩的某种得意。这让邱蔚六想起了《论语》里的一句话："君子不器。"何谓"君子不器"？他说，真正的君子不会沉迷于某项专门的手艺。沉迷于某项专门技艺的，永远成不了大师，只能是工匠，如木匠、泥水匠等，不可能是建筑师。外科医生也是一样。一位外科医生如果没有独立的人文思维、博爱精神，就算专业水平再高，也只能是开刀匠，不可能是学术型的医生。

邱蔚六的人文底蕴厚重而深邃，他的手术更是一件件值得回味的艺术品。手术方案时常在他的脑海中不断升华而折射出一种成就感。他的"开门弟子"、解放军总医院口腔颌面外科主任步荣发说："有幸作为邱教授的学生和助手，跟随邱教授做过几台高难度的具有挑战性的外科手术。我发现，手术中的邱教授，一改其平时的沉稳斯文，每个动作都是那么迅速、准确、细致、到位；每个动作都做到脑、眼、手、口协调一致。在他手下,手术似乎变成挥洒自如的艺术,使助手也得到美的享受。邱教授是一位呵护生命的医学大师,润物细无声。在他的身上映射着一位医生善良的品质、丰富的心扉和高尚的灵魂。"

在谈到一个成熟、睿智的优秀外科医生的风度时,邱蔚六说到这样一个细节:在手术台上,当有意外发生的时候,一台手术的主导往往会出现两种截然不同的态度和结果。一种是沉着稳健、心平气和,依然交代清晰,步骤有条不紊;发出的指令,包括说话的语气、音量和节律丝毫没有惊慌失措的痕迹,整个气氛是惊变中却不见惊慌。而另一种情况则是心急气短,埋怨不断,责怪助手这也不对,那也不行,甚至出语不逊,大有旁边站着一堆饭桶的感觉;其最后结果不外是气急败坏再加上无所适从,往往可能导致整台手术稀里哗啦地败下阵来。

邱蔚六说,从技术层面上讲,这是缺乏应有的底气。但是从做人上讲,这是缺少了对周围人最起码的尊重。邱蔚六时常叮嘱他的弟子和身边医生:不做心胸狭隘的抱怨医生,要做心胸宽阔且懂得包容的医生。

邱蔚六是一面镜子,他为人师表。他在给优秀的外科医生"画像",自己就是大家学习的楷模和榜样。他给人的印象:表里合一,才华横溢,仿佛是知识、才华、阅历、气质和智慧多种元素添加到原本完美的躯体之中,似乎他身上的每一个细胞都渗透着学术和文采。他的脸庞像一盘饱满的向日葵,在那里只保留了吸纳阳光之后的灿烂,而找不到可以隐匿阴暗的沟壑。

做医生需要坚持,做科研需要坚持,而坚持是需要勇气和动力的。邱蔚六做临床科研的动力,不是为了获得全国学术论文奖,也不是获得省市医药卫生创新奖,而是冲破学科的禁区、拓展新的领域的过程中,充满激情的状态;是经过苦思冥想的挣扎后,获取解决办法和攻克难关的瞬间快乐;更是实现梦想的道路上,看到每一个清晰脚印时的满足感。

白皙的手背上,血管凸起,因为一次紧急气管切开手术,为了保护血管,将手指皮肤切去一片,左手食指第一节已经变形。然而,正是邱蔚六这双并不完美却富有爱心而有力的 83 岁的手,一次次地与可怕的晚期恶性肿瘤过招,挽救了成千上万颌面部癌患者的生命。对于患者来说,握住他的手就有活下去的希望。邱蔚六由此被同行和患者誉为"一位不老的敢于突破颅底晚期颌面部恶性肿瘤禁区的抗癌斗士。"

"我是一个普普通通的口腔颌面外科医生,就是年龄大了一些。"邱蔚六自我调侃地说。他从不讳言自己老,但谁都知道他一点也不老。如今,已是"80 后"高龄的他,仍然坚持每周出一次专家门诊并参加疑难病例讨论,包括院内外会诊。

所有见过邱蔚六手术的人,都惊诧于这把柳叶刀为何依旧如此"稳、准、快"。有人说他是"特殊材料做成的"。行家们点评邱蔚六的手术:"技法堪称一流,创造了惊世之作。"

一个中年男子患晚期口腔颌面头颈恶性肿瘤,被多家医院判了"死刑"。这位患者见到邱蔚六时,苦苦哀求:"大夫:请您救救我吧!"

邱蔚六生性一副热心肠,硬起来可以生死不顾,柔起来又格外儿女情长。他见不得无辜者的眼泪,当即反问自己:"如果患者是我的家人,在这般病痛之下,我会怎样选择?"于是,答案出来了:"我有 100 分心力,绝不会出 99 分。"就这样,他再一次跳进风险的旋涡。最终这位重症患者在邱蔚六的手术刀下成功获救。

重症患者,在真正医生的眼里永远是无助的孩子。邱蔚六说:"看着这样的患者,如果你有一颗善良的心,也不会坐视不管、无动于衷。"一位成功的好医生很难说心力和手力哪个因素占的比例更大,反正邱蔚六每每是由心去融化手。而且他的心力每每总能消解患者难以驱散的绝望和恐怖,患者只要看到他那双静谧从容的眼睛,勇气就鼓起来了。

"大夫,您看我怎么样?"——患者忽闪着命悬一线的求救目光。

"你有信心,我才能有信心" —— 患者从邱蔚六的眼睛里竟是找不到丝毫的怯懦。这使得患者即将熄灭的最后一抹亮光仿佛忽然从对方的双眸里重新借到了希望的火种,那双灰暗的眼睛瞬间充盈了光泽。患者重重地点了点头。邱蔚六必须把治疗过程中可能出现的最坏情况给患者讲清楚。该患者一直在听,一直在点头,他愿意接受这位不放弃自己生存希望的医生提出的所有条件,包括可能引起的并发症、后遗症。

当时,这位重症患者鼓励邱蔚六:"大夫,我信任您!"对此,邱蔚六很感动:"没有患者的理解和支持,就不会有医生的创造。"

这位中年患者于是有了今天,2012 年 10 月,他致信邱蔚六:"算起来手术成功到今天 30 年了,饮水思源,没有您,哪有这 10 950 个日日夜夜的新生命……"

邱蔚六把这样类似的感谢信装在一个大文件袋里,文件袋现在已经装得很厚很满。那里面装着哭泣生命的再次欢歌。

在医院里,经常有患者和家属见到邱蔚六时,"扑通"一声,当众下跪,泪水伴着一串串的"谢"字,那情景真是感人啊!可邱蔚六诚惶诚恐,不停地对他们说:"请你们千万别这样。我是医生,救死扶伤,这是我的职责。"

"不放过任何机会",这是邱蔚六经常说的一句话。听着简单,做到却不容易。特别是那些已经接近死亡门槛的重症患者。放弃?把命救回来?尽管处理方式迥然不同,但是从理论上各种选择都有它足够的理由。最后怎样选择,这就取决于医生。邱蔚六认定,一个称职的医生,最重要的特质是尊重患者的生命。医生的生命流程里从事的绝不是枯燥的工艺操作,也不是简单的生物学模式,而是心理、情感、审美和环境等方面的全面渗透。

淡泊,方能明志;宁静,方能致远。从医半个多世纪以来,邱蔚六对待每一台手术都心如止水,精益求精。年复一年,无影灯光染白了他的头发,留在人们心中的是无数近似传奇的故事。

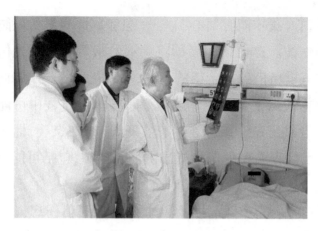

邱蔚六查房时细心核对 X 线片

一位女患者正准备接受手术,邱蔚六来查房了。他翻看了患者的各项化验指标后问:"这个患者怎么贫血呀?"

站在一旁的主治医生随口答道:"女同志贫血,很常见。"邱蔚六又问:"你给患者做过消化系统检查了吗?""没有。"听到这里,邱蔚六果断地说:"手术暂停,先查查再说吧!"

全消化道造影结果一出来,主治医生吃了一惊:"早期结肠癌!"

"一个颌面部需手术的患者,在邱蔚六的慧眼下,竟然查出早期结肠癌!"

谈起这件事,这名医生至今还感叹:"如果当时忽略了,对患者来说是多可怕呀!邱教授的严谨,够我学一辈子!"

"让邱蔚六手术,真是患者的福气!"听说这样的事情,患者们感叹道。

把每台手术做好,靠的是几十年如一日的科学态度。半个多世纪以来,邱蔚六做手术过万例,从未发生过重大的医疗事故和医患纠纷。

大医精诚,大爱无痕。半个多世纪来,邱蔚六始终以他精湛的医术,高尚的品德,踏实履行自己的职责,践行自己的人生价值,充分展现了一位当代名医的良好风范。

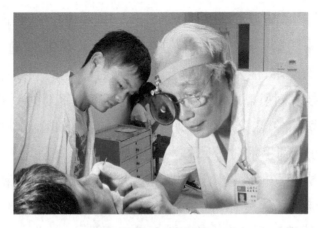

邱蔚六为患者专心检查咽部

"只有精湛的医术,没有爱护患者的心,这是不称职的医生。拯救患者的生命,减轻患者的痛苦,是医生的天职。"重医德和医风是邱蔚六人性中散发出的另一面光辉。

他说:"医生这个职业受人尊敬,是因为千百年来医者救死扶伤的本职,老百姓把生死权交给我们,我们就要对得起这份信任和托付。"

寒冬腊月,窗外飘着鹅毛大雪,凛冽的寒风敲打着玻璃。连续十几个小时的手术,让邱蔚六精疲力竭,匆匆地吃上几口便饭,顾不得与家人嘘寒问暖,他调好叫醒的闹钟时间后倒头便睡。家人理解他,没有人愿意去打扰这样一位尽职的医务工作者。

经过一夜的手术,患者转危为安。清晨他带着憔悴的面庞、拖着疲惫的身躯回到家里,但他只能小憩片刻,因为新的一天又有好几台手术需要他来完成,又有好几个生命等着他来挽救!

"博学而成医,厚德而为医。"邱蔚六用自己的实际行动诠释了言传身教的真谛。多年来,无论白天黑夜,无论刮风雨雪,无论他在哪里,只要有重症疑难病情,他都会第一时间赶到,以最快的速度挽救患者的生命。

医术和艺术一样,始终需要在熟练的基础上悟想,需要深爱中的体味,需要过程中的感动。对患者一定要发自肺腑地关心,他把生命交给你,他的生命比任何事情都重要。

"真正的手术其实不是用手做的,而是用心做的。"这是邱蔚六对自己一路走过来的第一感觉。手上的是技法,是基本功。"庖丁解牛"那不是邱蔚六的追求,他要探索的是怎样能使手术的时间缩短?怎样应用显微外科技术对肿瘤术后的缺损立即进行移植修复的手术?怎样才能既成功地切除肿瘤,又尽可能地恢复患者的容貌和面部功能?……

于是,每一例手术对于邱蔚六来说都是一个课题,一个难得的探索与发现的机会。他谦逊地说:"跨越无止境,我天天都在新起点上。"

这个新起点,就是心与手的交流和融合,就是事业心和责任感。将所有过手的经历和体验,回送到心里咀嚼消化,就像一个化学反应的过程。这种过程是反复的,不带重样的。原本孤立的手术刀、软组织、缝针、走线等,因为无数次的搭配、组合,从而产生的每一种新的"元素",都是一份难得的经验。也许,这是一种悟性,也是一种心境。邱蔚六相信量的积累是一方面,但是"善于思考"、"思考到点子上","思"更被他视为"不殆"的关键。在众多的因素中,事业心和责任感是撬起成功的重要支点。

邱蔚六说,无影灯,虽然不是世界上最美丽的灯光,也没有耀眼闪烁的光芒,但不可否认,它是世界上最神圣、最重要的灯光。它点燃了无数患者生命的希望,它就像人生旅途中的一盏航灯,为面临惊涛骇浪的小舟指引方向,为生命垂危的患者带来光芒……

六、我国口腔医学界首位
中国工程院院士

沧海横流,方显英雄本色。大师,是英雄中的英雄。

何为大师?英国哲学家卡莱尔说,大师是人类的领袖,是芸芸众生踵武前贤、竭力仿效的典范和楷模；他们是有益的伙伴，是自身有生命的光源；他们令人敬仰，挨近他们便是幸福和快乐。

大师，勾勒时代的精神图谱，传承民族的文化基因，护育社会的人文温度。

在中国口腔颌面外科医学历史的画卷上，闪烁着无数光辉。在波澜壮阔的发展历程中，活跃着无数医学科技才俊和大师。邱蔚六就是其中一位这样的大师。

2001年12月12日，这是一个被载入中国口腔颌面外科医学史册的值得骄傲的日子。这一天，中国口腔颌面外科大师邱蔚六，光荣地当选为中国工程院院士。这是我国口腔医学界首位中国工程院院士。中国科学院院士和中国工程院院士是我国最高层次的科学家，代表着我国自然科学领域、工程技术领域最高学术造诣和学术水平。当天，时任中国工程院主席团执行主席、中国工程院院长宋健发来贺信："祝贺邱蔚六教授当选为中国工程院院士！"

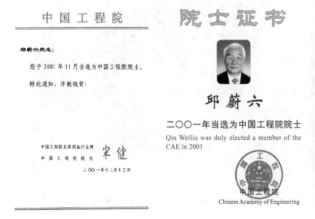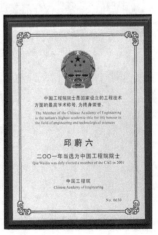

左图为2001年由中国工程院院长宋健发来的贺信。中图为院士证书。右图为院士称号的定义

"邱蔚六教授当选为中国工程院院士啦！"当时,在上海第九人民医院的80多年的历史中,曾涌现出两位中国工程院院士。第一位是中国"整复外科之父"张涤生教授于1996年当选为中国工程院院士。邱蔚六是相隔5年之后九院当选的第二位中国工程院院士。九院不少医务人员为此奔走相告,他们的高兴劲犹如自己当选为中国工程院院士一般。是啊,这毕竟是全体九院人的大喜事。

邱蔚六当选为中国工程院院士的先进事迹与照片立即刊登在《九院报》上。他又一次成为"新闻人物"。

与此同时,中央和上海主流媒体也在第一时间竞相刊登《中国工程院新增院士81人 上海邱蔚六教授等7人当选,院士总数达616人》的新闻。

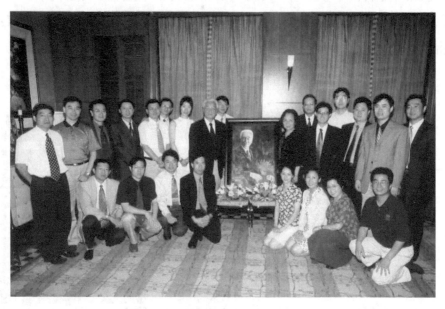

2002年1月,在沪研究生为恩师邱蔚六当选为中国工程院院士祝贺合影

上海主流媒体在介绍邱蔚六当选为中国工程院新增院士的先进事迹时这样评价——

现年 69 岁的我国医学界著名的口腔颌面外科专家邱蔚六教授从医执教四十余年来,辛勤耕耘,努力探索,不断创新,创建和发展了我国口腔颌面外科医学事业。从中国第一株人舌癌细胞和腺样囊性癌细胞系建立到率先开展中国颅颌面恶性肿瘤联合根治手术成功;从创造性地应用前臂皮瓣行软腭再造到首创经颞颌关节镜滑膜下注射硬化剂治疗颞颌关节脱位,建立了一套具有我国独特的口腔颌面部肿瘤的综合序列的治疗模式,使口腔鳞癌患者的 5 年生存率达 65%,涎腺癌患者的 5 年生存率达 70% 以上,均居世界先进行列。他率先将显微外科技术引进到口腔颌面外科领域,他与他的团队完成了肿瘤术后缺损立即修复术 2000 余例,成功率达 94% 以上。他成为出任国际口腔颌面外科医学会理事的唯一中国代表,为中国口腔颌面外科医学跻身于世界先进行列作出了突出贡献。

12 月 13 日,上海第九人民医院党委发出了《关于在全院开展向邱蔚六教授学习的决定》。《决定》强调:学习他赤诚的爱国之心和献身祖国医学事业的奉献精神;学习他教书育人、甘为人梯的崇高情操;学习他满腔热情、全心全意为患者服务的高尚医德;学习他刻苦钻研、勇攀医学高峰的坚强意志;学习他严谨的科学态度、一丝不苟的精湛医术……

邱蔚六表示:"自己能荣幸地当选为中国工程院院士,这不仅仅是他个人的成绩和光荣,更重要的是我国口腔医学界以及口腔颌面外科学界的光荣。因为它反映了中国口腔颌面外科学界取得的成就并被医学界所承认。我取得的成绩,应归功于党的培养、我的老师的教导和与我多年来共事的同仁们共同努力的结果。我没有出国留学经历,我是新中国自己培养出来的院士。"

当闻讯邱蔚六当选为中国工程院院士时,他的 60 多位弟子无一不激动得热泪盈眶,崇敬亲切之情更是溢于言表。他的学生、九院"草根诗人"吴正一医师即兴撰写一首长诗《院士颂——献给中国工

程院院士邱蔚六教授》刊登在 2001 年 12 月 31 日《九院报》第 4 版
特刊上：

这是一个激动的震撼心灵的时刻
只要从内心感受
每个人都会充满喜庆和欢乐
这是一个振奋的高亢嘹亮的捷报
只要从耳边飘过
每个人都会投去爱戴与敬重的目光
啊，中国工程院院士 光荣的名字
这是党和人民对一名科技工作者最高的荣耀

光荣的名字之所以光荣
那是因为名字的背后深刻着两个字：开拓
曲暗的，变为敞亮
狭窄的，变为开宽
您在没有路的地方
踏出了路来
编织历史的线梭
织红中国口腔颌面外科灿烂的天空

光荣的名字之所以光荣
那是因为名字的背后反复叠印着一个词：创造
以大写的人字为弓
以百折不挠为箭
您射落见歧路而泣者的眼泪
您射住行半途而废者的脚步
您射碎坐而论道的空言

铺洒事业的瓦砾
铺平中国口腔事业的金光大道

海洋拥抱着陆地
平原托举着高山
经纬编织着广袤
寒暑演释着延绵
站起来是架梯子
躺下去是座桥梁
您用自己的肩膀
托起了新一代中国口腔医学事业的继承人

纯洁无瑕的心胜过身上洁白的衣裳
德高望重的人格魅力胜似天地的广袤
领导、同道、学生、群众、医者、病人……

每个人都用深情的目光
将您静静地仰望
您是那么的令人崇敬
令人感到格外亲切

您的光荣就是我们二医人的骄傲
您的辉煌也是我们口腔医学界的荣耀
愿您健康的每步脚印铺满鲜花
人人都向您投去爱戴与敬重的目光

七、院士授牌仪式上
邂逅康复老院士

2002年春节后一个阳光明媚的上午，上海市委书记和市长在市政府贵宾厅亲切接见了上海7位新当选的两院院士，勉励大家为上海加快实现"四个率先"、加快建设"四个中心"，构建社会主义和谐社会再创佳绩，再立新功。

嗣后，在上海市岳阳路中科院宾馆举行上海7位新当选的两院院士授牌仪式。邱蔚六代表上海7位新当选院士在授牌仪式上作了发言。

非常有趣的是，在授牌仪式上出现了感人的一幕：一位中科院老院士戴立信紧紧握着邱蔚六的手说："邱教授，您还认识我吗？10多年前我曾是你们的患者。今天能一起参加授牌仪式，这是咱俩的缘分哩！"

只是邱蔚六做的手术成千上万，他一时没认出这位早年治愈的患者。他更没想到治愈的患者中会有这样一位著名的老院士，这让他感到非常欣慰。"这世界太小了！真是无巧不成书啊！"邱蔚六感慨地说。

2012年，在一次上海诺贝尔获奖者事迹的展览会上，邱蔚六与老院士戴立信再一次相遇，他看见老院士健康地生活着，心里十分欣慰。于是，他俩紧紧握手后，在上海诺贝尔奖展览会上合影留念。

其实，一向看淡名利的邱蔚六也非常看淡自己这次当选为中国工程院院士。他说："当不当院士，其实我不是很在意。当时，王振义、汤钊猷等院士提名推荐我当院士，我也并不抱什么希望，因为院士的竞争太激烈了。"

邱蔚六说，全国政协委员、中华口腔学会会长、北京大学口腔医学院院长张震康教授，从20世纪90年代也有专家推荐他参加中国工程院院士评选。因推荐评选名额有限，自己与他竞争没什么优势。现在工程院院士700多人，中科院院士700多人，一半以上都来自北京。他说："推荐我为中国工程院院士，我又不是工程人士。如果推荐我为中国科学院院士可能更恰当。在美国有三个院，除科学院、工程院外，还有一个医学科学院。三院并列。"

邱蔚六说，科学解决是什么？为什么？研究基础的东西比较多，比如：牛顿的地球引力。而技术是解决做什么？怎么做？他坦言："我当选工程院院士后才明白两个道理：一是医生以技术为主，以实践经验积累为主，手脑并用。我很欣赏美国麻省理工学院院训：'Mind and Hand（动脑，又动手）'。二是科学与技术，两者互不可分。一个代表理论，一个代表实践。

理论也是实践的深化，理论能够指导实践。反复地实践，又能提高理论，再创新理论。具体表现在中国科学院和中国工程院这两个院的学部设计上，也体现了这个内涵。"

邱蔚六说，中国科学院有个学部叫生命科学部，其范围很广，包括医学。改革开放以来，中科院生命科学部要大力吸收临床医生，所以它现在把生命科学部变成了生命科学及医学部。这说明中科院也在考虑临床医生不可或缺，但人数很少。另外，中科院有个技术科学学部。它体现两点：一是科学离不开技术；二是技术本身就是科学，是科学的实践和工程化。现在好多基因研究等实验研究，它需要特殊的研究装置。比如，医学研究，给小老鼠尾巴打很细很细的静脉针，这需要高超的技术。这技术从哪里来？答案：需要从实践中来，从特殊器材设备来。由此可见，技术和科学逐渐走向一体化，两者密不可分，是互补的。工程院在医药学部下面分四个组：外科组、内科组、药学组和基础与卫生组。而基础组以研究理论为主，开展应用基础研究，也叫"转化研究"。

邱蔚六介绍说,中国的院士评选,比国外严格,进入机会少。比如,美国"三院院士"每年评选一次,每院院士可评选70人。而我国"两院院士"每两年评选一次,每院院士仅评选60人,而且有时名额用不完。记得有一年"两院院士"各评选出只有40多人,因为中国进入"两院院士"门槛均需三分之二投票通过。所以,造成的结果是许多优秀的人才没法进入"两院院士"门槛,尤其是临床医学方面的优秀人才当选院士是难上加难。从1994年开始评选工程院院士至今,近20年来只有120人左右的医学人士当选中国工程院院士。全国医学系统拥有200多万职工,近年来,医学系统平均分配名额仅7个人左右,实在是少得可怜。"我认为,从这个角度说,中国的两院院士不是太多,而是太少。所以说,没有评上院士的优秀人才并不逊色于院士,院士也不是全才。"邱蔚六如是说。

"我们现在涉及的好多事要懂憬。比如,中国医学科学院是否要成立?中国的学会团体也没国外多。为此,陈竺院士等也多次呼吁:向美国、法国学习,成立国家医学科学院。现在北京虽然早已成立了医学科学院,但它仅是原卫生部下面北京协和医学院的研究机构,并不是类同与'两院'相平行性质的医学科学院。如果能像'两院'那样成为平行机构才算是可行的。目前不可行的原因有两方面:一是在征求'两院院士'意见时,意见不统一。二是上层领导有顾虑。如果中国医学科学院成立,那么,诸如农业科学院等是否也要成立?这说明中国对生命科学还不够重视。中国对医药卫生的健康产业投资占国民生产总值的1.7%,近年来虽有增加,但也还不到5%,低于许多发展中国家。我们的医疗卫生投入欠账太多。加拿大、日本等国对医药卫生的健康产业增加值占GDP比重超过10%,欧洲是15%,美国超过16%。没有医疗卫生投入的增量,就没有百姓健康的福祉。加大增量,首先要由政府财政拿出'硬通货',必须大幅提高中央及地方财政的医疗卫生投入。对此,诸多全国人大代表、政协委员在两会上也急迫诉求:国家财政就是要更多地用于民生,政府应当尽早制定并公布医疗卫生的健康产业财政投入占 GDP 总量的比例,有一个明确实现目标的时间表!"邱蔚六感慨地说。

"自己能当选中国工程院院士是幸运的。"邱蔚六回忆说,院士,是终身的学术荣誉称号,是对自己过去工作的肯定和鞭策。自己当上院士后,就要注重发挥这一团体咨询机构的策划、智囊作用。

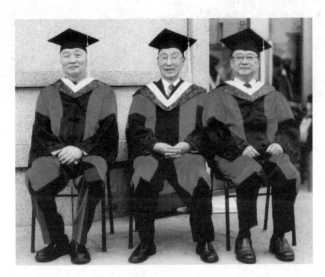

九院三位院士:张涤生(中)、邱蔚六(左)、戴尅戎(右)

据悉,九院继张涤生教授和邱蔚六教授分别于 1996 年和 2001 年当选为中国工程院院士后,2003 年著名骨科专家戴尅戎教授,2015 年邱蔚六院士的接班人张志愿教授也当选为中国工程院院士;成为少数一个医院能拥有三个不同学科、四个院士的教学医院。这是九院的荣耀和光荣!相信今后的九院还会诞生新的年轻院士。

最后,邱蔚六说:"中国的口腔医学界不乏优秀人才。毕业于北大的研究生、在美国加州大学洛杉矶分校(UCLA)任生物医学实验室主任的王存玉博士,在当选美国医学科学院院士后,于 2013 年又当选为中国工程院外籍院士,无疑更是中国口腔医学界人才培养的光荣业绩和骄傲。"

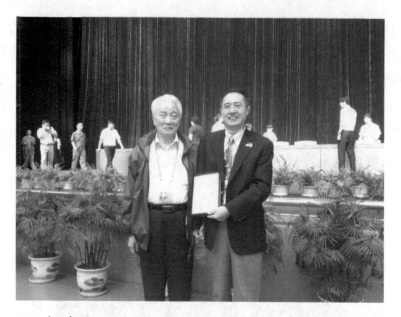

2014 年,中国工程院院士大会为王存玉授院士证后与邱蔚六院士在会场合影

第七章

卓越院长造就卓越医院

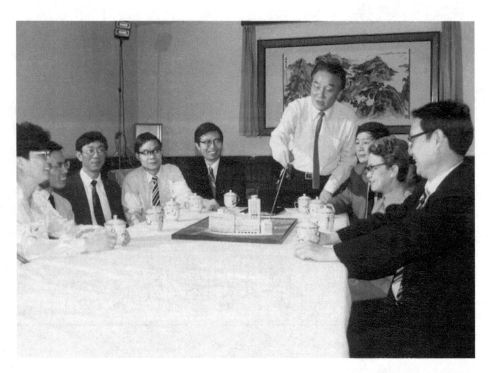

院务会上讨论远景规划。从左到右:赵佩琪、钱云良、陈志兴、徐春阳、余贤如、邱蔚六、简光泽、陈家昭、崔华峰

一、九院前进方阵中的"领头雁"

人们都说今天的九院，是"卓越"的同义词。卓越医院成就卓越院长，而卓越院长又造就了卓越医院。九院，这个以整形外科、口腔颌面外科和骨科等而闻名遐迩的中华人民共和国的医院骄子，被国内外同行视为追求卓越的"奇迹"。

大凡有创造能力的医院院长，都有一个共同点：只要你给他一次机会，他便会还你一份惊喜。1984 年 6 月 18 日，邱蔚六走马上任，时年他 52 岁。

"头脑不是一个要被填满的容器，而是一把须被点燃的火把。点燃火把的目的就是为了创新。"如何进行医院管理创新、站在"巨人"的肩膀上发展自己、打造学科核心技术、为医者打造舞台、打造人才梦工厂、为官一任和造福一方等，这一切都是邱蔚六作为九院掌门人上任时最为关心的工作之一。

邱蔚六上任后运筹帷幄，制定和实施医院新一轮发展战略、抓医院管理，走出一条"不断提升医院发展竞争力"的新路，实现新的突破，吹响了医院从优秀走向卓越的集结号。

在 1984 年金秋十月医院召开的第二次职代会上，邱蔚六院长在医院"施政纲领"中提出了九院新一轮发展和学科建设的号召令。其发展目标是：以口腔、整复外科和骨科为特色的内、外科为基础的具有较强综合实力的集医、教、研为一体的教学医院，部分或大部分学科能成为亚洲医学中心之一。

"我是抱着学习的理念上任的。重点是解决医、教、研之间的矛盾。"邱蔚六回忆说："这是 20 世纪 80 年代做院长最头痛的事。医、教、研究竟怎么做？ 问题的实质是以什么为中心，以什么为纲？ 有的说：

教学医院应该以培养医生为主,教学为纲;有的说:医院应该以服务患者为纲,因为医院是治病为主;有的说:医院应该以科研为主线。意见不一,矛盾很多。而我却认为,医、教、研三者是一体的,相互交叉。我的理念是:医疗是基础,因为如果医院没有患者就完了。教学是根本,因为教学医院是培养接班人的,十年树木,百年树人。科研是灵魂,为了提高医疗水平,医院必须要搞科研,这样教学质量才能提高,患者才能得益;没有科研,医学就不能进步。"

医、教、研一体的发展构架,是邱蔚六对于医院未来的一份畅想,一份责任。

邱蔚六告诉作者,医院是分类型的,这与大学性质有关。中国的大学分平民型大学、行业型大学、研究型大学。平民型大学应占主要地位,它代表一个国家文化是否发达和国民素质高低的程度,毕业的大学生不受专业限制,可适应广泛性工作。行业型大学,如理工科大学、财经大学等,医科大学也属于行业型的大学。但是一流的行业型大学也应定性为研究型大学。当时,九院作为上海第二医科大学附属医院,一定是以建成一流的研究型医院作为奋斗目标的,因为上海第二医科大学的定位是研究型医科大学。以后逐渐认识到教学医院应该要有怎样的一个奋斗目标。这些理念的转变,也是社会进步的一个标志。邓小平同志曾说过:科学技术是第一生产力。新中国成立以后,上海有一医、二医。当时,一医的附属医院有妇产科医院、儿童医院、肿瘤医院和眼耳鼻喉科等医院,以专科医院为主。例如,华山医院和中山医院。华山医院以前叫内科医院,以发展内科为主;中山医院以前叫外科医院,以发展外科为主。上海第二医科大学(现上海交通大学医学院)当时只有仁济医院、广慈医院(现瑞金医院)和新华医院3家医院。到20世纪50年代,二医建院时,则是以综合医院为主,但突出专科特色。当时,广慈医院有临床医学系、口腔系、儿科系,都是一级学科。在1958年"大跃进"年代,为了发展一级学科,当年,新华医院建好了,就迁建儿科系。至于口腔系,上海第二医科大学当时先看中的是卢湾区中心医院(以前叫南洋医院)作为口腔系的教学基地，但未果。九院原是南市区中心医院，曾作为儿科系的教学医院。儿科系搬至新华医院后，才考虑将九院争取过来，作为口腔系的教学医院。1965年初，口腔系和整复外科最先搬到了九院，内外科等科室都是分别从广慈医院、仁济医院调过来的医生，以充实力量。当年，九院最出名的是有一个卫生学校。当时九院占地30亩，但是基础设施很差。

"小九院，大口腔"——当时九院老职工都这样形容九院，且流传了很久。因为当年九院突出了口腔系，并在全国闻名遐迩。不过，当时按照综合医院标准考核，九院在二医大的4家附属医院中排名始终是在最后一名。因而排序是：瑞金医院、仁济医院、新华医院、九院。不仅如此，从原市卫生局领导和社会公认度来说，九院在市属教学医院排名中也是"副班长"。

九院在这种背景下，如何甩掉排名"落后"的帽子？这是邱蔚六上任时考虑最多的问题之一。"但是要抓的工作千头万绪"，最后，他理清思路后掷地有声地说："为了彻底改变九院的落后面貌，切忌做表面文章，提高医院的核心竞争力才是根本！"于是，邱蔚六从抓学科和专科建设入手，除了抓传统的口腔和整形外科外，他花大力气抓其他学科和薄弱专科的建设。其中，骨科和血管外科两个学科迅速崛起，在全国名列前茅。

于是，邱蔚六上任后，九院逐步脱胎换骨，面貌焕然一新，在国家级和省部级科研项目、科研获奖和项目研究经费在全市均跃居前列。其中，在上海第二医科大学(现上海交通大学医学院)附属医院的排名中，一度仅次于瑞金医院而名列第二；在全市20多家三甲医院排名中，名列第五左右。20多年过去了，迄今的"排位"，九院仍然大致保持这个名次。如今，九院在全国100强医院中，名列第22~25位之间。第一名是北京协和医院；第二名是四川华西医院。全国100强医院考核指标主要是两项：一是科研成果；二是医院声誉。现今九院日门急诊量是1万人左右，三分之一就诊的是口腔各科患者。当然，这个成绩是他和他以后几任院长们共同努力的结果。在邱蔚六任九院院长的 9 年期间内,九院年均经济增幅一直保持在 30% 以上。

邱蔚六任院长后,他在突出骨科和血管外科这两个学科建设的同时,还十分重视口腔各科与整形外科的学科建设,建立了口腔生物材料研究室。以前,九院口腔材料专家邱立崇是从美国归来的,因在全国开展口腔材料研究时间最早而闻名遐迩。其中,"不锈钢镍铬合金取代黄金"课题曾荣获 1959 年全国科技大会奖。1981 年,九院成立了上海市口腔医学研究所,市科委委托二医大和九院代管。该学科带头人薛淼教授明确研究方向是生物材料且以检测为主。之后,薛淼教授征得邱蔚六的同意,成立了"上海市生物材料测试研究中心",成为市一级单位。

期间,九院开始全面走向国际化,加强了中外临床医疗学科领域的交流和基础研究。

在邱蔚六任九院院长的 9 年时间里,九院在追求卓越的道路上,一刻也没停下前进的步伐。群雁高飞头雁领。无疑,邱蔚六作为九院前进方阵中的"领头雁",他呕心沥血,他对事业执着、挚爱和奉献。他带领全院职工努力拼搏,在临床医学、科研课题、教学等方面编织了许多传奇的故事。这传奇故事中,不乏灿烂精彩的篇章,其中一章是他肩负起始终站在国际口腔颌面外科学科技术的最前沿、跻身世界第一方阵"领头雁"的使命。这是一种荣耀,更是一种责任,承载着光荣与梦想。

在整个做大做强口腔颌面外科学科学这一系统工程中,邱蔚六运筹帷幄、运筹决策,体现出了一位卓越帅将的精神、业绩、使命感、责任感和崇高境界。因为卓越院长,才能造就卓越医院。

20 世纪 80 年代,国内一些大城市的三级医院凭借区域优势和服务特色快速发展,竞争日趋激烈。这种激烈的竞争是一种体现在临床、科研、教学、人才、服务和学科等各方面的综合竞争上。特别与世界先进的医院相比,差距不小。对此,邱蔚六以极大的光荣感、责任感、紧迫感和使命感,卧薪尝胆,励精图治,使九院实现新的跨越和新的突破,力争跻身于世界口腔颌面外科的第一方阵。对此,这就要求九院必须走出一条"不断提升医院发展核心竞争力"的新路,从优秀走向卓越。

　　20世纪八九十年代，人们还不习惯"管理者"的概念。领导意味着在某个范围内地位和权力的"至高无上"。但是邱蔚六坐到九院院长的位置上之后，他还是他。

　　邱蔚六谈及医院管理的感触时，他说了三句话：一是搞好医院领导班子的团结，要注意相互"补台"；二是充分肯定别人的优点，发挥每一个人的长处；三是当了院长别太"在乎"自己。其实，这三句话同归一个字——"人"。他不在乎自己，但是他却非常在乎每一个人。

　　其实，最聪明的医院管理者时时在乎的是每一个医务工作者。果真如此，这个管理者面前的任何艰难险阻，不必担心没有人去为之"赴汤蹈火"。

　　邱蔚六在当院长期间，十分重视发挥党政领导一班人的集体智慧和作用。他注重集体领导，不揽权。一般人当院长，都会牢牢掌控医院的财权和人事权，而邱蔚六恰恰相反，这两个大权他都不管，他只管决策权。当时，医院财权让分管后勤工作的副院长祝平分管；医院人事权让分管行政的副院长陈志兴分管。另外，由副院长徐春阳分管医疗工作。医院党委书记由南下的山东籍老干部、新中国成立后一直在上海第二医科大学工作的李春郊担任。

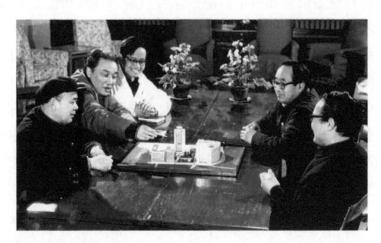

院党委会上研究医院发展。从左至右：李春郊、邱蔚六、张志愿、祝平、符诗高（摄于1986年）

"当年，我当九院院长时与九院党委书记李春郊共事非常愉快，做事、说话默契度极高。可谓'哥俩好'。1988年，党委书记李春郊到年龄退休后，由新华医院党委书记余贤如调到九院任党委书记。院长与院党委书记关系仍然非常融洽。不久，余贤如调到二医大任党委书记，九院党委书记空缺。这期间，上级领导明确，让我这个兼党委副书记的院长来主持党委工作近两年时间，直至1993年党委改选后，我主动让贤，不再担任院长和党委副书记，由年轻的同志走上九院党政领导岗位。"邱蔚六如是说。

当年，在邱蔚六当院长期间，九院的办公条件比较艰苦，六七个院领导共同挤在一间30平方米左右的陋室"面对面"地办公。平时，每周一次的院长、党委书记联席会议也在这"陋室"里召开。

邱蔚六当院长期间，每周六个工作日，他坚持三分之二时间在临床一线查房和做手术。他显然是一位离不开来苏水的口腔颌面外科教授、职业管理者。

邱蔚六作为九院开创口腔颌面外科学科技术的"同龄人"，半个多世纪一路走来，他和他的同事和同仁们一起为中国的口腔颌面外科事业走向世界并占有一席之地作出了贡献；他也是中国抗癌协会头颈肿瘤外科专业委员会和中华口腔医学会口腔颌面外科专业委员会的创建人之一；他所领导的上海交通大学医学院附属第九人民医院口腔颌面外科是国家（教育部）和上海市的重点学科，也是国家211工程重点建设学科和卫生部全国重点专科。多次被评为上海市先进集体，并获得全国五一劳动集体奖章。他本人也先后收获了全国先进教师、上海市劳动模范、全国卫生先进工作者、首届中国医师扬子杯奖、中国"口腔颌面外科华佗奖"、国际口腔颌面外科医师学会颁发最高奖项——杰出会士奖等称号。但他把这些荣誉看得很淡，他说："这些都是浮云，荣誉属于我，更属于九院和大家。"

二、站在巨人的肩膀上发展自己，致力于打造人才的"梦工场"

20世纪80年代初，九院当年的现状是：无论是临床还是科研和教学等各个方面，在国内一直处于比较落后的地位。通过"走出去、请进来"的互相面对面地交流，发现与国外医院的差距更大。如果与世界一流医院相比较，硬件设施更加落后；人才总量还不足；学科建设基础还薄弱；科研水平还不高；医院内部运行机制还不尽合理。对此，强调"起点要高"的邱蔚六不甘落后，带领广大医务人员，万众一心，"对标"国外一流医院先进水平，全方位找差距，多角度寻不足，缩小与发达国家和国内先进医院的差距。

当年，邱蔚六要求九院站在"巨人"的肩膀上发展自己，即：如何把自己的医疗、科研、教学和服务指标，与世界一流医院最优的指标来比，跟踪、分析、赶超全球最优指标，被确定为医院和各科室部门负责人最重要的职责之一，寻找自己存在的差距和今后努力方向的目标，实现学科建设的新突破，开展临床新技术和新项目，提高临床诊治水平，建设专病诊治平台，提高服务能力，全面提高医疗质量；使医院的宏伟愿景，成为激励九院人不断进取的强大精神动力，向先进水平挑战，全力推进临床科研、教学、服务和学科发展，提升医院的核心竞争力，实现医院跨越式发展。

邱蔚六深谙："得人才者得天下。人才是提升医院核心竞争力和实现医院跨越式发展之源泉。人才资源的产出效率是一流医院竞争的核心，人才战略也就成为医院的核心战略。有高度创造力的人才，是实施医院医、教、研创新的骨干力量。"

人力资源是第一资源,人才竞争才是首要竞争。九院人才战略的目标是什么?当年邱蔚六的答案是:"致力于打造一个成就医院战略梦想的人才'梦工场'"。他宽广的脑海里装着的精彩纷呈的打造人才"梦工场"的大千世界……

邱蔚六感慨地说:"拥有一流人才队伍,是九院确定的核心竞争力之一,也是凝聚起其他核心竞争力的最本源的力量,医教研的进步、管理的提升、发展战略的实现,这一切都要靠一大批优秀的人才来实现。解决好人才问题,既是当前医院文化建设的一项重要内容,也是我们这一代九院的管理者所必须肩负的历史使命和必须承担的现实任务。"

于是,邱蔚六上任后,面对医院发展的棋局,部署了人才攻势。其中,一粒关键的棋子首先落在孙建民教授身上。

现在,让我们把时光隧道追回到 20 世纪 80 年代。

九院以前血管外科是个空白。邱蔚六上任后,他将仁济医院血管外科专家孙建民教授作为人才引进,调到九院普外科任主任。孙建民教授重点研究小血管和周围血管外科,尤其是针对下肢动脉主干广泛性阻塞的疑难杂症尚无有效的治疗方法进行重点攻关。过去曾应用交感神经切除和肾上腺部分切除手术,因为疗效不理想,已经弃用;采用大网膜移植手术因有不少局限性,一直处于试验阶段,不少患者终因肢体坏死而截肢。对此,孙建民教授将"静脉动脉化重建下肢的组织营养"作为研究攻关课题。他先通过动物实验,确认可通过建在下肢深、浅静脉分支的分期动静脉转流重建血循环后,过渡到临床应用。他根据 100 具尸体下肢静脉主干中瓣膜结构和功能的研究结果,按闭塞部位不同,采用三种手术方式,即:深组高位;深组低位;浅组。孙建民教授在两年中共手术 30 例、35 条患肢,除 1 条患肢失败外,均获得成功。之后,随访疗效良好。该研究攻关课题荣获 1988 年国家发明四等奖。另外,他研究的攻关课题"自体带瓣静脉段股浅静脉移植的实验和临床研究"荣获 1989 年国家科学技术进步二等奖。1989 年,九院单独创建了血管外科研究室,孙建民教授任主任。从此,九院血管外科研究在国内名声大噪。

以前,九院骨科基础比较差,只有两三个人。20世纪70年代,戴尅戎教授从上海铁道医学院调到九院任骨科主任。他很会选择和擅长开展科学研究课题。但是限于当时条件有限,他很难施展拳脚。20世纪80年代中期,邱蔚六上任后得知戴尅戎教授在搞步态研究。医院在当时房源十分紧张的情况下,邱蔚六毅然特批给戴尅戎教授一间步态研究实验室。当时,有个记忆钛合金用于航天航空高科技项目。戴尅戎教授大胆实践研究,并应用于医疗临床上获得了成功。他发明的"骨折钛合金固定板"荣获国家发明二等奖。由戴尅戎教授领衔的九院骨科创立了我国卫生系统第一所骨科生物力学研究室,创造了我国第一代微机化人体平衡功能测试系统和第一代微机化上肢功能检测系统。现今,他领导的九院骨科拥有三个病区,并数度列入国家和上海市重点学科和领先学科,成为我国骨科领域中基础研究和临床研究的主要中心之一。戴尅戎教授本人也于2003年被光荣地当选为中国工程院院士。

正是看中戴尅戎教授的才能,1993年,邱蔚六主动让贤,并竭力推荐他继任院长之职。

邱蔚六指出:"我们必须持之以恒地塑造能够吸引人才、留住人才、激发人才的医院文化,造就有助于释放每个职工创新能力的宽松环境。我们必须重视人性化管理,用良好的机制来发掘人才、培养人才、任用人才,用先进的文化吸引人才、凝聚人才、激励人才。"

九院荣获诸多国家和省市科技进步奖,取得了令人瞩目的业绩。其支柱之一是人才济济;成功之一也是生机勃勃的人才机制;在医院内部营造有利于人才成长的良好氛围,构筑一个有利于人才成长的事业平台。是啊,在人才战略先导下,医院才能在激烈的市场竞争中立于不败之地。

邱蔚六说:"当时九院的指导思想是挑选干部和输送人才出国和

到海外进行培养。"

美国的 Mount Sinal 医院、Sloan-kettering 癌症研究院和 M D Anderson 癌症中心都是美国最有名的医学机构,其中头颈外科全球闻名。于是,邱蔚六派遣当时的青年骨干医师张志愿、张陈平等到对方头颈外科去进修学习。

1986 年,邱蔚六的弟子、口腔颌面外科青年骨干医师沈国芳在邱蔚六的鼓励下应聘并被录取,作为助理教授在香港大学口腔颌面外科工作三年。当时,九院正颌外科技术比较薄弱。沈国芳师从香港大学正颌外科主任澳籍的 Tideman 教授,三年学成后回到了九院,成为口腔正颌外科的技术中坚。不久后,脱颖而出的沈国芳领衔的课题组在 Biomaterials 杂志发表最新研究成果 "The effect of overexpression of Dlx2 on the migration, proliferation and osteogenic differentiation of cranial neural crest stem cells",初步阐述了面中裂和脊柱弯曲畸形的一个新机制。该课题受到了国家自然科学基金和上海市科委基础重点研究项目基金的支持。这表明沈国芳教授领衔的研究团队经过多年探索和积累所做的工作在一定程度上得到了国际认可。如今,沈国芳教授任九院党委书记。

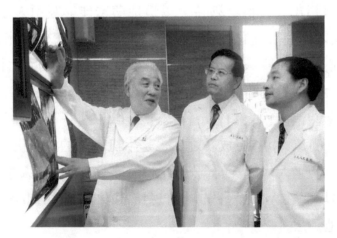

讨论病例。从左至右:邱蔚六、张志愿、沈国芳

1986年，邱蔚六派遣九院口腔颌面外科主治医生王中和到美国一家著名医院佛罗里达大学医学院（Gainesville，Florida）学习进修为期一年半的放射治疗专业。半路出家的他，重新学起新专业。值得一提的是：他在国外一年半非常勤奋和努力，发表了一篇SCI论文。他回国后在九院创立了放射治疗科，曾任上海市医学会放射治疗分会副主任委员，成为这一学科的领军人物。如今，他退休后仍然在一线工作，撰写发表了很多论文。他撰写的《口腔颌面头颈放射治疗学》新著于2013年10月在上海科技出版社出版发行。邱蔚六为该书作序时称："迄今，国内单独对口腔颌面-头颈肿瘤放射治疗的专著实为罕见。当王中和教授表达要出这样一本专著时，笔者十分欣喜，并表示将大力支持。这无疑是一本值得临床从事头颈癌瘤诊治工作的放疗科、口腔颌面外科、耳鼻咽喉科、头颈外科以及其他有关科室临床医师及研究生们的有益参考书。"

1986年，邱蔚六派遣九院麻醉科主治医生朱也森到法国斯特拉斯堡大学医院学习为期一年的麻醉医学。他学成回到九院后搞创造发明，其中《在张口困难患者行盲摸插管及改良气管切开》获得国家专利成果。他曾任全国口腔麻醉专业委员会首任主任委员。

邱蔚六说，年逾古稀的兰锡纯教授在出任上海第二医科大学校长期间，与日本大阪齿科大学、日本九州大学齿学部、美国密苏里州堪萨斯城大学、法国巴黎第五大学、美国HOPE基金等大学和学术机构签订了合作协议。学校还邀请外籍专家来校讲学，派出人员出国进修或参加国际学术会议，初步形成了多渠道、多形式的国际交流格局，促进了包括九院在内的二医大附属医院医、教、研事业的发展。当时，九院派遣了口腔颌面外科青年医师王国民教授到日本昭和大学进行为期五年的进修。他师从道健一教授，从事口腔疾患引起语音障碍的诊断和治疗方面的临床研究，同时在日本国立康复中心听力言语学院学习，获昭和大学"博士"学位；之后，在日本神户大学以及美国北卡罗来纳州立大学D.W. Warren教授进行口腔颌面功能评价和腭裂语音领域的研究。他学成回到九院后，开展唇裂等综合序列治疗，并与袁文化教授一起在九院创建和主持了上海第二医科大学唇腭裂诊治研究中心，现已拥有一支在唇腭裂诊治领域的高级专业人才队伍，从手术修复到功能训练均已达到国际先进水平。每年收治国内外患者5000余人，住院手术唇腭裂患者800例，并在国内首先开展先天性腭咽闭合功能不全患者的治疗模式的研究并获得成功。他被美国聘为"微笑行动"首任专家。另外，他还兼任职中华口腔医学会唇腭裂学组组长、日本昭和大学外籍讲师、中华口腔医学会中青年委员，2000年获"国务院特殊津贴"。

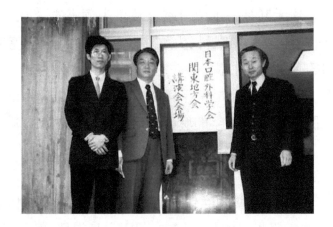

20世纪80年代，王国民（左一）在日本昭和大学读博时与邱蔚六和日本导师道健一（右一）合影

邱蔚六在培养学科人才方面，十分注重空白点和薄弱点学科人才的培养。比如，颞下颌关节外科，国外已有专科学会，而我国在这个领域的研究比较薄弱。当时，邱蔚六让其博士研究生弟子杨驰把颞下颌关节镜研究作为研究课题。从此，颞下颌关节外科研究这个领域在国内开始拓展，2011年成立了中华口腔医学会口腔颌面外科专委会颞下颌关节外科协作组，现任九院口腔外科主任杨驰教授任该协作组组长。目前，在国际上，他也驰骋在学术交流的讲坛上。之前，杨驰在研

究这个课题时遇到很多挑战,反对声也很强烈。在这种窘境下,邱蔚六勉励他坚定信念不动摇。

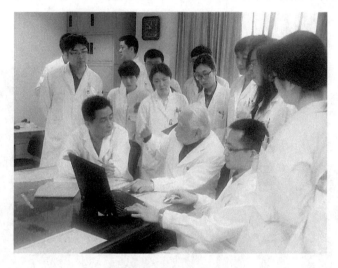

邱蔚六与杨驰讨论病例

同样,邱蔚六也鼓励他的弟子郭伟在国内成立了首个口腔颌面 - 头颈肿瘤内科学组,由此丰富了肿瘤的综合序列治疗。

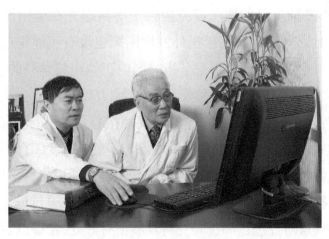

邱蔚六与郭伟查看文献

现任口腔颌面-头颈肿瘤科主任张陈平教授擅长外科及显微外科治疗,他不但发明了牙种植牵引器(dental implant distractor, DID)新的种植体获得国家专利和上海市科学技术进步一等奖,还把学习班办到了国外。

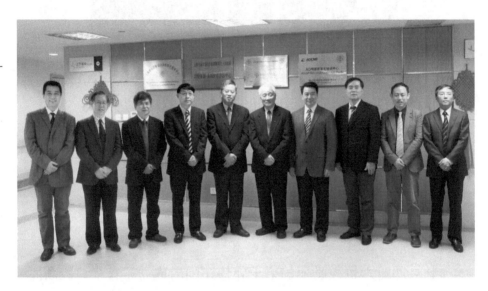

九院口腔颌面-头颈肿瘤科团队(右五为邱蔚六,右四为张陈平主任)

邱蔚六鼓励自己的博士研究生弟子房兵率先在全国设立第一家正颌正畸门诊。要知道,当年国外发达国家也没有正颌正畸门诊。当时,九院这一创举和尝试,引来了当时国内正颌正畸学科的领军人物、北京医科大学傅民魁教授的质疑。他认为,九院这样做会使国内正畸学科体系"乱套"。可事实证明:这种质疑和担心是多余的。邱蔚六认为:"现代科学技术的发展方向,既是高度分化,又是高度综合,分中有合,合中有分,各学科之间互相渗透、互相交融,因而涌现出许多边缘学科、综合性学科。我一直提倡'学科交叉'。九院率先在全国设立第一家正颌正畸门诊,这对促进正颌正畸外科发展很有好处,希望以后能发展成为新的学科,并且取得令人瞩目的成果,使正颌外科跃居世界一流水平。正颌正畸学科与整形外科配合、与颞下颌关节外科和创伤外科配合。如今,正颌正畸门诊量很大,有望成为临床学科整合的标兵。"

据悉,2013年上半年,老院长邱蔚六建议九院将口腔颌面外科在体制上进行大刀阔斧的改革:成立口腔颌面外科学系并细分成三个独立科室,即:口腔颌面-头颈肿瘤科(含内科、外科和放射科);口腔颅颌面科(含正颌外科、正颌正畸科、睡眠呼吸科、数字医学导航外科等);口腔外科(含牙及牙槽外科、颞下颌关节外科、唾液腺外科以及面部神经科等)。最后,时任九院院长的张志愿教授采纳了这一建议。邱蔚六说:"三个独立科室成立不到一年,大家积极性都很高,其中有两个新科室承办了'东方学术论坛'。记得马克思曾说过,经济基础决定上层建筑,生产力决定生产关系,生产关系只有适应生产力的发展要求才能促进生产力的发展。九院将口腔颌面外科在体制上进行改革,并取得显著成效。这就再次验证了马克思这一政治经济学的经典理论的正确性。"

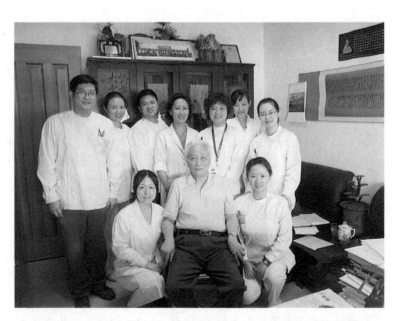

邱蔚六与九院正颌正畸团队骨干合影,后排中为房兵

邱蔚六任院长期间,"致力于打造一个成就医院战略梦想的人才'梦工场'",建设高素质高效能的复合型的医务工作者队伍、国际化人

才队伍、创业型领导者队伍、创新引领型学科领军人才队伍、战略性紧缺人才队伍；建设高素质的医学科研人才队伍，以重大医学科技项目为依托，以学科带头人人才为核心，建立起多个强有力的学科。同时，建立人才后备体系和多层次人才培养制度体系。

当问及当院长有何感悟时，平时爱好阅读、在担任院长期间工作再忙也不忘"充电"的邱蔚六坦诚说："读书深造可以刮起头脑风暴，打开一扇智慧之窗；激荡思维、拓展视野、启迪心智，提升战略思维和国际视野；日修一点，日积一善，持续进步。作为一名医院院长要志存高远，有愿景、有使命、有抱负、有理想，需要思考的是战略层面的、智慧层面、人格层面的问题。医院院长不一定十八般武艺样样精通，但至少要掌握四门学问：一是组织；二是文化；三是产资；四是用人。医院院长最重要的三个品质是敢冒险、有创造性和敢于担当。"

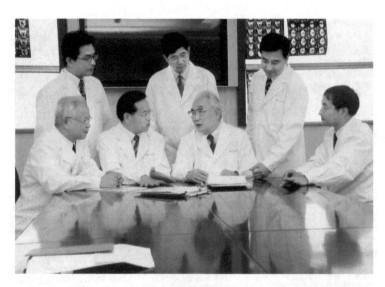

九院口腔颌面外科学系具有一个较强的领导班子：九院党委书记兼口腔颅颌面科学科带头人沈国芳（坐右一）、口腔颌面头颈肿瘤科主任张陈平（站右一），党支部书记王国民（站右二），口腔外科主任杨驰（站左一），口腔颅颌面科主任医师唐友盛（坐左一），上海交通大学口腔医学院院长兼口腔颌面外科学科带头人张志愿（坐左二）

三、"当院长就该放弃福利分房等个人利益"

邱蔚六做院长9年间,引领九院逐步走向卓越,他怎么会有如此神力? 他回答的大意是:除了医院管理和课题之外的任何东西都进不到他的脑子里。

目标专一,这恐怕是管理者最大的胜数。科学家探索的是科学的数据和结论,关心的目标必然是最精确的;金融家是资金的经营者,关心的只有货币资金和资产是否增值,目标也是相当单一的。但是作为医院国有资产的管理者,由于产权的分离,最容易出现的"败笔"恐怕就是心猿意马。

邱蔚六信奉林则徐的一句名言:海纳百川,有容乃大;壁立千仞,无欲则刚。他常说:"现在九院口腔颌面外科是上海市的重点学科,是'211工程'的重点建设学科,是国家教委和原卫生部的重点学科之一,今天取得的成就主要还是靠大家,不能靠哪一个人单枪匹马。在事业上一定要做到彼此谦让,自己不能过多考虑自己的东西。考虑自己的东西太多了以后,容易产生失职,不可能搞好团结。"

邱蔚六做院长,最警惕的是在个人利益面前马失前蹄。凡是关系到医疗设备、药品采购等敏感的事情,他一概回避。他的做法是:给自己"松绑",交由专家组和医院职能部门负责。一个透明的人,自然是深得群众信任的人。

在邱蔚六的心里,目标非常明确:国家把一所大型三级甲等医院交给你,把1800口子职工交给你,你要代表的是什么? 是把医院打造成闻名遐迩的卓越医院;是让全体职工与医院共同发展;是让医院救治的患者得到温馨满意的服务。总之，为官一任，造福一方。

邱蔚六院长始终坚守着"清正廉洁"的为人准则。作为一个党员，一个医院管理者，邱蔚六深谙医院发展之道，更懂得在市场经济的浪潮中，必须具备的自律素质。九院之所以有着强大的凝聚力和向心力，正是得益于邱蔚六一贯奉行的"不懒、不捞、不贪、不沾"的"四不原则"。

"不懒"，就是工作勤快有效。他除了喜欢阅读以外，几乎没有什么爱好，每天工作十五个小时，医院管理、学科建设和课题研究就是他最大的乐趣。为减少奔波于政府和社会工作的"会海"，他这个院长主动放弃"人大代表"和"政协委员"的头衔和光环。最终，由九院著名骨科主任戴尅戎任全国政协委员；口腔修复科主任杨宠莹任市人大代表；牙周病科主任黄宗仁任市政协委员。可他却在近乎拼命地勤奋工作，思考和研究医院发展战略，并作出一个又一个重要决策，创造一个又一个佳绩。曾有一个跨国医疗财团的总裁十分困惑地问他："邱院长，你这样全身心地投入，自己并不能从中分得一点私人股份，你究竟图什么？"邱蔚六笑笑说："听说你在世界上有八处高档别墅，但你无法同时睡在八张床上享受。经营公立医院的乐趣是物质享受所无法替代的。"

"不捞"，就是"公生明，廉生威"。在市场经济中，各种各样的经营促销手段五花八门，可邱蔚六面对各种诱惑，以严格的自律意识筑起强有力的拒腐防变的堤坝。不管社会上廉政呼声高还是低，他始终不改初衷。把收到的礼品、礼券和礼金全都悉数上缴组织。

"不贪"，就是做到两袖清风。邱蔚六给自己立下了严于律己的"规矩"："当院长就该放弃单位福利分房和各类先进荣誉评选等个人利益！"要知道，当年他家六口人只住在西藏北路、新疆路的没有厅、没有沐浴大卫生设施的 40 多平方米的房屋中。当时，那间陋室还是他的妻子王晓仪的父亲王季甫生前好友、中联部副部长李一氓，由他通过时任上海市副市长李干成，通过市统战部门为了照顾患病的母亲来上海一起居住才得以解决的。这间陋室从 1965 年直至 1994 年,全家人住了整整近 30 年。直至 1995 年,卸下九院院长职务已有两年的邱蔚六才接受医院分给他一套 90 平方米的住房。"当年,老同学、老朋友来家串门,看到我家的拥挤状态、并得知是我主动放弃单位福利分房时,他们都说我是一个从没见到过的傻院长。他们都苦口婆心地劝我:你不为自己考虑,也应该为妻子和孩子们考虑呀,应该享受福利分房。况且,按政策,当院长可以享受这种待遇呀! 但是我告诉他们:上海房子很紧张,九院房源也不宽裕,所以我就是愿意当一个你们眼中的傻院长。"邱蔚六风趣地说。

他虽是九院的头号功臣,但是院长的各种福利待遇他都婉言推让了。在当院长的前几年中,他每天坚持骑自行车上下班。他常说:"我是院长,处在圆的中心。如果我偏一点点,那下面就可能会'鸦歪歪'。"

不仅如此,邱蔚六院长还让同在一家医院工作的妻子王晓仪教授"牺牲了很多"。在他当院长之前,妻子王晓仪一直是口腔系党总支委员兼口腔内科党支部书记和口腔内科副主任、主任。1984 年 6 月,邱蔚六院长上任时,他对妻子王晓仪说,为了更好地开展工作,希望她将科主任一职卸掉。识大体、顾大局的妻子王晓仪很理解丈夫的良苦用心,当即表示同意他的意见。

邱蔚六深有感触地说:"当年做院长有'三难':评职称、分房子、加工资。当院长都要过这'三关'。"那年评博士生导师,邱蔚六主动说服妻子王晓仪放弃评博导机会,把机会让给年轻人。所以,退休时妻子王晓仪最后只是硕士生导师。但是,淡泊名利的邱蔚六和妻子王晓仪对此都无怨无悔。

邱蔚六以其廉洁自律、奋发工作的风范,铸就了医院"以奉献为荣,以索取为耻"的良好风气。邱蔚六有一次意味深长地说:"处在我们这个位置上,要拿太容易了,也许不会被人知晓。但是只要一拿,你一辈子的清白也就没有了。"

是啊，堂堂正正地做人，明明白白地做事，出入污泥而不染，"常在河边走，就是不湿鞋"——这就是邱蔚六的荣辱观。邱蔚六恪守"先天下之忧而忧，后天下之乐而乐""以小家之失，换大家之得"等精神信条，凝聚了医院千百名职工的心，彰显了一名党员干部最宝贵的人格力量。

老院长邱蔚六淡泊名利、一心为公的精神，一直鼓舞和激励着九院的广大职工，造就了九院从优秀走向卓越的一股强劲的"人气"。

四、由单纯"治疗"到"治疗与关爱"并重转变

"走出去，请进来"。改革开放大门打开以后，中国与国外医学界加强了彼此的交流、合作和往来。国内大医院要与国际接轨，但要讲究实效，落到实处，切忌注重形式和"作秀"。如今，国内一些医院急于求成地引进国外风格。对此，当时邱蔚六一针见血地指出："我们可以直接购进同样先进的设备，可以盖起同样豪华的医院大楼。但是最终整合在一起的结果，为什么却一点也不像人家？究其原因，那是往大象鼻子上插葱，充其量是装'象'。我们恰恰丢弃了最有价值的东西。"

找到"标准"，才能找到医院发展的精髓。这一点，在尚未与世界接轨的中国医疗市场，确实是春意盎然、春风拂面。

"他山之石：我们该向西方学习什么？"邱蔚六直言不讳地说：西方在医学伦理与职业精神方面有许多地方值得我们学习。邱蔚六将西方医学人文的精华归纳为三点：尊重、责任和公正。在这三个合理内核的驱动下，西方形成了一套科学清晰的职业精神与道德标准，凝聚成患者至上的行业共识，倡导全心全意为患者服务的奉献精神。

邱蔚六指出,现代医学职业精神应体现社会主义核心价值观,具体体现在:一是要尊重和体现医务人员的劳动价值,提高医务人员的工作积极性;二是要体现以人为本、体现公平正义、体现公益性;三是以核心价值观提高医务人员的人文修养,树立对医学人文观的全面理解与认知,培育"人文执业能力"。比如,人际沟通能力、人性化服务能力等。

"treat the patient"(治疗患者)和"take care the patient"(治疗并关爱患者),问题就在这里。同样是对待患者,前者只有"治疗",后者却多了一个"关爱"。这绝不是文字游戏,是基本概念,实质内涵的最大区别。医院的职能、医生的操守、治疗的手法、工作程序和服务态度等等,那是完全不一样的。就像哥伦比亚发现美洲新大陆一样。为什么美国的所有大城市,最豪华、最高档、最漂亮的建筑物一定是医院?因为是 take care——对患者的关爱、尊重是第一位的。

由于中国医院的职能是"treat",也就是说,医生只管治病。结果,医院里的医生在患者面前俨然成了解除病灶的"机器手"。这种抽去情感因素的"机器手"一旦掌管起人的生死大权,便缺乏明智地以"救世主"自居起来。"我能收治你,就代表着一种施舍。"从而对患者来说则意味着恩宠有加。由此可以想象,在这样"施与受"的关系中,又有多少医院能替患者想想"看病有多难"!在上海到三甲医院看病挂号排队三小时,医生诊断患者仅几分钟。对此,当年邱蔚六院长倡导九院由单纯"治疗"到"治疗与关爱"并重转变。

邱蔚六认为,转变服务理念首先要提升观念意识,要从思想上尊重患者,注重每一个细节,不要因为一个细小的表情而影响服务质量。邱蔚六表示,一个好的服务能让患者感到意外和感动。让医务人员了解非公立机构的服务模式,对于公立医院服务意识的转变将有很大帮助。

邱蔚六在任院长期间,上海市各行各业包括医务界都在争创文明单位。以此为契机,以此为目标,在院党委领导下他把建设文明医院作为努力的方向和目标,将思想建设同样放在重要议事日程,转变观念,寻找差距,逐个突破,迎头赶上。医者要学会"换位思考":"生命拒绝冷漠,医生必先修德"。这也体现了他们在发自内心地向"关爱"的基点靠拢,为患者提供除治疗外的更多关爱和服务。

邱蔚六认为,中国传统医德文化博大精深,形成了包含尊重生命、大医精诚、视人如己等要素丰富的道德理念和基本价值体系,我们应该大力传承与发扬。将医学定位为"仁术",将医德定位为"仁心",将好医生称为"仁人"。只有心存"仁义之心"的"仁爱之人",才能将医学真正变成济世活人的"仁术"。邱蔚六希望广大医务人员多汲取传统医德文化的精华,以"仁善"立业,以"救厄"立志,以"精术"立道,以"己所不欲"对人,以"贵义贱利"对事,以"如履薄冰"对病。他强调,要以体现社会主义核心价值观的医学职业精神引领现代医学发展。

邱蔚六指出,我国医学的健康有序发展,要以核心价值观来引领,以凝练医学职业精神来推动。具体说来,应从以下八个方面转变:从重视治疗到治疗与关爱并重转变;从追求延长生命到提高生命质量转变;从关心疾病到关心疾病与患者并重转变;从局部观向循证医学、价值医学转变;从规范化治疗向最优化治疗转变;从医生决定患者向医患合作互动转变;医疗服务从大医院向社区基层转变;从治已病向治未病转变。

在邱蔚六当院长的 9 年任期内,经过全院努力,第九人民医院终于在 1986 年被评为三甲医院;1989 年被评为当时上海市副局级的大医院之一;1992 年被评为上海市文明卫生单位,而且迄今已蝉联"十二连冠"。

五、朝着"治疗并关爱患者"
的方向迈进

在医疗技术飞速发展的今天,事实上对于一般疾病的治疗,各家相同级别的医院已经没有十分明显的差距存在了，人们会更看重除了医疗以外的服务细节，各种非医疗的因素越来越多地被纳入选择因素之中。当年，在邱蔚六担任院长期间，九院精心制造了一个个拳头产品，一系列人性化的服务，在新一轮竞争中展现其惊人魅力。

九院注重内涵质量建设，彰显人文关怀，发扬"敢为人先、甘于奉献"的精神，坚持内涵建设与品牌拓展并重。提倡每周进行一次疑难病例讨论会，强调多学科交叉协作。医院重视狠抓医疗质量，严格管理，成立了各种质控机构，确保医疗质量的进一步提高，切实做到"让患者放心，使患者满意"。

与此同时，九院加强护理队伍建设，提高护理服务水平，更加丰富"亲情护理、细致服务、共建和谐"活动的内涵。从点滴做起，从细节入手，努力为患者创造一个舒适、温馨、亲切和满意的康复环境，为患者提供热情、细致的护理服务，为每位住院患者贺生日，送上精美贺卡和礼物；在"六一"儿童节为患儿送上小彩球等礼物。

九院在"治疗并关爱患者"中，涌现出许多典型事例。其中，中华口腔医学会口腔颌面外科分会唇腭裂学组原组长、九院口腔颌面外科副主任、上海交通大学医学院唇腭裂诊治中心主任博士生导师王国民教授积极参加"微笑行动"并致力于腭裂术后功能、语音训练等，这在患者中传为美谈。王国民是国际唇腭裂理事会 16 名成员中仅有的 2 名中国籍理事之一。

2007 年 5 月 9 日，九院口腔唇腭裂中心为一位"双侧面斜裂、双侧唇腭裂"的罕见病例施行了第一期修复手术并获成功。这位小患者以新面貌出院返回新疆。

原来 3 岁的患者来自新疆塔川，出生时即患有双侧面斜裂严重畸形。2006 年 10 月，九院王国民教授率"微笑行动"志愿队赴新疆地区开展唇腭裂治疗期间见到了该患儿。他毅然决定接她来上海治疗。

次年 4 月 16 日，小患者在父母陪同下住进了九院。王国民教授查阅了大量文献资料，并与著名口腔颌面外科专家邱蔚六院士和著名整形外科专家张涤生院士等一起探讨手术方案,力求以最小的损失获得最好的手术效果,最终制定了分四期进行手术修复的治疗方案。

4月26日,在该院麻醉科刘和平教授的配合下,王国民教授为患儿施行了第一期手术。通过松弛、移动眶下和颊部的黏膜、肌肉组织,重建了患儿的上唇,3个小时的手术获得圆满成功。看到小患者术后容颜的改变,她的母亲喜极而泣。按照治疗方案,小患者还将分别接受再造鼻子、修复腭部和面部整复等3次修复手术才能完全获得正常人的容貌。

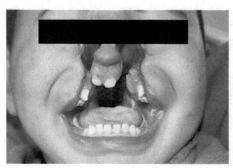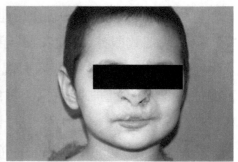

新疆唇面裂患者手术前后

2013年7月2日,九院和"微笑行动"中国基金联合设立的"钟逸杰爵士培训奖学金"项目启动仪式在九院十号楼8层多功能厅举行。"钟逸杰爵士培训奖学金"的设立,旨在培养年轻的口腔与整形外科医师,为更多的唇腭裂患者提供高质量的手术。此次双方合作的医师培训项目投入培训基金100万元人民币,首期基金由"微笑行动"中国基金董事会主席钟逸杰爵士捐赠。此项目得到九院的鼎力支持,九院唇腭裂中心免费提供师资、设备和技术方面的全方位支持。

"微笑行动"中国基金会是以志愿服务为特色,专为贫困家庭的唇腭裂及其他头面部畸形患儿提供免费治疗的非盈利性社会福利机构。九院与"微笑行动"中国基金有着长期的合作关系,曾合作举办了三届上海国际整形外科会议。九院积极参与"微笑行动"社会公益活动,多年来为"微笑行动"提供了大量的医疗志愿者。

以王国民教授领衔的唇腭裂治疗中心,十几年来已诊治万余例唇腭裂患儿。自1999年以来,该中心受中华慈善总会和国际"微笑列车"基金会之邀,远赴广东、广西壮族自治区、甘肃、山东、新疆维吾尔自治区、贵州、安徽和江西等地以及菲律宾、柬埔寨、越南、东帝汶等国家,为全球500多名贫困唇腭裂患者进行全额免费手术治疗,将微笑带给唇腭裂患儿。

王国民教授说:"'微笑行动'是一个用医学治疗作为手段的慈善工作。因此,必须强调医治的质量。我已经参加'微笑行动'许多年,今后也愿意永远做慈善医院的志愿者,只要需要,随时奉献!"

与此同时,以王国民教授领衔的唇腭裂治疗中心还承担起腭裂术后功能、语音训练等工作,以避免腭裂手术后小患者发生语音功能障碍。

邱蔚六说:"语音训练是康复医学的一部分,吞咽也是康复医学。中国台湾称'复健医学'。康复医学和临终护理,中国是做得最差的,仅限于理疗科的物理治疗。

邱蔚六说,早年唇腭裂修复术后,患儿的容貌得到改善,口腔的吞咽功能得到满意的恢复。但是随着患儿的成长,家长们发现,孩子的发音还是有别于其他的儿童,甚至有些孩子的语言功能较正常落后;或者有些已经成年了,语音的清晰度影响着工作与生活。于是,他们又到医院就诊,寻找解决的方法。为何唇腭裂修复术后还不能完全准确发音呢? 首先,正常人鼻腔和口腔之间由上腭分隔,两者只能通过咽腔相通。当发音时,人们通过软腭肌肉的运动,使软腭与咽后壁闭合而达到"腭咽闭合",鼻腔和口腔几乎完合分隔,气流进入口腔而发出完全呈口音的语音。唇腭语音是指由于先天性腭裂畸形,在发音时软腭与咽壁不能接触闭合,形成一种带有浓厚鼻音而且含糊不清的病理语音。

据九院调查统计,唇腭裂患儿有效地进行序列治疗,会得到很好的康复效果。只要能坚持有效的治疗，唇腭裂患儿也可以跟同龄的儿童一样地进行生活与学习。

另据邱蔚六披露，在他任九院院长期间，九院曾在上海市郊的周浦部队医院做过一个康复病房。整形外科的烧伤患者全身有瘢痕挛缩影响功能恢复，其特点：手术多次、住院时间长。所以对这种患者来说，康复治疗很重要。记得有一个小女孩因面部烧伤，大约需要两年时间、累计多次进行整形外科手术。期间，医生和护士除正常临床治疗和护理外，还对她进行心理治疗，做好每一个细节，想患者之所想、急患者之所急，给予患者更多的人文关怀，进一步提升"take care"，让这里的患者都能真正地享受到贵宾式的待遇。

骨科患者的康复治疗也是十分重要的。作为全国重点专科的骨科，九院也有专门从事骨科术后康复的团队。2008年，九院骨科康复科的主任医师蔡斌主动请缨参加由原卫生部发起组建的第三批赴四川汶川灾区的国家康复医疗队上海分队，此分队在救援中被传为佳话。

当年8月6日，蔡斌医师奔赴四川，展开为期一个月的医疗支援。

该医疗队抵达成都后，便兵分两路：一路奔赴四川德阳中西医结合医院；另一路开赴四川省骨科医院。蔡斌医师担任省骨科医院医疗组组长一职，与另外5名医疗队员一起迅速地投入到这场空前的康复医疗援助工作中。当时，四川省骨科医院地震伤员康复中心有伤员100名左右，每天不断有新病患陆续转至该院。当地又缺乏医务人员，平均一位医师、一位治疗师和实习学生就要完成逾20名患者的病历书写、康复治疗和记录等日常工作。因此，上海康复医疗队的援助力量，无疑缓解了当地极重的康复医疗压力。

此外，由于该院为中医骨伤医院，康复中心的治疗方式以中医骨伤为主，针灸推拿是其主要的治法，缺乏重要的现代骨科康复技术。针对当地诊治现状，上海九院蔡斌医生在到达四川省骨科医院后的第一天便将伤员分类统计，对医疗队员进行了分工，展开了及时、有序、有效的康复援助工作。每天完成查房、康复评估、制定治疗计划等，还要示范并指导开展关节松动术和肌肉能量训练等现代康复治疗技术，对骨科常用的物理治疗如超声波也进行了治疗参数的规范等。结束白天忙碌的工作后，蔡斌医生还利用晚间休息时间，与当地医务工作者进行疑难病历讨论、康复系统培训和讲座。他还协助四川省骨科医院的康复同仁们一起开设了一期继续教育学习班，进一步推广普及了现代骨科康复技术。

虽然诊治患者的任务繁重，工作强度极高，但是上海康复医疗队的蔡斌医生凭借自己在专业上的睿智、工作中的细致、服务中的热忱，尽心尽力地为灾区伤员的康复工作积极地奉献自己的力量，受到当地卫生系统领导的称赞。

六、为怎样当一个好医生
制定"标准"

邱蔚六在任九院院长期间时常说："一名好医生，精湛的医技必不可少，但我认为更重要的是要有高尚的医德。我理解的医德就是要会将心比心。在处方之前、在手术之前，设想一下如果患者是你的家人，你会怎样做。把患者当作亲人，做一天一周不难，可是年年月月，一如既往其实并不容易。所以，要将良好的医德培养成一种自觉习惯，一种本能的职业反应。我的唯一目的，乃为病家谋幸福，并检点自身，坚守为病家谋利益的信条。"

邱蔚六在任九院院长期间，为怎样当一个好医生制定了"标准"：

第一，应该以诚信为本。诚信对于一个人来说是最根本的。针对现在屡见不鲜的学术不端行为，邱蔚六指出："诚，是真心实意，开诚布公；信，是童叟无欺，讲信用。这是一个基本的医德问题。"

第二，一位优秀的医生要具备"三好"。具体来讲，要有好的医德、好的医术、好的医风。医为仁术，仁术的"仁"就是以人为本，一切从患者出发，将心比心。

对此，邱蔚六自己也深有体会，因为他本人就接受过十次以上的外科手术。他时常"以身说法"："我的这些手术，最小的手术是扁桃体摘除术，中等的是中耳炎的手术，最大的则是坏死性胰腺炎的手术。现在很多医生，比如给患者拔牙，叫患者忍一忍。但是大家知道忍的滋味是不好受的。我当时做了胰腺炎的手术之后，有腹壁疝，再做第二次，因为张力很大，当麻醉药效过的时候，我痛得从床上跳下来了。所以我以后就一直讲这个例子，我们一定要将心比心，就是一定要考虑患者的心理因素和耐受程度。古人讲'老吾老，以及人之老；幼吾幼，以及人之幼'。视人之身若视其身，这才叫将心比心。对一名白衣天使来说，将大爱转化成一种内心的信念尤为重要。因为一个医生既需要做'与患者感情交融'的朋友，又需要当'超脱感情的冷静的医学科学家。"

"如何当一名好医生？""好医生应该长啥'模样'？""好医生是怎样炼成的？"

每当一批批医学院毕业生开始在九院步入住院医师生涯时，时任九院院长的邱蔚六总要给这些"新鲜血液"上这样一堂职业培训课。

"翻开历史，从希波克拉底到李时珍，崇尚医学、尊重大夫是古今中外渊源不断的民情民意。应该说，我们的医务工作者历来具有在大势面前以国家民族利益为重的精神，有虚怀若谷、忍辱负重、勇于奉献的品格；有在科学的路上坚韧顽强、兼容并包、挑战禁区的优良作风。这一切，构成了一个响亮的名字——'好医生'"。

注视着这些学弟学妹们一张张青春的脸庞，邱蔚六的讲演慷慨激昂："1300多年前，唐代药王孙思邈在他的《大医精诚》中阐述了'苍生大医'的考核标准和具体要求：'凡大医治病，必当安神定志，无欲无求，先发大慈恻隐之心，誓愿普救含灵之苦。若有疾厄来求救者，不得问其贵贱贫富、长幼妍蚩、怨亲善友、华夷愚智，普同一等，皆如至亲之想，亦不得瞻前顾后，自虑吉凶，护惜生命，见彼苦恼，若己有之，深心凄怆，勿避寒暑，饥渴疲劳，一心赴救，无作工夫行迹之心，如此可为苍生大医。'"

有人将此说成是中国版的希波克拉底誓言。在邱蔚六看来，医生不仅要"业精"，而且要"心诚"。"精诚"境界，必先"安神定志"。所谓"安神定志"，必是不论贵贱、亲疏、荣辱、得失。在医生的眼里，应该是只有患者。医生的责任就是尽一切办法去救治患者。这就是"大医"。如果心存杂念，眼重浮名，那么，只会背道而驰，越走越远。

邱蔚六神情激昂地说："新中国成立后，九院涌现出张涤生、张锡泽、戴魁戎、刘正、薛淼、曹谊林、张志愿和王炜等一大批灿若星辰的大师级的老专家、'好医生'。他们的名字和取得的成就已经镌刻在中国医学史上。他们留给后辈们的不仅是丰富的临床经验、渊博的专业知识，不仅是一批丰硕的学术著作和医德双馨的学术接班人，更留给我们一种宝贵的精神财富的精髓——用生命去追求医学事业。由此，我们看到了老一辈专家以真挚的仁爱之心、精湛的仁心之术，挽救了无数个生命，攻克了一项项医疗难题，实现了一个个医学誓言……人们无不为之感动，无不为之自豪，从而感悟到好医生是怎样炼成的真谛！一个好医生，知识和技术只是其一，把握患者心理，并且有解决各种复杂心理问题的技巧和耐心。这同样是好医生必备的能力。生命拒绝冷漠，医生必先修德。相信若干年以后，你们中间会走出临床医学专家来。这是九院的未来，是中国医学事业的未来。"

邱蔚六喜欢用"医学之父"希波克拉底的话与年轻的医生们共勉："遵守为病人谋利益的道德原则，志愿以纯洁与神圣的精神终身行医……"

邱蔚六常用这样一句话告诫这些年轻的医生："当今医学界的强者，绝对不是只有那些漂亮头衔，也不是那些只说套话的芸芸众生，而是那些既能在高精尖技术上攀援有成的医学探索者，同时又能在治病救人的领域飞檐走壁的临床医生。"

医生是个崇高、神圣的职业，但是医生职业比其他职业需要付出更多的辛苦、勇气和奉献。每位医生都忘不了在"启程"医学之路时宣读的《希波克拉底誓言》，那一字一句就像"风向标"引领着他们经过一次次"锤炼"，救死扶伤，履行神圣的职责。

邱蔚六说，九院作为一所医、教、研全面发展的三级甲等医院，非常注重医护人员专业技能方面的培养。在"精细化"医师培养过程下，涌现了这么一批德术双馨、精益求精、刻苦钻研的好医生，他们恪守医德，用心治病。从进入九院成为青年医师再到医学专家，需要经历漫长的历练与打磨，正如邱蔚六院长在入职培训时对每位青年医师所说的："我们九院的医生不仅要为患者消除病痛，更需要'独善其身'，做到精、诚、博、大。"

邱蔚六还经常喜欢引用《赫尔辛基宣言》中的一句话："病人的利益总是在科学及社会利益之上，病人的健康总是我们首先考虑的事。"

七、好的外科医师必须做到"四个会"

在外科学界流传着这样一个说法："一位好的外科医师必须做到'四个会'，即会做、会说、会写和会读。"邱蔚六正是将这"会做"、"会说"、"会写"和"会读"的魅力发挥得淋漓尽致，赢得外界的一致赞赏。

在邱蔚六眼里，"会做"：就是要能够自己独立地做好每一例手术，特别是做好常见手术。会做的内容当然要包括术前准备、术后处理等重要环节。要做到：做一例手术，好一例患者；而且手术做得漂亮，还要有自己的风格，时有创新；让患者很快痊愈，很快出院。这才叫做

"会做"。一位外科医生,如果能很好地掌握手术,包括其适应证、术前准备和术后处理,而效果很好,他就是一位很好的外科医生。

"会说":是指要把自己的经验特别是创新的经验推广,要在国内外学术会议上介绍,要传授给学生,使影响扩大;要知道手术方面的发明或创新是没有专利的,不但不能保密,而且还要推广。"会说"这是需要锻炼的,要讲出自己的意见、论点;既要概括,不拖泥带水,又要达意。当然,每一个人的口才是不同的,但仍然是可以锻炼出来的。要讲给学生听,讲给实习医生听,在学术讨论会上要发言讲给大家听。这样,才能起到相互交流、共同提高的作用。

"会写":就是要学会善于总结经验,将它记录下来,这就更需要刻苦学习了。应该先从写好病史开始,再可写病案分析,进一步再写出自己在临床工作中的点滴体会。要写得重点突出,深入浅出,层次清楚,观点准确。要使他人阅读后懂得你所写的内容及用意。老一辈的外科医生一般都有写作经验,要督促青年外科医生去写、多写和写好。要给他们出题目,审阅和修改他们写好的文章,不但要求他们写的内容具有科学性、逻辑性,即使错用的标点符号,也要认真给予改正。外科医生尤其要把临床医学的创新点写到论文或书中,以使全世界的患者都能从中受益。

"会读":阅读文献。外科医生还要养成阅读外文文献的习惯,要力求对一个主题,或者一个学科最新发展动态都要搞清楚,扩大自己的视野。要有意识阅读外文文献,阅读某个学科领域或专题中里程碑式的文献或文献综述。这些外文文献对于了解一个学科或领域的发展很有帮助,对于某个阶段的重要进展提供了一个查找的捷径,从中可以很快了解一些相关理论和学说、重要结果的进展。善于分析自己研究领域中一些国内外代表性实验室的论文,通过分析一个实验室的论文目录,可以了解这个实验室的发展过程和研究兴趣的发展、拓展。

平时喜欢"泡"在书海的邱蔚六对"会读"情有独钟,他特别强调指出:"现在国人对阅读重视不够。其实,书籍好比一架梯子,它能引导我们登上知识的殿堂。书籍如同一把钥匙，它将帮助我们开启心灵的智慧之窗。"他说："在图书馆里面对各类书籍常常情不自禁地伸出手去抚摸他们，像抚摸父亲伟大的肩膀。这个时候，我便觉得自己是个刚刚出世不久的孩子，我所做的一切刚刚开始甚至还没有开始；我的路还很远，我的彼岸也很远，紧跟他们，才能走得很远。翻开古代诗词，你可以品味诗人们深切的思想感情，继而有所思，有所悟。读王维、孟浩然，你懂得了什么是钟情山水；读杜甫、白居易，你懂得了什么是忧民情结；读辛弃疾、陆游，你懂得了什么是爱国情怀。读着、品着，你已经和诗人们融为一体了，在潜移默化中提高了自己的品德修养和审美情趣。"

　　1989 年，经教育部介绍来了一位国际间委派的进修学者，是当时南斯拉夫籍的 Miodrag Garvic 医师。他说，他到中国的目的是来学习应用显微外科技术整复口腔颌面部缺损的。到北京后，教育部给他安排了北京的进修单位，但他不愿意接受，执意指名要到上海第二医科大学附属第九人民医院来。他是在之前看了上海九院口腔颌面外科在美国重建显微外科杂志上发表的一篇论文后，才决定来中国的。他说："邱院长，我从国外杂志上看到您在中国口腔医学界所创造的成就，您能否收我这个异国徒弟？"邱蔚六爽朗地笑道："当然可以啊，你和我的学生一起来学吧！"

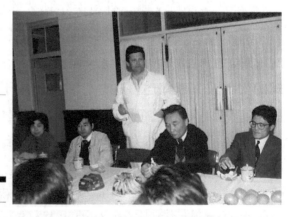

南斯拉夫籍 Miodrag Garvic 医师在介绍他来上海九院拜师学徒的经过和目的。左图为他曾在国外杂志上看到邱蔚六发表的论文

这位南斯拉夫"洋学生"在邱蔚六悉心指导下,经过为期半年的进修,医疗技术迅速提高。回国前,他竖起大拇指对别人说:"邱教授的成就真正具有国际一流水平。"这个故事让邱蔚六看到了"会写"(论文)的重要性。

同样,改革开放以来,九院的口腔颌面外科还接待过数十余名的国外短期进修学者。2010年,国际口腔颌面外科医师学会(IAOMS)在上海第九人民医院设立国际口腔颌面外科医师培训中心。应该说,这都是源自于"会做"、"会说"、"会写"和"会读"的结果。

八、"大讨论"引发头脑风暴

2012年9月的一个下午,古希腊"医学之父"希波克拉底的誓言在九院礼堂里回荡。朗读者是时年80岁高龄的邱蔚六。面对台下的年轻医生,他问道:"这段誓言是你们穿上白大褂时都曾宣读的,但各位在工作后有没有静心思考过,医生究竟该怎样为病家谋幸福,为病家谋利益呢?"

于是,一场关于"怎样做一名合格的医生"的思想大讨论,就此在九院的医务人员中开始了。

"医乃仁术,医者仁心。"邱蔚六这样诠释他对医学事业的理解。他始终信奉"行医者,就是要存仁心、施仁术"。

然而,让邱蔚六忧虑的是,现在有不少口腔医学院毕业的学生不再愿意从事口腔颌面外科,而纷纷走向口腔修复科或口腔正畸科。邱蔚六深知其中的原因,口腔颌面外科的工作风险大,又辛苦,经济收入却往往不及牙科医生。"但医生的眼里不能只看到经济效益,不能一切向钱看。"邱蔚六感慨地说。

更令他揪心的是医患关系的现状。在疾病面前,医生与患者本来是休戚相关的生命共同体,在拯救生命的过程中,理所当然要齐心协力。如今,却似乎成了"敌人"。有调查发现,医患关系紧张已经成为大多数医生的心理负担。面对日益激烈的医患矛盾,医学院的毕业生中竟有一半不愿意当医生。

"医患矛盾不断升级,让人不由地怀念过去医患之间的信任与尊重。这份信任与尊重该如何重拾?"

"自古以来'不为良相,便为良医',人们之所以对医生心怀敬意,是因为医生担负着治病救人的使命,医生对生命怀有敬畏之心。"邱蔚六说:"当医患之间的极端事件屡屡爆发,医生的尊严日渐丧失,我们应该扪心自问:是否只专注于知识和技能的提升,而忽视了医德的提高?我们在关注自己尊严的同时,是否也同样尊重患者的尊严?"

邱蔚六认为,医生的尊严并不来自于他的学历、地位、职称,医生的尊严来自于患者的敬重,来自于精湛的技术和仁爱之心。"医患关系的改善,虽然离不开医疗体制的不断完善和患者的理解;但最重要的,还是要从医生做起。我们做医生的只有从内心呼唤仁术的回归,尊重患者、体谅患者,医患之间的难题才有望化解。"

"怎样做一名合格的医生?"邱蔚六认为:"医生要学一点哲学,因为临床决策对医生来说很重要。医生不可能一辈子不犯错误,但是要尽量不犯大错误。医生临床决策不好,是哲学没学好。"为此,邱蔚六撰写了一篇《临床决策需要辩证思维》的论文,他从局部与整体、功能与形态、锦上添花与雪中送炭、过度治疗与治疗不足、标准化与个体化、微创外科与经典术式、概率与发生几率以及循证医学与经验医学八个方面阐述了自己的观点——

作为一名临床医师,临床决策是一项十分重要的基本功。所谓临床决策应主要是指对疾病的正确诊断和及时有效地决定治疗方案并付诸实施。笔者从事口腔颌面外科临床工作50余年,深感临床决策的重要性。应该说,在笔者大半生的工作中,绝大多数情况下临床决策都是正确的。由此也使得不少患者能得到及时地诊断、治疗和康复。然而,医师是人不是神,一位医师在一生中总不能没有一点临床决策上的错误,或者说是"失误";但应力求少犯,特别要防止重大的失误。临床决策失误往往与医师的思维方法关系密切,其中最主要的原因则是未能用哲学的、辩证的思维去指导临床决策。现仅就临床决策的一些经验体会按照哲学辩证思维的方法略加讨论……

而一个素质良好的医师,除精湛的技能外,良好的思想方法,特别是辩证的思维则应是必备的条件。这也是笔者多年来最为深切的感受。

邱蔚六披露:2012年《康复·生命新知》杂志举办了一个学术研讨会,在现场用投票的方式做了一个问卷调查:什么样的医生是好医生? 投票结果显示:好医生是好的医学科学家、好医生是好的艺术家、好医生是好的哲学家分列前三位。"这个结果,与我的想法一致。好医生应该会做、会说、会写、会读、会绘画。"

"怎样做一名合格的医生"的思想大讨论,引发了头脑风暴,对全院医务人员来说更是一次全新的心灵激荡。九院的广大医生说,一名合格的医生应该在具备精湛的医疗技术同时,还要有能力理解和解决患者心理、家庭、社会、文化和经济层面隐含的或相关的健康问题,有能力进行新型医学模式下的问诊和医患沟通,有能力在临床上践行医学伦理的各项基本原则;要强调个体化、综合化治疗,结合好的临床思维,针对每个患者的病情、社会背景,告知患者可以有哪些选择,以及每种选择的优点、缺点,帮患者权衡利弊,给患者建议,帮助患者作出合理选择。

九院的不少年轻医生说:健康所系,生命相托。我们医务工作者,历来被人们尊称为"白衣天使"。穿上洁白的圣衣,就承担了光荣的职责;踏入医疗工作者的行列,就肩负神圣的使命。天使,总是有一双美丽而坚强的翅膀,为人们带来希望的福音;就该是妙手仁心,救死扶伤,为人们解除病痛。白衣天使这一崇高的称谓,对于刚刚走上工作岗位的年轻医生来说,实在是受之有愧。因为我们还只是一颗杏林小草,我们的翅膀还不够坚强有力,但是我们从来没有放弃自己执着的追求。我们也有崇高的信念,也有坚定不移的人生坐标,那就是为了他人生活得更幸福更美好而奉献我们的一切。

"一名合格医生的责任是什么?""只有一个责任,就是让我们的患者快乐,视患者为亲人、视事业如生命。"这是白求恩对自己选择从医的解释。邱蔚六认为。患者比亲人还亲。这样的选择意味着,一名合格的医生总是以患者的利益为最大的利益。这也是广大九院医务人员给一名合格的医生画的像。

在抗击洪水、抗击非典、抗震救灾和应对其他突发公共卫生事件中,无数医护人员更是不避艰险、迎难而上,很多人甚至为此付出了鲜活的生命。每当这些生死关头,医护人员便被推上神坛,被称为白衣天使。而一旦回到平时,在"看病难、看病贵"的社会环境下,公众往往又对医护人员投以严厉、苛刻的目光。这种变化的落差,直接原因是经济利益冲突;深层次原因其实是现行医疗体制、保障体制的积弊。令人感到欣慰的是:现在国家推行新医改,就是要解决利益关系,扫除体制性的、破坏医患关系的种种积弊,恢复医疗卫生事业的公益性质。

九院的白衣天使们掬一泓清凉的月光,捧一抔芬芳的黄土,采一片通红的枫叶,稍稍地提起自己的嘴角,在天地间坦荡地微微一笑……

在九院做医者是幸运的,也是苦涩的。也许,正是这幸运和苦涩的交错,垒起了他们内心坚守的"大堤",却是另有一番滋味在心头……

是啊,九院的高层领导是豁达而有眼界的,九院的医者是知性而有追求的,九院的事业是兴旺而前程远大的。这一切,是九院人的幸运所在、事业所依。所以,尽管他们一路走来忙碌而艰难,但他们怀着一份对九院的深情、一份对事业的执着,义无反顾地坚定前行……

九、当好医院发展的"后勤部长"

"医院后勤工作与广大职工息息相关,九院的跨越式发展更离不开后勤保障。为了九院的快速健康地发展,我愿意全心全意地为九院人当好'后勤部长',为九院的跨越式发展助一臂之力。"1984年10月,邱蔚六在九院职代会上掷地有声地说。

虽然,邱蔚六并不是分管后勤的院长,但是他始终认为:"给医院职工最大的保障是一个医院管理者必须具备的素质。"他说,做好后勤保障工作不仅是职工们工作的动力之源,更是医院与职工情感的纽带。加强职工们动力的同时,更让职工们对医院产生深深地眷恋和归属感。

1984年6月,当邱蔚六院长刚上任时,正逢中国改革开放初期,社会主义市场经济与高度集中的计划经济正处在交替和改革时期,医院资金短缺,因此想从银行申请贷款非常困难。当时,院长手中没有"一分钱的招待经费",囊中羞涩,想招待客人吃一顿饭也只能是"自掏腰包"。

20世纪90年代初,"让思想再解放一点"的改革春风,吹拂到了各行各业。为了摆脱这种资金匮乏的窘境,于是,医院、学校、工厂、机关等各行各业纷纷"破墙开店","三产"像雨后春笋般地兴起。"破墙开店"成了当时中国社会的一道风景线。

1992年1月,在九院召开的一次医院办公会议上,医院科教处负责人提出了"咱们九院也应该办一个'三产公司'"的建议。

"那么,九院由谁来管这件事?"在院长和党委书记联席会议上,医院领导班子讨论得十分热烈。仁者见仁,智者见智。开始时,大家意见不统一。赞同的意见认为:这不失为医院创收的一条好途径,至少医院用的医用器械和耗材的"肥水不外流";反对的意见则认为:考虑到当时姓社姓资讨论还不明朗,怕犯错误,想等到形势明朗了再说;还有一种意见则认为:可以利用政策打"擦边球"。最后,九院领导班子还是统一了思想:决定九院"三产公司"还是要办!而且由邱蔚六兼任九院"三产公司"的董事长。

那么,由谁来担任九院"三产公司"的总经理呢?邱蔚六力排众议,力推工作能力强的耳鼻喉科医生出身的总务处处长陈锦安任总经理。经过紧张的筹建,1992年11月8日,九院"三产公司"——九院科技开发有限公司正式挂牌成立。

新成立的九院科技开发有限公司是一个主要经营医疗器械和日用百货的经济实体,走出了一条适合公司发展的道路,创出了不平凡的业绩,当年就给九院上缴利润100万元。

之后,九院科技开发有限公司借助九院的品牌特色,逐渐形成了一个以激光和整形美容为特色的科技医疗的一个经济实体,不断扩大经营范围。比如:成立了九院激光美容中心,由陈锦安兼任该中心主任。

该激光美容中心成立伊始,主要治疗多毛症、皮肤微血管畸形(胎记)等。其中,治疗多毛女在国内曾引起了"轰动效应",当年中央和上海主流媒体"铺天盖地"地都作了报道。其中,上海《青年报》以《毛女变靓并非天方夜谭,鞍山毛女刘华脱毛记》的标题进行报道:

巾帼无奈成须眉,今朝终还女儿容。昔日闻名全国的辽宁鞍山毛女刘华真是个幸运儿,她来上海逗留了仅短短的5天,却使她十几年的美梦终于成为现实,原先满面黑毛的毛女竟变成了容貌光洁的俏丽姑娘。在上海第二医科大学附属第九人民医院大门口,即将离沪返辽的刘华紧紧拉住医务人员的手,声泪俱下:"我永远也忘不了上海医生的恩情啊!"……

九院激光美容中心治疗多毛症在全国名声大噪,尤其是开设耳鼻咽喉颌面激光治疗相关疾病的专家门诊,治疗皮肤色素性疾病(太田痣、胎记、雀斑、咖啡牛奶斑、外伤性色素、老人斑)、血管性疾病(血管瘤、鲜红斑痣、毛细血管瘤,毛细血管扩张、酒糟鼻、蜘蛛症等),祛除各种纹身(纹眉、纹眼线等)、各种疣痣、汗管瘤、瘢痕、皱纹,光子嫩肤、光子治疗痤疮,激光牙齿美白,体外超声减肥、瘦身理疗等。在国内又率先引进以色列 E 光技术全面解决嫩肤、脱毛及痤疮等各种棘手皮肤问题,是皮肤治疗领域的革命性突破,且高效舒适安全无创。经过多年的临床实践,目前治疗各种皮肤疾患数万例,色素性疾病万余人次,治愈率约在 90%;血管性疾病几千人次,治愈率约在 70%;嫩肤约数百人次,有效率约 90%;脱毛万余人次,大多数达到永久性脱毛;瘢痕近千人次,有效率约 90%。因此,积累了丰富的临床经验,绝大多数患者疗效满意,胎记等治愈率几乎在 100%,在国内激光治疗皮肤疾病方面居领先地位。

之后,九院激光美容中心将皮肤医学、皮肤美容作为一个重要课题,进一步加强九院整形美容特色。门诊依托九院一流的专家,拥有50 多台不同功能、具有国际先进高水准的激光治疗仪及先进的整形美容设备,成为全球最大的激光设备最齐全的皮肤激光美容治疗中心。根据患者不同的要求,提供个性化、人性化、高水准的一流服务。

九院激光美容中心集科研、临床、教学为一体,虽然在激光研究和应用上取得了突破性进展,达到国际先进水平,但是他们仍不满足于现状,继续开展多学科、多病种治疗的研究,攻破世界性的难题;并带动了九院皮肤科、美容外科等相关学科的发展。

迄今,九院激光美容中心已成为国内的一个名牌,不论从业务范畴、业务水平、人员配备方面,还是硬件设备方面,在国内乃至国际上都是一流的。2005 年 9 月,美国"激光之母"Dr.DonTan stafford 教授参观上海九院激光美容中心后也跷起大拇指连声说:"Number One! Number One!"

九院"三产公司"——九院科技开发有限公司和九院激光美容

中心成了九院的"摇钱树"。近年来,九院科技开发有限公司平均每年为医院创利 500 万元;激光美容中心平均每年为医院创利近 4000 万元。九院"三产公司"实现效益年均以 20% 的速度递增。2012 年,"三产公司"营业额达 2.3 亿元,利润 8000 万元。

——为追梦奏响凝固的音乐

上海第九人民医院的前身"伯特利医院",创建于 1920 年,位于上海市中心南面的制造局路 639 号。它原来是一个区属二级医院,占地 30 亩。1965 年前,仅是不起眼的建筑面积尚不到 1 万平方米的十分简陋的建筑物,后来尽管被上海第二医学院接管后新增了 9000 平方米的两栋大楼,也不到 2 万平方米,可谓是"螺蛳壳里做道场"。在此一摆就是半个多世纪。1984 年,邱蔚六院长上任时,这里每天的门、急诊量在 5000 人以上,长年超负荷运转,不堪负担。但是,如此不相匹配的医疗条件,不少人都视而不见,或者见而不惊。至少从政府的财政预算来说,还没有把它摆在桌面上去。

这样的窘境,令人怎么也看不下去了:1984 年,上海常住人口已突破 1600 万大关,用当年简陋的医院承受今天、甚至明天的医疗规模,这岂不是用半个多世纪前的工装制服走在灯光璀璨的 T 型舞台上吗?"太不协调了!"于是,邱蔚六便有了梦想——要建造医疗教学办公大楼,为患者提供一流的舒适、先进的医疗服务。

在邱蔚六任院长期间,共建了两栋大楼。先是在 1985 年 5 月建了一栋 3000 平方米的教学与办公的综合楼;1990 年早春,再建现在称为十号楼的 8 层 2 万多平方米的医疗大楼。这座医疗大楼于 1994 年竣工并投入使用,容纳了全院所有的门诊。

1990 年,在建 2 万多平方米的医疗大楼时有个"小插曲":在打地基时,与九院相隔一条马路的对面居民小区的住房出现了裂缝。于是,"维权"的 10 多个居民一起来到邱蔚六院长办公室里要求"讨个说法"。邱蔚六主动接待了这批"维权"居民。经过双方谈判,最终得到了妥善解决。主要采取两个措施：一是施工技术上加以改进；二是对住房出现裂缝的居民适当给予经济补偿和裂缝修复。

"这次居民小区的住房出现了裂缝，给我们九院大楼建造质量敲响了警钟：百年大计，质量第一。质量是建设工程的生命，也是永恒的主题。"邱蔚六感慨地说。于是，他平时经常深入到施工现场了解质量情况，以确保质量万无一失。

贝多芬说过，音乐是流动的建筑；建筑是凝固的音乐。

当一轮红日又一次照亮大地时，清晨的阳光，高高耸立的九院大楼正在建设中，打桩机机声隆隆，袅袅轻烟，构成了一幅壮丽和谐的美丽图画。不久，这里将矗立一副"傲人身躯"，凝固的音乐将充满全新的气息，并奏响一曲气势磅礴的凝固的音乐。九院医务人员就像看着自己的孩子，感到由衷地欣慰和骄傲。

其实，从九院十号楼的医疗大楼打下第一根桩起，邱蔚六和他的团队洪亮的嗓门就开始在工地上响起来。早春时节，春寒料峭，淫雨肆虐，工地上一片泥泞。邱蔚六穿着胶靴高一脚、低一脚地走在工地上，叮嘱施工人员精心施工，在确保质量、安全的前提下，抓好施工进度。

有一种力量，来自心灵的追求和开创；有一份感动，焕发你我共同的荣光。有一种责任，来自无悔的信念与向往；有一份赞美，献给功勋卓著的榜样。长路就在脚下，未来托在手上，九院人，精彩追梦，成就梦想，永铸辉煌。

每当邱蔚六回想起自己的精彩追梦历程，他就觉得心潮澎湃，激情满怀……

九院十号楼的医疗大楼建设硕果颇丰，能工巧匠过关夺隘，1993年1月18日，顺利实现了结构封顶，一幅宏伟靓丽的壮美画卷已悄然打开，从而矗起一座新的丰碑。

这一幕幕，这一景象，在邱蔚六眼前掠过。这位不露声色的汉子，也被这个气势恢宏、拔地而起的医疗大楼的雄姿所感染了。一股老九院人特有的豪情壮志在胸中升腾、再升腾，诠释着几代九院人的光荣与梦想,续写着新的辉煌。

是啊,九院的基础已经崛起,辉煌的前景还会遥远吗?

据悉,"十一五"期间,九院继续加快基本建设,2007年,总建筑面积41009平方米的口腔整复外科综合大楼改扩建项目投入使用;2008年,内科病房大楼改建投入使用;2009年完成了院容院貌改造工程;2010年,总建筑面积43000平方米的新门诊医技综合大楼改扩建工程启动(2012年11月结构封顶,已在2015年3月上旬投入使用)。医院在不断完善HIS、LIS、PACS等基本信息应用系统基础上,大力推进医院信息化集成平台建设和移动医疗发展……

"当然,这些功劳都应归功于我的后任领导。因为我不过做了自己应当做的事情。"邱蔚六如是补充道。

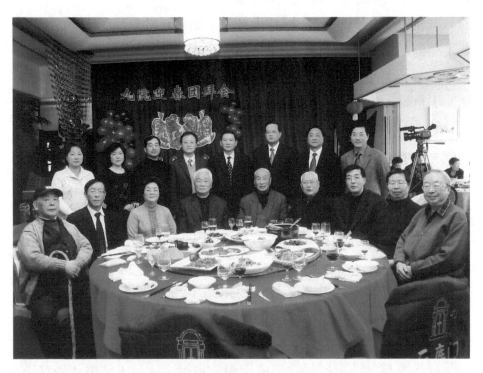

2009年春节团拜会,九院新老院领导聚会。左起前排:李春郊、陈志兴、赵佩琪、邱蔚六、张涤生、潘佳琛、孙大麟、余贤如、吴少鹏;后排:张玲毅、郭莲、沈国芳、周礼明、简光泽、张志愿、陈章达、范先群

——打造九院响当当的品牌

世界品牌大师科特勒中国上海之行,向人们精彩演绎"品牌经营"的新视角与新思路——

"品牌是压倒一切的承诺";"品牌是变革催化剂";"品牌是战略核心";"品牌代表着与客户的情感联系";"品牌代表了一种能量";"品牌就是一种信仰"……

台上是科特勒大师的精彩演讲,台下是屏息凝神的聆听。品牌,开始从单纯的LOGO、广告,幻化成一颗拥有无数切面的钻石,散发出璀璨光芒。

是啊,"钻石恒久远,一颗永流传。"当钻石与爱情画上了等号,它的市场是不可测量的,因为没有人能测量出爱情的深浅。于是,有人感叹,今天已经不是"卖什么吆喝什么"的时代了! 随着医疗日趋同质化、竞争日益全球化,一种神奇的力量正在影响着患者的选择,那就是品牌的力量! 她代表了医院的责任、追求和境界。

对于医院品牌的魅力,邱蔚六这样感叹道:今天的品牌已经远远超出了传统的概念。不可否认,经过九院人半个多世纪的努力,已在患者心中塑造了一个可信赖的品牌形象。

现在,九院的整形外科和口腔颌面外科技术精湛而驰名国内外,已成为了九院的一块"金字招牌"。

近年来,九院为扩大在国内外医学界的影响力,参与组织举办了医学学术研究及国内外高峰会议,让医院声名鹊起。其中,除整形外科有关会议外,国际学术会议影响较大的是:2009年5月23日至27日,在上海国际会议中心举办的由国际口腔颌面外科医师学会(IAOMS)主办,中国口腔颌面外科学会(CSOMS)、中国香港口腔颌面外科医师学会承办的第19届国际口腔颌面外科学术大会(ICOMS)。这次大会共有来自76个国家和地区的1500余名代表参加;国外代表逾 1000 余名。这也是在我国举行的所有口腔颌面外科国际会议中规模最大、参会国外代表最多的一次。会议的安排与进程一律按国际会议要求进行。

会议的成功,获得了公认。会后,国际口腔颌面外科医师学会领导成员及执委会来信一致认为:"这次会议是如此的成功。它在学术上、社会活动上以及经济上的成功都是前所未有,达到了一个新的水平。"有代表认为:这次国际会议开得最规范、最成功,可以称作是国际口腔颌面外科学界的一次奥林匹克盛会。为此,邱蔚六撰文评述《中国口腔颌面外科学发展的第三个里程碑 —— 评第 19 届国际口腔颌面外科学术大会》。

在 20 世纪的最后 10 年中,中国的医院开始发现了一个以前曾被忽视的问题——医院的品牌。那时,品牌还被大多数医院看成是一种医院区别于另一家医院的标志。但是,进入新世纪以后,再也没有一家医院敢对品牌置之不理了,品牌已成为医院生存和发展的意义。

品牌是什么? 在邱蔚六眼里,品牌是一种概念,是医院的形象、特色、医疗质量、学科技术、管理水平、服务水平、人员素质、人员状况及今后的发展趋势等的综合反映,具有丰富的外延和深刻的内涵。品牌的知名程度在一定意义上代表着患者对医院的认同程度。

邱蔚六说,品牌是一家医院的旗帜。品牌是市场经济条件下医院十分重要的无形资产。开发医院的品牌资源是医院市场营销的基本途径。国内外成功医院发展的经验表明,医院在竞争激烈的市场上要想长盛不衰,必须积极稳妥地实施品牌战略,把九院打造成响当当的金字招牌。

九院以前没有医院的院标。1992 年,目睹正在建设中的医院医疗大楼,邱蔚六院长不由感慨万千,浮想联翩。于是,他与副院长陈志兴一说起这件"憾事",两人便携手合作。他俩饱蘸着自己的心血、智慧和忠贞,把对九院的情和爱倾注在院标的精心构思和完美设计中。

终于在九院迎来建院 72 周年前夕，成功地完成了院标的设计任务，并作为献给九院 72 华诞的特殊的"生日礼物"。

——"决胜未来，谋划品牌孕先机"

九院秉承"精修医术、诚炼医德、广纳贤才、齐铸九院"的医院精神，精研医术，推陈出新，发扬仁爱，信守责任，打造有特色的品牌医院。同时，使更多的颌面部肿瘤患者能看病、看得起病，更能看好病，让患者享受到更高水平的医疗保障。九院的品牌承诺赢得了患者的信任与忠诚，门急诊量连续三年突破 200 万大关。其中，2014 年门急诊量达到 297 万人次。看到了品牌信仰的力量，邱蔚六说："经过这些年的努力，我们'致力于成为服务领先的具有专科特色综合医院'的品牌形象已经得到市场的认同，产生了一定的品牌效益。"

旗帜是无声而有力的命令，旗帜是无形而有价的财富。尤其是对九院这样一家闻名遐迩的医院来说，实施品牌发展战略的重要意义在于，面对日益激烈的市场竞争态势，统筹规划，全面安排，以医院和学科的品牌为突破口，在创建品牌的过程中增加医院职工的内在凝聚力，通过广大职工的思想观念、行为举止、外在面貌的自律来推进品牌战略，积极稳妥地实现九院的新一轮发展蓝图。

除夕的第一串爆竹，是迎接祖国新年的；南飞的第一只燕子，是预报美丽的春天的；九院在"十二五"期间的第一个梦是什么呢？

邱蔚六激情满怀地回答说，九院在"十二五"期间的第一个梦是"九院梦"托起"中国梦"！九院人将继续解放思想，锐意改革，凝心聚力，攻坚克难，争取医、教、研、管理各项工作取得新突破、新进展和新成效，为确保上海市民健康水平继续领先全国、保持发达国家水平，为开创上海卫生工作新局面，也为实现九院"十二五"期间发展目标——把九院建设成为国际知名的现代化医院而努力奋斗！

十、嬗变,源自于创新的"白苹果"

一个苹果落地,牛顿说:那是地球引力。一个苹果成了传奇,乔布斯说:我没有放弃。一个创新的"白苹果"在等待上海九院人,邱蔚六说:梦想成就未来。

细数古今中外,曾有三颗伟大的"苹果"改变了人类的历史。伊甸园里,亚当和夏娃偷食了禁果,拥有了明辨世事的智慧,更开启了人类的始源;苹果树下,牛顿被那颗坚硬的果实砸到头,却从中发现了万有引力,奠定了经典力学的基础;到了 21 世纪,一颗被人咬了一口的苹果,用信息技术席卷全球,打造了一个传奇的计算机帝国。

而今天,我们要讲述的这颗"白苹果",或许还略带青涩,但它却有着最细心周到的栽培、有着无限突破自我的潜能。他们就是当年邱蔚六任口腔颌面外科常务副主任乃至九院院长期间带领全科和全院职工栽下了的"白苹果",那一刻,也播下了一个梦想——希望几载春秋的耕耘之后,能培育出在世界口腔颌面外科学科技术发展史上留下深刻印记的核心技术,并且能造就出一批能够漫步国际舞台、具有全球影响力的学科领军人物。

从此,九院,站在历史的新起点上,聚科研精英组成各学科专业领域突破之师,以力拔山河之态势,以奋发有为之气慨,开启新的征程,目标直指跻身世界口腔颌面外科学科"第一方阵"。

其实,牛顿是邱蔚六心中永远追随的"巨星级偶像"之一。说起牛顿与苹果,他颇有一番见地。在 2014 年九院文化节开幕式上,邱蔚六说:"英国科学巨匠牛顿的经典力学、万有引力定律、微积分、光的研究,使他成为'科学史上最有影响力的人',以及'影响人类历史进程的 100 名人排行榜'中的第二位,仅次于伊斯兰教创始人穆罕默德,位于耶稣、释迦牟尼和孔子之前。不盲从,是牛顿成功的原因之一。通过实验发现自然规律,通过理性概括和提炼发现的物理规律,并创造新的数学工具以最终完成物理世界的统一图像,是牛顿留给后人的巨大财富。牛顿因苹果从树上坠落而产生有关万有引力的灵感,是科学史上的一个美丽传奇故事。这株苹果树也因此而声名大振,被视为科学探索精神的象征。2009 年 9 月,这株充满传奇色彩的苹果树被嫁接种植到天津大学,成为我国第一株直接引进的'牛顿苹果树',供莘莘学子瞻仰,希望牛顿科学精神激励莘莘学子。"

创新,是医院的灵魂;创新是一所医院生存和发展的不竭动力,也是九院取得成功的秘诀。其中,口腔颌面外科医疗学科技术创新是争创世界一流的中心环节;管理创新是争创世界一流的根本保障;制度创新是争创世界一流的体制保障;战略创新是争创世界一流跨越式发展的新引擎;文化创新是争创世界一流的强大精神的驱动力。

推动全院学科建设和科技创新,将成为一所医院长期发展的重要基石。作为一颗承载着希冀的"白苹果",当年邱蔚六带领全院职工满怀豪情,投身于医院学科建设和技术创新活动,在创新中求突破、在改变中谋未来,取得了"点石成金"的丰硕成果,并获得了前所未有的高级别奖项以及其他优秀成果奖。用邱蔚六的话说:"所谓创新,就是发现问题、解决问题。"尤其是那些前人没来得及涉足的禁区,或者是留下遗憾的盲区,恰恰都是需要探索的地方。

说到在邱蔚六在任院长期间获得了前所未有的高级别奖项时,他娓娓道来——

1988 年,静脉动脉化重建下肢的组织营养荣获国家发明奖四等奖;

1988 年,自体带瓣静脉浅静脉移植的实验和临床研究荣获上海市科学技术进步一等奖;

1989 年,应用显微外科技术一次完成阴茎再造荣获国家发明奖三等奖；

1989年，自体带瓣静脉段股浅静移植的实验和临床研究荣获国家科学技术进步三等奖；

1989年，形状记忆加工骑缝钉荣获国家发明奖二等奖；

1990年，慢性淋巴水肿模型制作、淋巴管压力测定及静脉移植桥接淋巴管的实验研究荣获国家教委科学技术进步二等奖；

1992年，股骨上段几何形态生物力学及其骨折发生机理和治疗原理的研究荣获国家教委科学技术进步二等奖；

1993年，超长蒂血管神经断层节段肌瓣移植一期治疗晚期面神经瘫痪荣获国家发明奖二等奖；

1994年，严重颅颌面畸形的外科治疗研究分获上海市科技进步一等奖和国家科学技术进步三等奖。

荣获其他优秀成果奖的有——

1991年，唇腭裂综合治疗研究荣获首届上海市科技博览会优秀奖；

1991年，形状记忆加工骑缝钉荣获首届上海市科技博览会银奖；

1991年，烘绑疗法治疗肢体慢性淋巴肿及静脉移植荣获首届上海市科技博览会银奖；

1991年，静脉动脉化重建下肢的组织营养荣获首届上海市科技博览会银奖；

1991年，程序控制大功率微波机治疗肢体慢性淋巴水肿及其机制研究荣获第六届国家发明展览会铜奖……

在邱蔚六卸任院长后，九院继续着获奖大户的传统，包括国家发明奖、国家科学技术进步奖，以及何梁何利科技进步奖等大奖。

医学是一门实践性很强的学科。外科医师不仅仅是"开刀巨匠"，还应该学会思考；思考临床上碰到的问题及其解决方法，经过研究后再回到临床去实践，去证明设想是否可行。这就是临床医学中最常见的科研方式；也是医学科学创新的主要形式。

当年，邱蔚六的案头上有一张用以自勉的卡片，醒目地写着振聋发聩的警句："千分之一的希望，对患者来说就是百分之一百！""珍视生命、关爱病患、注重希望"。正是在这种以人为本的人文观念的引领下，邱蔚六勇担风险、善于创新、勤于奉献，不断地实践着"敢为人先才能创新"的科学理念。

有一位外地的左蝶骨部复发性鳞癌晚期患者，因上颌骨血管内皮瘤曾先后两次手术和放疗，在原放疗区发生鳞癌，在当地医院做手术切除后于蝶骨部再次复发。患者曾满怀希望求诊全国多家大医院，但都因手术风险极大而遭到婉言拒绝，辗转经人介绍找到上海九院邱蔚六。邱蔚六在了解、分析后，看着生命危在旦夕而绝望的患者和充满乞求的目光的家属，是婉拒、放弃？还是迎难而上、积极争取？

邱蔚六没有逃避，而是挺身而出，毅然决然地承担起救治这位危重患者的责任。

多少个夜晚，夜幕低垂，星儿早已悄悄地挂上天穹，人们早已进入梦乡，而邱蔚六却在灯下苦寻对策、制订手术方案。妻子王晓仪不时地催促他早点休息。然而，他还是像一尊雕像般地不言不动。

邱蔚六经多次与麻醉科、口腔颌面外科等科室的专家会诊，制定了详尽、创新手术方案，经过近 10 多个小时的手术，医学禁区闯过去了，患者的癌肿得到了彻底根除。当患者如噩梦初醒般痊愈出院时，满含热泪地紧握着邱蔚六的手说："死神已向我招手，生命正离我远去，是您给了我第二次生命，你们是真正的白衣天使！"

创新，需要理想。邱蔚六以忘我求真的创新精神为动力，展开理想的翅膀，为建立能够最大限度地整块切除肿瘤的医学技术支撑而默默奉献。

创新，需要勇气。邱蔚六在科学的门口有一种"我不下地狱谁下地狱"的勇气，在突破颅底手术的学科中披荆斩棘攀登高峰。

创新，需要探索。有时难免要有山重水复，邱蔚六在探索颅中窝与颅前窝的联合切除手术中，跨越了重重急流险滩，历尽艰难摸索，拨开云雾渐渐变得清晰起来。

创新，需要坚韧。邱蔚六有"咬定青山不放松"的毅力，取得了突破高难度的颅颌面切除手术治疗晚期颌面部恶性肿瘤的医学技术难关。

左蝶骨部复发性鳞癌晚期患者的手术成功了，邱蔚六深情地对全科医务人员说："只有想别人不敢想、做别人不敢做的，才能创新，才能创造起死回生的奇迹。"

人们在这里领略了邱蔚六一种罕见的胆略和勇气。医学是一门理论和实践紧密结合的课程，广博扎实的知识基础，严谨缜密的思维方式，胆大创新的操作技能，是每一位医学专家必备的气质。

当年，邱蔚六坦言，爱心、技术、睿智，能创造医学奇迹。

邱蔚六说，20 世纪 80 年代中期，有个记忆钛合金用于航天航空高科技项目。时任九院骨科主任戴尅戎教授大胆实践研究，并将其应用于医疗临床上获得了成功。由此，戴尅戎教授发明的"形状记忆加工骑缝钉"荣获 1989 年国家发明奖二等奖。据了解，形状记忆合金医疗器件质材由上海市钢铁研究所提供，上海手术器械六厂生产。

当年，日本在成立国际记忆合金医学学会（The International Academy of Shape Memory Material for Medical Use, IASMU）时，当他们闻讯上海九院发明了形状记忆合金医疗器件已用于临床时，就特邀邱蔚六教授和戴尅戎教授作为日本国际记忆合金医学的学会发起人参加这个学会，并由邱蔚六教授任该学会副会长。20 世纪 80 年代中后期，日本国际记忆合金医学学会在上海举行了一次"国际记忆合金牙种植学术大会"，时任九院院长的邱蔚六教授作为大会主席在会上作了主旨演讲，受到国际同行的关注和好评。

日本专家认为，传统的双杯型全髋关节表面假体具有切除骨质少、异物量少、置换术后能保持髋关节正常解剖关系和应力分布，且可为二期补救手术留下充分余地等优点。但是，由于设计上的限制，具有较高的松动和迟发性股骨颈骨折发生率，而未能获得推广。记忆合金双杯假体在设计上取得了突破,显著提高了假体金属杯的长期稳定性,避免了对股骨头不必要的整修,从而明显降低了并发症发生率,扩大了表面置换手术的适应证,使年龄较小的患者也能获得重建关节功能的机会。在这方面,中国上海九院已经走在国际同行的前列。

是啊,上海九院以整形外科、口腔颌面外科和骨科为代表的学科建设和科技创新处于国内领先水平、达到国际先进水平,这来自于上海九院几代人的拼搏和努力;上海九院新一轮发展战略和现在的行动,决定着上海九院的未来。

我们有理由相信,"在世界医学发展史上印下上海九院人的印记"不只是一个梦,因为上海九院人已经在路上,满怀激情,昂首前行。

第八章

"邱家军"培育出弟子逾两百人

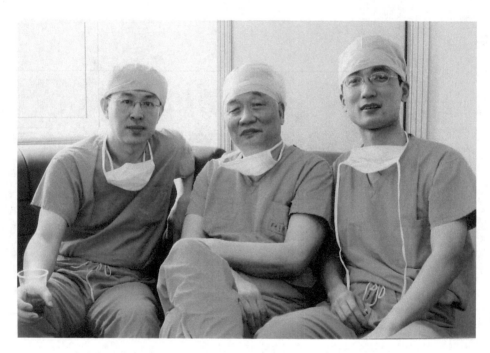

手术间隙，邱蔚六（中）与孙坚医师（左）、何悦医师（右）在一起

一、"德高自为师，身正崇为范"

"桃李不言，下自成蹊""德高自为师，身正崇为范"。这是邱蔚六的弟子们对自己恩师的赞语。

优秀的大师可以改变人的一生，邱蔚六首先改变了自己，同时也改变影响着很多很多人。这包括他的弟子、部下和周围的中青年医生。他甘为人梯，悉心培养了一批医学栋梁。邱蔚六就是这样一位呵护生命的医学大师，润物细无声。他的身上映射着医生的善良品质、丰富的心扉和高尚的灵魂。

"十年树木，百年树人，人才是学科兴旺发达的基石；青年人才的培养是学科发展的希望所在。历史长河浩荡前行。今天，我要传承我的两位恩师特别是张锡泽教授甘为人梯、爱护提携后辈的优良传统，薪火相传，生生不息，为中国的口腔颌面外科医学事业创造更加璀璨辉煌的未来！"邱蔚六经常这样说。

师恩如山，因为高山巍巍，使人崇敬；师恩似海，因为大海浩瀚，无法估量。作为中国口腔颌面外科学发展和进步的先驱和倡导者，邱蔚六以他特有的人格魅力、渊博的学识、严谨的治学态度、高度的敬业精神，深深地影响和感染着他的每一个学生。他诲人不倦，倾尽了心血，为我国口腔颌面外科医学界培育出一片"人才森林"：中国工程院院士1名、硕导20余名、博导18名、博士后出站近10名、硕士博士生70名、正副教授62名。如果加上"四世同堂"的"邱家军"培养的弟子逾200人。上海乃至全国三甲医院的口腔颌面外科主任，不少都出自他的门下。

邱蔚六甘为人梯，把自己的许多时间和精力献给了年轻人，为他们"搭舞台"，让一批有创造力的青年人脱颖而出。他从1980年起开始招收硕士生,1986年开始招收博士生。他的弟子中,时任九院院长的张志愿教授,现任南京大学医学院口腔系主任、南大医学院附属口腔医院院长的胡勤刚教授,上海同济大学口腔医学院院长的王佐林教授,都已成为业内的领军人物。

南京大学口腔医学院院长胡勤刚教授说:"剑胆琴心吾仰止,有容无欲吾行止。恩师邱蔚六院士甘为人梯,悉心育人,让学生站在自己的肩膀上攀登更高的医学事业,这一点是很可贵的。"

张志愿教授说:"作为老院长邱蔚六院士的学生,我们从他那里学到了做学问的技术、技巧和科研思路;更重要的是对于做学问的激情、钻研精神和为中国口腔颌面外科学科始终站在世界前沿的使命感、责任感、紧迫感和光荣感。"

在邱蔚六培养的众多弟子中,时任九院院长的张志愿教授是邱蔚六最得意的门生之一,也是他在口腔颌面外科事业上的接班人。

穿越时光隧道,让时间倒流到20世纪70年代初期。

1972年,中国还处在"文化大革命"后期,作为第一届工农兵学员的张志愿,有幸踏进上海第二医学院大门,进入口腔系求学。刚入校的他,是一名仅有初中二年级文化水平的农家子弟。但是懵懂少年脑中,已刻下了张涤生、张锡泽、黄宗仁、乌爱菊和邱蔚六教授等一批口腔医学界大师的名字。

1974年,大学二年级的张志愿作为班级学习委员,有幸参与了全国统编教材《口腔颌面外科学》编写的座谈会。就是这次与邱蔚六的邂逅,指明了张志愿职业生涯的一生方向。

当时只有42岁的邱蔚六在中国口腔医学界已是大名鼎鼎,他年轻有为而不骄矜,他那坦率诚恳的为人、严谨踏实的工作态度、求真务实的治学精神深深感染着张志愿,对他产生了巨大的吸引力,让他体味到什么是人格魅力。当时,张志愿就暗下决心:"将来一定要师从邱蔚六教授。"在这次九院召开的《口腔颌面外科学》的编写工作座谈会上,张志愿作为工农兵学员代表也应邀参加并作了发言。

"他发言思路很清晰,待人谦和,彬彬有礼。当时,张志愿给我留下不错的印象。"说到他的得意门生张志愿,邱蔚六的思绪不由回到了20世纪70年代初期。他说,那个年代倡导"开门办学,开门写书",工人阶级领导一切。因为"文化大革命",包括医学院在内的所有大学停办后,九院多年没有招生,所以住院医师也就出现了"断层"现象。直至1972年高校开始招收工农兵学员。当时九院从1975年毕业的工农兵学员中挑选了张志愿和唐友盛2位到口腔颌面外科进行重点培养。他俩都是党员,素质不错。先安排张志愿和唐友盛到口腔科临床实习,之后再到内科、外科、普外科、大内科和麻醉科实习一年多时间。

邱蔚六介绍说,张志愿和唐友盛两人的特点不一样。唐友盛比张志愿大五岁,人比较老实,性格内向,不善于言辞;手术活很好,一直默默无闻地坚守在临床第一线。而张志愿性格随和,善于交往,人际关系好,要求上进,对事业执着、有追求。

在邱蔚六的支持和鼓励下,1986年张志愿顺利通过全国硕士研究生考试,两年后又提前攻读博士,终于如愿以偿地成为邱蔚六的学生。

邱蔚六培养学生的模式是两句话:一是指路子,指明发展方向;二是压担子,经受锻炼和磨砺。

1992年,张志愿博士毕业后,任九院党委副书记;1993年任九院副院长;1996年任上海二医大口腔医学院院长;1998年起任九院院长。多年来,张志愿率领团队获得了包括国家科学技术进步奖二等奖等在内的17项科技奖励。他主持"863"计划、国家自然基金重点项目等国家、省部级课题18项。以第一或通讯作者发表论文312篇,SCI收录57篇(最高IF=18.37)。2004年,他获得"全国优秀院长"殊荣;2005年,被评为上海市首批领军人才;2006年,获得上海市十佳医德医风奖;2007年,获得第十届上海市十大科技精英、第4届中国医师奖等荣誉称号;2009年,获得上海市卫生系统"银蛇奖"特别荣誉奖。

他引领的口腔颌面外科 2008 年获得全国总工会授予的"全国五一劳动奖状"、全国首届"工人先锋号"、上海市"工人先锋号"荣誉称号，2010 年入选国家级教学团队。2015 年 12 月 7 日，张志愿教授如愿以偿地当选为中国工程院院士。

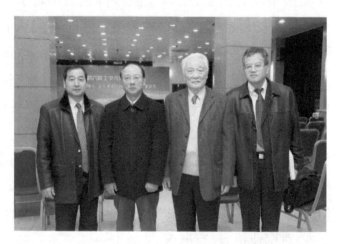

2016 年 1 月，新当选为中国工程院院士的张志愿院士（右一）邀请恩师邱蔚六院士（右二）、九院党委书记沈国芳教授（左一）与本书作者一起合影留念

张志愿院士回忆说："老院长邱蔚六院士的教育方式不张扬，言行却处处体现修身立德的道理。润物细无声，我像一棵小树苗一样，不断接受他挥洒的阳光雨露，茁壮成长。记忆中有这样一幅画面：病床上的邱蔚六老师身上插着六根管子，面色潮红，汗珠不停从额头滴下，目光却聚焦在手中捧着的学生论文手稿上。只见他用铅笔对我文稿作了密密麻麻的修改，有十几条之多，包括遣词造句都一一斟酌，甚至细到咬文嚼字，连标点符号也不放过。这是身患急性胰腺炎、大病未愈、身体非常虚弱、发着 39℃ 高烧的邱老师正在为学生逐字逐句修改毕业论文。那修改得密密麻麻的手稿，字里行间浸透着他辛劳的汗水，凝聚了他对学生深深的爱。我的心一颤，既心疼老师，又被邱老师的精神深深感动——甘为人梯，为人师表。这生动的一课，在我的心坎

上打上了深深的烙印,激励和鞭策着我,成为我的人生楷模,指引着我今后的人生道路。我与邱老师的其他学生一样,每每陶醉在这份浓浓的师生情谊中。"

张志愿院士回忆说:"凡见过老院长邱蔚六院士的人,无一不为他的不凡气质和人格魅力所折服。那是一种大师风范。邱蔚六教授的人文底蕴真是厚重而深邃。他可谓才华横溢,出口成章,似乎在他身上的每一个细胞都渗透着学术和风采。早年我在当他博士生时,跟随老院长邱蔚六教授查房,不仅学识长进,而且也是一种艺术享受。一个口腔颌面外科疾病,一种查房手段,一种治疗方法,其历史演变、当代进展等来龙去脉,经他细细讲解,可以让人过耳难忘。"

"鹤发银丝映日月,丹心热血沃新花。小鸟展翅循大鸟,学生成才遵恩师。与恩师相识、相处至今已有 42 载。我很幸运能遇到邱蔚六院士这样一位恩师,更让我欣喜和自豪的是,我们九院能涌现出张涤生、邱蔚六、戴尅戎等 4 位中国工程院院士。他们的人格魅力、治学态度、精神风貌无不影响着我的每一步,是我一生品读的人生真谛。感谢他们为九院、为我国的医学事业所作出的卓越贡献。他们在学术上有成就,在人才培养上有成就,为祖国医学事业培养了一大批人才。衷心地祝他们健康快乐!"张志愿院士如是说。

"师从邱蔚六院士已有 30 载。能成为邱蔚六老师的学生,我深深感到荣幸和骄傲。邱老师始终以口腔事业发展作为第一目标,在口腔颌面外科领域富有崇高威望。"邱蔚六的弟子、时任中国抗癌协会头颈肿瘤外科专业委员会常委、中华口腔医学会口外专业委员会肿瘤学组组长、英国爱丁堡皇家外科学院荣誉院士张陈平教授感慨地说:"中国的口腔颌面外科有今天的成绩和规模,与前辈们特别是邱蔚六院士的突出贡献是分不开的。从 20 世纪 50 年代起,老一辈专家扶持发展的口腔颌面外科,将重点放在口腔颌面—头颈肿瘤这一亚学科。经过几代人的不懈努力,确立了口腔颌面外科在国内外的地位,获得了诸多开创性的成就,尤其在口腔肿瘤的综合序列治疗、肿瘤术后缺损的修复重建外科等方面成绩斐然,令国际同行刮目相看,故而被称为'中国特色的口腔颌面外科'。国际口腔颌面外科医师协会官员表示,'没有中国同行参加的会议不能称之为国际口腔颌面外科会议'。"

张陈平教授说,邱老师十分重视学科交叉,提倡向兄弟学科学习。他经常教导学生,学科的发展不是孤立的,要善于吸取科学技术发展的先进知识,学习医学领域的新技术,在不断的学习中取长补短,学科才能发展壮大,保持领先优势。也只有这样,患者才能获得最佳的治疗。邱老师注重交叉学科医学知识的融会贯通,对学生们也采用全面培养的方式。他说:"1992年我获得博士学位以后,邱老师亲自制订培训计划。完成医师轮转计划后,他派我到上海肿瘤医院、天津肿瘤医院和中国医学科学院肿瘤医院(北京)学习。这些宝贵的学习经历大大开阔了我的眼界,丰富了我的医学知识,对我全面深入了解口腔颌面外科与头颈肿瘤的关系起了至关重要的作用。这段经历在我脑海中形成了一个概念:头颈肿瘤外科的发展不仅是头颈外科医生的责任,口腔颌面外科和耳鼻喉科医生同样肩负重任,三驾马车齐头并进、共同发展才能使中国的头颈肿瘤外科更具活力,更加健全。"

除了培养张陈平从学科发展大局思考的能力外,邱蔚六还十分注重创新。为张陈平制定上海市卫生局"百人计划"科研项目时,就鼓励他大胆创新,充分利用新技术新知识,将牵张成骨技术应用到颌骨缺损的修复重建外科中来。这可是一项艰难但富有挑战性的工作,当时国际上没有现成的资料,更谈不上成熟的仪器设备。但在邱蔚六的鼓励下,很快成立了课题攻关小组,学生们从学习画图纸开始,自行设计了"牵引种植装置"。经过多次失败,反复改进,终于在动物实验中得到了验证,并最终成功应用于临床实践,取得令人鼓舞的疗效,使那些原本无法正常进食的患者恢复了功能。这项课题获得上海市科技进步一等奖,并得到国际同行的广泛赞誉。面对鲜花、掌声和荣誉,张陈平教授脑海中浮现的是邱蔚六为此课题呕心沥血的身影:是他站在弟子们的身后,默默地帮助他们获得这些成绩;是他鼓励弟子们不畏险阻攀登医学高峰;是他引领弟子们走向成功的殿堂。

"作为学生,工作在邱老师身边,时刻感受着恩师邱蔚六院士精勤敬业、严谨治学、为人师表的大师风范。他是学生面前的一面明镜,始终是我学习的榜样,做人的楷模,鞭策着我不断上进,激励我勇攀医学高峰。"张陈平教授如是说。

在年轻医生心中,邱蔚六是一棵大树,为绿叶新枝源源不断地输送着营养。他总是把最新的技术毫无保留地传授给年轻医生,把成名的机会无私地让给他们。

他在九院较早关注探索颞下颌关节外科研究新技术,但他不是自己先学先用,然后写论文、出成果,而是让他的弟子先学先做,让他们写论文、出成果。说起这些事情,邱蔚六的弟子杨驰教授记忆犹新。20世纪80年代中期,颞下颌关节外科,国外已有专科学会,而我国在这个领域的研究还比较薄弱。当时,时任九院院长的邱蔚六就让其弟子杨驰把颞下颌关节镜外科作为博士生的研究课题。从此,颞下颌关节镜外科研究这个领域在国内拓展了,并取得了成功。现任九院口腔外科主任、博士生导师的杨驰教授,任职中华口腔医学会颞下颌关节病学及 学专委会副主任委员、中华口腔医学会口腔颌面外科专委会委员兼秘书、国际口腔颌面外科医师学会会员、美国颞下颌关节外科医师学会国际委员;《中国口腔颌面外科杂志》编委。

之前,在研究这个课题时遇到很多挑战,特别是对颞下颌关节镜的作用提出质疑。在这种窘境下,邱蔚六仍继续勉励杨驰坚定信念不动摇,支持他做下去。这个支持包括成立协作组。如今,杨驰教授主要从事口腔颌面微创外科领域工作,尤其在颞下颌关节病,包括关节盘移位、骨关节病、感染性关节炎、关节发育性疾病、关节骨折、关节强直和张口困难、关节脱位、关节肿瘤和类肿瘤疾病等的关节内镜下手术和开放性手术方面积累了丰富的临床经验,已诊治病例达1万余人次,开放性手术400多例;微创口腔颌面外科,包括关节镜手术、微创骨折复位固定、微创植骨等,关节镜手术上千例。在国内外发表论文240余篇,其中SCI论文42篇,参编专著19本,获批专利15项。此外,他曾获国家发明奖和原卫生部科技进步奖等,曾出访美国、德国、日本、南非等国家和地区讲学和进行手术示范交流。

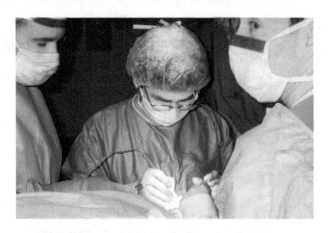

杨驰在国外做颞下颌关节外科手术示范

近年来,到杨驰科室学习颞下颌关节外科的外宾来自19个国家或地区共近50人,成为一个在国际上尚未正式挂牌的"国际培训中心"。

邱蔚六的学生张萍教授说:"自2001年有幸成为邱老师的博士后以来,一晃眼,已有10多年的光阴。14年前,邱老师将我领进了生命科学的神秘殿堂,正是邱老师的谆谆教诲成就了我科研人生的真正起点,也让我真切体会到了邱老师高屋建瓴的大家风范和海纳百川的博大胸怀。邱老师对基础研究和生命科学领域一直非常重视,每当他在临床上遇到一些特别病例,总是留意将这些病例介绍给我,启发我从科研的角度上寻找解决问题的方法,并不断地把学科发展的一些前沿知识介绍给我,鼓励我克服困难,开拓创新。10多年前'转化医学'对多数人还是一个非常陌生的概念,但从我涉足博士后研究工作时起,邱老师就不断地提醒我'研以致用'的道理。在确定研究方向和具体的研究目标时,邱老师推荐了多篇精彩的论文,不厌其烦地帮我理清思路,反复探讨可能的研究切入点,言传身教地向我阐述了'科研应当服务于临床''深入浅出'的科研原则。在我获得了一些研究结果并完成我人生中第一份标书的时候,邱老师对整个课题构思和试验方案都提出了详细的修改意见,并对其中的一些新观点和新进展不厌其烦地反复推敲。在邱老师不计名利、甘为人梯的谆谆教诲下,我的第一份标书终于定稿并获得了资助。邱老师以其渊博的学识、严谨的治学态度、精益求精的工作精神向身边的每一个人诠释'博极医源、精勤不倦'的含义,也帮助我在科研的道路上越走越远。"

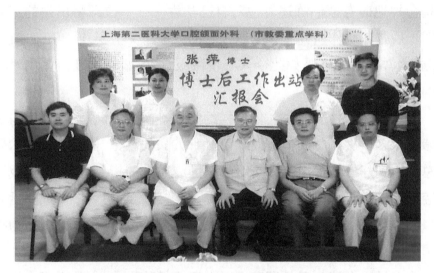

博士后张萍(后排左二)出站汇报会合影

著名数学家、复旦大学苏步青教授说:"我不是因为我有名,而是因为我的学生有名。"对这句自谦之词,邱蔚六感同身受。他坦诚而谦逊地告诉作者:"任何一位导师,能给学生的知识总是有限的,而无限的是学生的创造力。硕导、博导导什么? 就是要导出学生的创造力。"

邱蔚六冀望自己带教过的硕士研究生、博士研究生,"就像长江后浪推前浪,高过自己,淹没自己"。20 世纪 80 年代后期,他主持的第一届国际口腔颌面外科学术会议在上海召开,台下来自国内外三百多位专家、教授正聚精会神地倾听着一位不到 30 岁的"小青年"宋伯铮所作的精彩的学术报告。报告刚结束,台下热烈的掌声顿时响起来。看到自己的学生成绩卓著,邱蔚六喜泪盈眶,他舒心地笑着说:"冀望自己带教过的弟子超越自己,这比自己获奖还高兴。"

说起邱蔚六对学术的热情,邱蔚六时任上海第二医科大学口腔医学院院长时的学生、现任九院副院长吴正一副研究员有着深刻的体会。迄今,他仍清楚地记得,2003 年 7 月的上海热浪滚滚,在上海第二医科大学附属第九人民医院明亮的口腔颌面外科会议室里,邱蔚六聚精会神地向专家们陈述着他对自己学生——一位即将出站的年轻女博士后张萍所作研究课题结题报告的评审意见。吴正一感慨地说:"邱蔚六教授的陈述是如此令人心悦诚服,他的眼神不断流露出对科学的崇敬。"

专家们表示,几十年来,像这样的学术答辩会,邱蔚六不知道组织或参加了多少次。每次他不仅善于倾听大家的意见,而且他对学术研究总能恰到好处地提出令人折服的关键或重大的指导意见,促进我国口腔颌面外科医学研究学术水平的提升。"邱蔚六对新中国成立后我国口腔颌面外科事业建设和发展腾飞作出了不可磨灭的贡献,也为把我国口腔医学事业推向国际大舞台付出了艰辛的努力。"

许多学生在谈到恩师邱蔚六对自己成长的影响时,几乎都会提到同一个词:"胸怀"。 吴正一副院长说,恩师邱蔚六院士是我们所有口腔医学晚辈所崇敬的大师,他给我的影响不仅仅是学术上的,更是精神层面上的。对我们所有学生而言,他既是良师,又是楷模,他的人格魅力影响了一代又一代人。他把很多精力和时间都花在培养学生上,对自己的名利、荣誉看得很淡很轻。他最大的愿望就是要让学生站在自己的肩膀上超过自己。师生共同完成的论文,署名时他从来都是把学生的名字放在自己前面。科主任、院长、院党委副书记和学会会长等一些党政职务和学术职务等,他都提前请辞,把这些名誉、地位让给学生和中青年干部。青出于蓝而胜于蓝,他所培养的学生一个比一个优秀。"一支粉笔,两袖清风,三尺讲台,四海桃李",这是最让他欣慰的。

现年43岁的吴正一,在恩师邱蔚六、张志愿教授的培养下也有长足进步。他1997年以上海市高校优秀毕业生从口腔医学专业本科毕业,有幸留院在口腔颌面外科工作。住院医师、主治医师期间他曾担任国家重点学科口腔颌面外科的学科建设秘书,辅佐学科带头人完成了国家重点学科(口腔临床医学)、"十一五""211工程"重点建设学科(口腔医学)、上海市重点学科优势学科(口腔颌面外科学)、上海市口腔临床医学中心等大量学科建设的文秘工作。2002年,他在邱蔚六教授、时任院长张志愿的鼓励下,开始走上职业化医院管理的道路,先后担任九院院长办公室副主任、主任、院长助理兼行政部主任、副院长和上海交通大学医学院副院长。他于2006年获复旦大学国际关系与公共事务学院公共管理硕士(MPA);2007年,在加拿大多伦多大学作医院管理访问学者。他从事专职医院管理工作10多年,热爱卫生事业,具有高度的事业心、责任心和敬业精神,管理思路清晰,做事认真、踏实,工作实绩明显。他身兼数职,有全局观念,处理突发和危机事件的应变能力、行政事务的组织、协调、督办能力强。他积极推进行政办公自动化等医院信息化建设,协助推进医院内部绩效管理,成为医院管理工作亮点。他尊敬师长,善于学习,重视管理研究,在公共卫生政策、医院管理、医学伦理等方面有着丰富的管理理论与实践经验,并以学术促进医院职业化管理。他作为九院第一位公共卫生事业管理专业的硕士生导师,培养研究生数人。他先后赴加拿大多伦多大学、英国剑桥大学研修管理专业,已发表管理论文近20篇,发表了全院第一篇被SCI收录的医院管理论文,承担上海市教委等局级以上管理课题3项。他承担社会责任,热心服务于行业协会工作,作为中华口腔医学会口腔医疗服务分会秘书长、医疗学组副组长参与多部国家有关卫生行业标准、实施细则等的修订。2006年荣获上海交通大学"十大青年才俊"称号;2011年荣获"上海市医院协会先进个人"荣誉称号;2012年荣获"第五届上海市医务青年管理十杰"称号;2016年荣获"2014-2015年度上海市职工信赖的经营管理者"荣誉称号。他在医院行政管理平凡的工作中,诠释了不平凡的业绩。

邱蔚六非常欣赏吴正一副院长,称赞他:"有抱负、有理想,工作能力非常强,上进心也很强,思路敏捷而清晰,有大局观;勤奋好学,写作水平高,外文也不错,曾

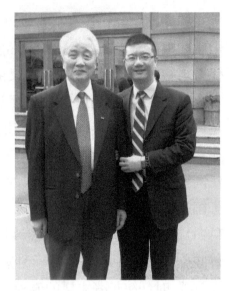

2013年,邱蔚六与九院副院长吴正一合影

去加拿大进修医院管理专业。做事很有责任心,是一名很出色的、今后可更有作为的职业化管理型专家。"

吴正一副院长感慨地说:"'博极医源,精勤不倦'是邱蔚六教授这样的大师给我们的启示。在他的身上我们看到了一名学者对医学事业孜孜以求的敬业精神,感受到了一名医师对患者如亲人的高尚医德,听到的是一名老师对学生的谆谆教导,体会到的是一名教授对医院、对国家、对社会的责任。'严谨、严格、务实、创新'是邱蔚六教授这样的大师留给我们的学风;'严以律己,宽以待人'是邱蔚六教授这样的大师留给我们的为人之道。大师们的成功是学识与人品的完美结合,是理想与责任的完美体现。九院的学科发展需要一大批大师级的医学人才。这就要求我们每个人都向大师学习,树立成为医学大家的理想。这要求我们创造良好的育人环境,培养公平竞争的氛围,能让未来的大师脱颖而出。这要求我们研究人才培养的内在规律,创新教育理念。虽然,能够成为大师的人凤毛麟角,但追求成为大师的过程是每一个人都可以实践的。首先,我们要承担责任,明确自己的发

展方向,将个人的发展与医院的发展紧密联系起来,承担"院兴我荣"的使命;其次,我们要不畏惧困难,不轻言放弃。不畏困难才能披荆斩棘,勇往直前,不言放弃才能矢志不渝,暗尽洞天;再次,我们要坚持不懈,努力学习,从新知识中汲取养分,从自己和他人成功的经验和失败的教训中获得启迪。"

是啊,一名医学大师,应该是众人信赖的好医生、好学者、好老师。只有把个人的价值融入到造福人民、造福社会的事业中,才能最大限度地实现个人的人生价值。

"长江后浪推前浪、青出于蓝胜于蓝是社会发展的规律。如果没有这个规律,社会将不能进步"。这也是邱蔚六经常讲的一句话。

葵西年秋月,口腔医学华东协作组有关人士庐山聚首。观锦绣谷,游龙首崖。同仁诗兴大作。文扬学弟成喻景诗三首相赠。归乘江申三号。10月12日晨深寐乍醒,朦胧中思(诗)得四首,现将其中一首录于后:

青胜于兰

青出于蓝胜于蓝,

澜源于波波在先;

老少共论接轨事*,

险峰有道当可攀。

*会议主题之一是讨论口腔内科体制如何与国际接轨

2006年12月,邱蔚六曾访赤壁有感,赋诗一首:

前赴后继

大江东去浪淘尽千古风流人物,

溯源西上只为求现代科技创新。

二、他是弟子们人生道路上的一座丰碑

满头银发的邱蔚六,他的医学技艺,更显炉火纯青;他的累累硕果,使他当之无愧地成为我国口腔颌面外科专业翘楚、学科英才。

邱蔚六在医院教学的园地里耕耘了几十年,培养了一大批硕士研究生、博士研究生和博士后,可谓桃李满天下,其中不少弟子已经成为国内医学界的栋梁。他的学生说:"邱蔚六教授是我们人生道路上的一座丰碑,指引我们走向未来的道路。"

邱蔚六不仅是一位医术高超的医生,而且还是一位诲人不倦、师德高尚的恩师。

"坚守'授业传道,诲人不倦'的师道;'授人以鱼,不如授人以渔'。"邱蔚六感慨地说。

在邱蔚六眼里,做人与做事是人生飞翔的一对翅膀。如果没有了其中的任何一只翅膀,学生们都不可能飞向医学的殿堂。这如同《剑桥医学史》的作者罗伊·波特所说:"医学有时似乎主要由对发展它的技术能力感兴趣的精英领导,而他们很少考虑它的目的和价值和个人的痛苦。"而现代医学教育"培养出来的学生常常是一个把自己看作科学家的医生,而不可能培养出患者通常需要的、能关心人的医生。"

罗伊·波特这句话显然已经成为一种警示。医者,除精练技术、潜心学习外,必须拒绝冷漠;医者,必须"能关心人"。这也正是邱蔚六为之努力的培养目标。他甘愿用自己的肩膀做"人梯",要让这里的医学生们看到那盏"仁心仁术"的明灯,从而使医学生们明白,自己已经选择了一份背着人道主义重担、过程却冷暖自知的职业,自己将承担着来自患者那类似对上帝的期待,却脱不了凡人的身份。好医生的炼就之路将是那样漫长而铺满荆棘,它比其他职业需要更多的刻苦、勇气和奉献。

"在口腔医学界,恩师邱蔚六院士鼎鼎大名:他是中国口腔医学界首位工程院院士;他与他的弟子张志愿教授是中国口腔医学界迄今为止仅有的 2 位工程院院士,也是中国口腔医学界唯一"一对"师徒俩都是工程院院士。邱蔚六院士是中国口腔颌面外科的奠基人和开拓者之一。翻开中国口腔颌面外科的历史,不难发现,在邱蔚六老师等前辈的不懈努力下,中国的口腔颌面外科逐渐生根发芽、枝繁叶茂,中国特色的口腔颌面外科赢得了国际同行的认可,临床医疗水平已步入世界先进行列。"邱蔚六的弟子、上海交通大学口腔医学院副院长、国际脉管性疾病研究学会委员郑家伟教授如是说。

郑家伟教授说:"我能成为他的学生,时常聆听他的教诲,感受他的为师为人之道,实乃幸运。邱老师经常对我们说:要做一名学者型的外科医生,不要成为一名只会开刀的工匠。要善于寻根刨底,知其然,更知其所以然;要不断地学习、更新知识;要会做、会写、会讲、会沟通。每次跟随邱老师查房都受益匪浅:针对每个患者,哪怕病情简单的病例,他也绝不是三言两语的一笔带过。他会启发学生们认真思考,展开联想,恰当的、适时的将最新知识融入讲解之中。无论是方向性的治疗原则问题,还是药物不良反应等细节,他都考虑得十分周全。特别是碰到疑难病例,一经邱老师检查分析,总能做出正确的判断,找到解决的方法。跟随邱老师查房,总感觉到他的知识非常广博,功底十分深厚!"

郑家伟教授说,梅花香自苦寒来,宝剑锋从磨砺出。恩师邱蔚六院士善于在实践中发现问题,并及时总结经验。他渊博的知识和丰富的医疗经验是不断学习积累起来的。还在我本科阶段,就常见到邱蔚六教授的名字出现在那些全国统编教材的主编位置。迄今,邱蔚六院士已在国内外专业杂志上发表论文 300 余篇,主编出版《口腔颌面外科学》等教材和专著 14 部,获得各类各级科研成果奖 22 项 24 次,包括何梁何利基金科学与技术进步奖。他亲自指导博士研究生近 40 名,硕士生研究生 20 余名,博士后出站 7 名,分布在全国各地,其中很多人已成为当地乃至全国的学术骨干。在他的培养和引荐下,2010 年郑家伟教授也有幸当选为美国《口腔颌面外科杂志》的国际编委。

郑家伟教授说,虽然是名医大家,但是恩师邱蔚六院士仍然一如既往地热情对待患者,从不摆架子,也不盛气凌人。我跟随邱老师看门诊,一次次加深这种感受。恩师邱蔚六院士已是 83 岁高龄,但只要身体状况允许,他仍坚持亲自上门诊给患者看病,而且是收费低廉的普通专家门诊。因为慕名前来的患者太多,加号成了家常便饭,学生们担心他的身体,想劝退患者。但恩师邱蔚六院士总是说,来找他看病的多是些外地的疑难患者,患者来一趟不容易。就这样号越加越多,每次门诊时间总要延长很久。面对形形色色病情不同、性格不同的患者,甚至是面对患者的唠叨,恩师邱蔚六院士总是仔细听完患者的陈述,进行全面而有的放矢的检查,很快做出判断,制定诊治方案。找恩师邱蔚六院士看过病的患者,无论病情如何,心里都像吃了颗定心丸。

郑家伟教授感慨地说:"作为他的学生,我深深为邱老师对中国口腔颌面外科作出的巨大贡献而感到骄傲。我想,在实践中领会他的精神,学习他做医生、做人的道理,就是对邱老师最好的回报。邱蔚六老

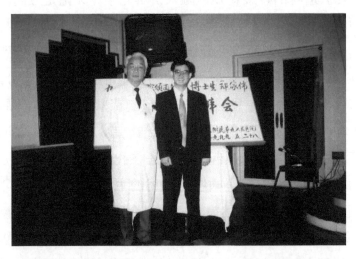

1999 年,郑家伟博士论文答辩会后与导师邱蔚六合影

师是我人生道路上的一座丰碑,指引我走向未来的道路。"

"有人说,师恩如山,因为高山巍巍,使人崇敬。我还要说,师恩似海,因为大海浩瀚,无法估量。我的恩师——中国工程院院士邱蔚六教授,作为中国口腔颌面外科学发展和进步的先驱和倡导者,以他特有的人格魅力、渊博的学识、严谨的治学态度、高度的敬业精神,深深地影响和感染着我。师从邱老师的20余年中,恩师对我的谆谆教诲、对我的鞭策鼓励、对我的包容呵护、对我的支持关心犹如巍峨的群山,绵延千里;更如浩瀚的大海,万里无垠。恩师过人的胆识和极富创意的思维,始终是我寻觅和追寻的方向。"邱蔚六的弟子、上海市口腔医学研究所口腔颌面外科研究室主任孙坚教授感慨地说。

孙坚教授说:"如今我已同样为人师,十余年与弟子们朝夕相处的经历,使我更加懂得师恩之重,师恩之深。每当与同事和弟子们谈起我在法国深造的经历时,我的脑海中都会浮现出邱老师在我出国前的一幕幕:为我多方联系法国著名的大学和医院、为我字斟句酌地书写推荐信;多次与我畅谈医院发展前景、学科建设规划和国际口腔颌面外科发展现状;他希望我学习国外先进经验并去粗取精;他希望我学成归来,希望我回来后能为祖国的口腔颌面外科发展出份力……这一切的一切,仿佛都刚刚发生在昨天一般,历历在目,记忆犹新。邱老师的话像春雨滋润我的心。也正是带着恩师的嘱托和期望,我在法国的一年多时间里像海绵一样如饥似渴地学习法国同行的先进理论、经验和技术,先后受训于法国多家著名医院的口腔颌面外科、耳鼻咽喉头颈外科和血管外科,掌握了国际上先进的颈动脉评价技术、颌骨重建理论、颅颌面外科和颈动脉手术技巧及围术期处理原则。法国同行也对我的外科技能表示好评。我想,这也是得益于恩师的言传身教和严格要求为我打下了坚实的基础。"

孙坚教授说:"学成归国后,恩师继续鼓励我在运用国外先进理论和技术的基础上大胆创新,将国外经验成果与国人实际解剖结构和生理状况相结合。正是在恩师的鼓励和指导下,我和同事们一起逐一攻克了颈动脉重建、上颌骨重建、侵及颅后窝肿瘤的根治等国内以往视之为'禁区'的难题。经过近十年的艰苦奋斗,我有幸获得了教育部和国家的科学技术进步奖。在这些成绩的背后,恩师邱蔚六老师是我们后辈推陈出新的坚强后盾和推动者,他对我们年轻医师的呵护和包容是我们这些学生持续创新的不竭动力。"

"敬爱的邱老师,假如我能搏击蓝天,那是您给了我腾飞的翅膀;假如我是击浪的勇士,那是您给了我弄潮的力量;假如我是不灭的火炬,那是您给了我青春的光亮! 邱老师的人格魅力和谆谆教导使我受益终生! '落红不是无情物,化作春泥更护花'——这正是恩师为人师表、呵护后辈的写照,也是我作为学生感念恩师的心声!"孙坚教授感慨地说。

邱蔚六的徒孙辈学生、现任九院人力资源处处长徐袁瑾说:"我算是邱院士的徒孙了。每次看到满头银发的邱院士,心中总会涌起一股浓浓的暖意,除了一份敬仰外,更有一份亲切,因此我更愿称呼邱院士为'邱老师''邱爷爷'。"

徐袁瑾说,邱老师是我们的航标。他在传授我们临床技能的同时,更教会我们如何成为一名合格的医生,爱岗敬业、仁心仁术,让我们不致迷失方向,展翅飞翔。他经常说的话是"活到老,学到老""患者是我们最好的老师"。他鼓励我们要善于学习,向书本学习,向同行学习,向患者学习;他鼓励我们要勤于思考,发现问题,善于总结。有的时候,真佩服邱老师,他总是那么有激情,那么有活力,总是能捕捉到最新的国际学术动态。我们很多医生口袋里都有一本小本子,那也是邱老师教导我们的,随时随地把自己的感悟,自己的所思所想,自己的临床体会记录下来,这样才能不断进步。

徐袁瑾说,邱老师是我们人生的设计师。他一直认为每个人都有自己的长处和特色,一定要扬长避短。对于我们,他提倡个性化培养。有的医生心细手巧,他就鼓励他们苦练手术基本功,往口腔颌面整复方面发展;有的医生愿意授业解惑,讲课生动,他就建议他们在三尺讲台上施展拳脚;有的医生沟通协调能力强,他就支持他们在管理上展示自我……在邱老师的设计下，每个人都能清楚定位，找到自己的人生舞台。

徐袁瑾说，邱老师是我们的良师益友。他对年轻人的培养成才特别关心。小到科室，大到医院，只要是讲到人才培养，邱老师都是义不容辞，全心全力给予支持。在他的身上，看不到架子，看不到拒人千里。他放弃休息时间，为我们年轻医生改论文，改标书；每周雷打不动，坚持上临床看普通的专家门诊，带教年轻医生；遇到疑难病例，邱老师总是和我们一起讨论治疗方案……我们都从心底里感激他，敬重他。

徐袁瑾说，邱老师身体力行，教导我们何为坚强、何为坚持、何为努力、何为拼搏，他对我们的教导、帮助、关怀，实在是太多太多了。他是良师，是益友，是亲人，是伙伴，是我们医学的教师，更是我们人生的导师。千言万语，化为一句：邱老师，谢谢您！

"谈笑杏林，举重若轻，追本求源"是恩师邱蔚六对弟子们学术思想和临床带教的最好写照。和蔼可亲的话语处处流露着恩师邱蔚六对学生和晚辈的关爱和鼓励，仿佛置身于杏林深处，谈笑间传道授业解惑，让后辈在以后的经历中逐渐领会。恩师邱蔚六的"举重若轻"将复杂而棘手的临床问题简明化，提取事物的主要矛盾加以解决，是辩证法临床应用的典范。邱蔚六的"德高自为师，身正崇为范"的精神永远是引导后辈们前进的指路明灯。

邱蔚六就是这样一位呵护生命的医学大师，润物细无声。在他身上映射着医生善良的品质、丰富的心扉和高尚的灵魂。

三、因人而宜，为弟子设计
最佳职业生涯

桃李不言，下自成蹊。邱蔚六的弟子们说："我们感觉恩师邱蔚六教授像一棵智慧树,硕果累累,惠及的不仅是患者,更多的是我们这些学生。从邱蔚六教授身上我们学到的不仅是医学知识和技能,更多的是如何做人和行医。邱蔚六教授平时言语不多,但却字字珠玑。他常常告诫我们:'凡事都要用心,用脑。'细细品味这'用心'两字,悟出的道理可以让你受用一生。心之所至,何事不成?邱蔚六教授取得的成就就是'用心'两字最好的诠释。"

邱蔚六的硕士生"开门弟子"是上海第二医科大学毕业的82届的硕士研究生王峥。他1986年去了美国,在美国国家健康研究所(national institutes of health,NIH)任研究员,从事口腔肿瘤基础工作。

邱蔚六的第一批博士生是1986年的步荣发和宋伯静2人。步荣发是从中国人民解放军总医院到邱蔚六教授这里读博士的,毕业后去美国五年后再回到中国人民解放军总医院任口腔颌面外科主任,成为国内口腔肿瘤医学的佼佼者。宋伯静博士毕业后,1988年邱蔚六教授选送他去美国哈佛大学,拿到了美国医学科学博士头衔。

邱蔚六的第二批博士生是1988年的张志愿、沈国芳等4人。张志愿教授曾任九院院长、国家重点学科口腔颌面外科学科带头人。沈国芳教授先后任院党委副书记、书记、口腔颌面外科学系主任、口腔颅颌面科主任。另外2人出国了。

邱蔚六的第三批博士生是1989年的张陈平、郭伟、黄远亮等4人。张陈平教授现任九院口腔颌面-头颈肿瘤科主任、博士生导师,从事口腔颌面头颈肿瘤综合序列治疗的临床及基础研究,擅长头颈肿瘤外科治疗和颌面部缺损功能重建;担任中国抗癌协会及头颈肿瘤外科专业委员会常委、中华口腔医学会口外专业委员会肿瘤学组组长、英国爱丁堡皇家外科学院荣誉院士。郭伟教授现任九院口腔颌面-头颈肿瘤科副主任、中华口腔医学会颌面外科专业委员会口腔颌面-头颈肿瘤内科学组组长、中国抗癌协会头颈肿瘤专业委员会常委、中国抗癌协会临床肿瘤学协作专业委员会执行委员会委员及黑色素瘤专家委员会委员、上海市抗癌协会头颈肿瘤专业委员会副主任委员,擅长头颈部恶性黑色素瘤和恶性淋巴瘤及晚期肿瘤的综合治疗。黄远亮教授现任同济大学附属东方医院口腔科主任,多次被评为市劳模、全国劳模。

邱蔚六的第四批博士生是 1991 年的杨驰等 3 人。杨驰教授现任九院口腔外科主任、博士生导师。同时,任职中华口腔医学会颞下颌关节病学及殆学专委会副主任委员;中华口腔医学会口腔颌面外科专业委员会委员;国际口腔颌面外科医师学会会员;美国颞下颌关节外科医师学会国际会员。

邱蔚六的第五批博士生是 1992 年的孙坚等 4 人。孙坚教授现任九院口腔颌面 - 头颈肿瘤科副主任。

邱蔚六的第六批博士生是 1993 年的胡勤刚和卢晓峰 2 人。胡勤刚教授现任南京大学口腔医学院院长、南京市政协副主席。1997 年,他的"内镜下硬化剂颞下关节脱位"研究课题获国家科技发明四等奖。卢晓峰教授现任九院睡眠呼吸中心主任、全国睡眠呼吸暂停学会副主任。

邱蔚六的第七批博士生是 95 届的范新东和吴煜农 2 人。范新东教授现任九院放射科副主任,擅长头颈部脉管畸疾病的介入治疗,累积治疗了数千病例,在国内外享有极高名气。吴煜农教授现任南京医科大学口腔颌面外科主任。

邱蔚六的第八批博士生是 96 届的房兵和郑家伟 2 人。房兵教授现任口腔颅颌面科副主任,负责九院正颌正畸中心工作,任中国口腔颌面外科专业委员会正颌外科学组副组长,中国正畸专业委员会委员。郑家伟教授现任上海交通大学口腔医学院副院长、国际脉管性疾病研究学会委员。

邱蔚六的第九批博士生是 97 届的王旭东。他现任九院口腔颅颌面科主持工作的副主任。

邱蔚六的博士生"关门弟子"是 2007 年招的贺捷,现在九院口腔颌面头颈肿瘤科工作。

邱蔚六带教博士后共7位。其中取得成就较大的是张萍、王佐林、殷学民和马秦4位。张萍教授现任上海市口腔医学重点实验室研究员,被评为"东方学者"。王佐林教授现任同济大学口腔医学院院长。殷学民教授现任南方医科大学口腔颌面外科主任。马秦教授现任第空军军医大学(第四军医大学)口腔医学院颌面创伤外科主任。

邱蔚六的秘书王琪赟还提到,在邱蔚六教授宽容谦和的外表下,他具有一种异常细致的观察力。"邱老师眼光很好。他带教的学生,会根据学生的个性特征,为每个人规划一条更适合他们走的事业道路。比如说,有的学生凡事追求完美,做事很细致,他就建议这个学生专攻口腔颌面外科修复整形;有的学生胆大心细,头脑灵活,他就鼓励学生研究颞下颌关节镜这个鲜有人涉及的领域……"

邱蔚六的"育人经"是:"对每个学生的培养,要因人而异,根据不同特长,为他们设计最佳的职业生涯,加以重点培养。用人要用到刀口上。"

循循善诱,因材施教,邱蔚六带教学生,会根据学生的个性特征,为每个人规划一条更适合他们走的事业道路。

邱蔚六对待学生有自己独特的管理方式和教育手段。他认为,对待学生既要严格,还要知人善任、量才为用,这样才能起到事半功倍的作用。用人不疑,是邱蔚六总结出来的重要经验。

对此,邱蔚六讲述了几个成功的事例。

事例一:96届博士生郑家伟,评上副高职称后才来读邱蔚六的博士生,邱蔚六建议他:挑一个专业,继续研究下去。他以前在邱蔚六这里搞血管瘤与脉管畸形。他勤奋努力,其笔头既快又好,外语出色,工作效率高,外交能力强,于是在他毕业后就果断地把他留了下来。除继续从事脉管肿瘤及畸形的临床和研究外,特推荐他去编《上海口腔医学》《中国口腔颌面外科》两本杂志,请他做这两本杂志的编辑部常务副主编兼编辑室主任,发挥他的专长。特别值得一提的是,2001年岁末,时任这两本杂志的主编邱蔚六当选为中国工程院院士,成为国内口腔医学届第一位获此殊荣的口腔医学专家。这无疑极大地提高了杂志的知名度和影响,为杂志的进一步发展开辟了广阔的空间。经过短短几年的努力,《上海口腔医学》《口腔颌面外科杂志》两本杂志办得有声有色,郑家伟功不可没。2003 年 10 月 16 日,美国国立医学图书馆正式通知,《上海口腔医学》杂志被 Index Medicus 和 MEDLINE 批准收录,成为第 2 本同时被 CA 和 MEDLINE 收录的中文口腔医学专业学术期刊,实现了质的突破。经过积极协商和努力,《上海口腔医学》自 1992 年 9 月创刊以来的所有论文的英文摘要均进入 MEDLINE 数据库,免费供世界读者检索和引用。《上海口腔医学》杂志由此迈出可喜的一步,它是继《中华口腔医学杂志》《华西口腔医学杂志》之后的第 3 本被国际权威医学界所承认的中文医学杂志。现在郑家伟的目标是让《中国口腔颌面外科》杂志也能早日跻身这个行列中。

邱蔚六说:"郑家伟文采好,在国外发表的论文质量高。他参加了由张志愿院长领衔的研究课题《口腔颌面部血管瘤与脉管畸形的临床治疗研究》,荣获 2010 年国家科学技术进步二等奖。另外,他首次在一本著名的 *Head & Neck* 杂志上发表了《血管瘤的诊治规范》,受到世界同行的刮目相看。"

事例二:郭伟,在 1989 年从内蒙古考取邱蔚六的博士生。邱蔚六独具慧眼,凭着多年执教的素养很快洞察到,这位来自边远地区的学生,具有良好的科研天赋:嗅觉敏锐、思维超前、擅长写作、研究能力较强。他因材施教地发挥郭伟的主观能动性,让其自主选择感兴趣的研究方向,发挥其科研、写作特长。选择重于努力,对于专业发展方向的选择,郭伟更是得益于恩师的指点和培养。当时,邱蔚六一直想填补口腔颌面 - 头颈肿瘤内科空白。起初,郭伟对从事不开刀的口腔颌面 - 头颈肿瘤内科工作并不完全理解。在恩师的开导下,他认识到内科虽不动刀,但其内涵很深广,而且也在不断发展之中。目前国际上该领域已发展靶向化疗、基因治疗、中西医治疗等。邱蔚六送郭伟到上海肿瘤医院参观学习，因为肿瘤内科基本上以非手术治疗为主，于是，邱蔚六又送他去龙华医院参加中医进修班深造，师从中医名医刘嘉湘教授。毕业后，由他领衔的九院头颈肿瘤中西医结合门诊继续推出。郭伟选择了在国际上富有挑战的黏膜恶性黑色素瘤为其在肿瘤上的主攻方向。恶性黑色素瘤被称为头颈肿瘤中的"癌中之王"，之前单纯手术治疗五年生存率几乎为零。郭伟率领团队对黑色素瘤的靶向和综合序列治疗进行了深入的探索，通过多学科综合治疗攻关，使恶性黑色素瘤的五年生存率提升到 30%，产生了良好的社会效益，缩小了与国际在该领域治疗研究发展的差距。郭伟教授在口腔颌面 - 头颈肿瘤的内科诊治方面已探索出一条综合序列多手段结合治疗的特色之路，特别是对于黏膜恶性黑色素瘤的诊治具有独到见解及诊治效果。2006 年，郭伟教授还在杂志上发表了课题研究论文《原发性口腔黏膜恶性黑色素瘤：对临床 N_0 期患者提倡观察策略》。

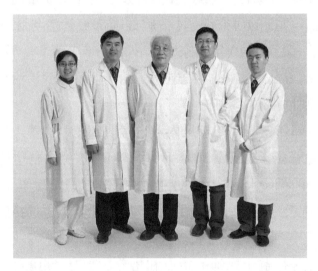

邱蔚六（中）与口腔颌面 - 头颈肿瘤内科病区工作
人员合影，左二为郭伟

2011 年 3 月，以郭伟教授为第一完成人，与上海交通大学陈亚珠院士团队合作的项目"口腔颌面 - 头颈部恶性肿瘤超声热化疗的基础研究及临床应用"获得上海市科学技术进步一等奖。该项目是利用治疗超声对口腔颌面-头颈部恶性肿瘤进行无创热疗并联同化疗的临床研究,相比单一疗法有显著的优越性,提高了疗效,百余例患者通过该超声热化疗设备的治疗,获得了良好的效果。该项目树立了理、工、医结合成功的典范,对基础医学和临床医学的发展起到了积极的推动作用。

在邱蔚六的指导下,郭伟的研究成果及时发表在国外知名刊物上。他在1998年就被破格晋升为教授,而这期间养成的良好科研素养使郭伟一直保持至今,终身受益,并取得累累硕果:2011年荣获上海市科学技术进步一等奖;2005年荣获上海市科学技术进步三等奖;2009年荣获上海市发明金奖;1997年获国家教委科学技术进步三等奖;2001年获国家级教学成果一等奖;2001年获北京市教育教学成果一等奖。他以课题负责人身份承担上海市重点科研课题,先后主持各级课题14项。其中,国家自然科学基金2项;省部级项目6项;国际合作课题1项;局级项目4项;横向课题1项。1999年至2003年,他担任上海第二医科大学口腔医学院副院长,先后获得"曙光计划""国家教委骨干师资计划""上海市人才计划"资助。

郭伟教授在头颈肿瘤内科治疗方面的学术造诣,在国内乃至国际都产生了一定的影响。说起恩师邱蔚六,郭伟教授充满了深情:"我人生的杠杆是专业,而我专业的支点是恩师邱蔚六教授。"

事例三:沈国芳,是邱蔚六的第二批博士生。毕业后留科工作。其特点是敬业、为人正直、老实、上进心强。在他个人的努力下,成为科内应聘至香港大学的第一人。他在港大工作了三年,师从国际著名正颌外科医师Tideman教授,专攻正颌外科,回院后使九院颅颌面外科面目一新。经过三年的熏陶,他的英文水平也得到大幅度提高。为了后继有人,发挥沈国芳的外文和外交优势,2007年,邱蔚六毅然将国际口腔颌面外科理事的职位传让给他。实践证明,沈国芳在成为第二位中国的理事后做了大量的对外工作。"他比我做得出色。"这是邱蔚六对沈国芳的评语。2014年4月,沈国芳任九院党委书记。

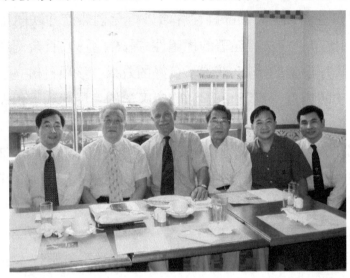

邱蔚六(左二)和沈国芳(左一)一起参加与前IAOMS主席
Stolinga等讨论有关国际会议事宜

朴素、率真、淡泊、博爱是邱蔚六最真实的写照,他对口腔颌面外科医学事业热爱、对患者关爱、对同仁友爱、对学生严爱,是每一位接触过他的人的由衷感受。

扩改建后的九院院区焕然一新,这所有着近百年历史的名院,给予每一个学子温馨的回忆。它的宁静淡定所营造的学术氛围,更使人专心以学,远离尘嚣。所谓"读书即未成名,究竟人高品雅",也许是教育的真谛和终极目标。铭记昨天是为了明天更好地前行。九院的事业,需要年轻一代的九院人肩负理想和使命,继续努力,为实现梦想再次出发。

"重温九院的近百年优良传统和精神,学习邱蔚六教授率真的品格和勤奋的精神,将激励我们坚守高洁,奋然前行。"邱蔚六的弟子们如是说。

他们的语气中带着共同的敬意,言辞中有着坚定的传承。

四、师生传统聚会的"别样元宵"

"三十的火，十五的灯"——元宵节是热热闹闹中国年的"压轴戏"。在元宵节这一天，一切活动的主题强调一个"闹"字。

每逢佳节倍思亲。正月十五元宵节，也成为恩师邱蔚六和学生们欢聚一堂、其乐融融的"别样元宵"的传统节日活动。每年这个时候，邱蔚六的学生们都会早早安排好工作，从天南海北赶来，大啖四川腊肉香肠、大口喝酒、品尝师母王晓仪教授精心烹制的四川担担面。邱蔚六的房间不大，有些人即使坐在地板上也依然乐呵呵的……

说起这个固定的师生们团聚一堂的"别样元宵"的传统节日活动，其背后还有着一段不寻常的故事哩！

1994年8月，邱蔚六因患急性胰腺炎而住院。但是即便在病床上，他也不辞辛苦，逐字逐句地为学生修改论文。

"病床上的邱蔚六老师身上插着六根管子，面色潮红，汗珠不停从额头滴下，目光却聚焦在手中捧着的学生论文手稿上。这个镜头成了学生心中永远难以忘记的画面。修改得密密麻麻的手稿，字里行间浸透着恩师辛劳的汗水，凝聚着他对学生深深的爱。"如今，时任九院院长的张志愿教授回想起20年前的这件感人的往事，仍记忆犹新。他介绍说："在恩师患病住院期间，学生们都万分焦急，大家自发决定每天晚上轮流值班陪伴恩师，祈祷他早日康复。在上海交通大学医学院附属瑞金医院院长李宏为教授为核心的专家组的精心治疗下，在他的学生们的尽心陪护下，邱蔚六在元宵节前奇迹般地康复了。他康复出院回家后想到的第一件事，就是要设宴感谢这些学生。这也就形成了每年学生齐聚邱蔚六老师家过元宵节的缘由。"

邱蔚六回忆说:"当时,张志愿、孙坚、史宏男、顾章愉、俞创奇和郭伟等 10 多位学生三班轮流值班在医院陪护我,这让我和太太都十分感动。为了感谢这批学生,是我太太王晓仪提议从 1996 年起,每年的元宵节为师生团聚日,好好招待他们,以表谢意! 这项传统节目,迄今已坚持有 21 个年头了。每年都有 30 多个分布在上海和外地的学生来相聚,在国外的学生有时也会打国际电话来问候。另外,还有 1 个'编外学生'上海交通大学医学院党委副书记、九院口腔黏膜病科主任唐国瑶教授每年也来我家相聚。他以前曾任原上海二医大研究生院副院长。他闻讯有这个师生欢聚'别样元宵'的传统节日活动,非常感兴趣来一起共享。从 2012 年元宵节开始,学生们为照顾我步入80 岁高龄,元宵节师生聚会地点改在我家附近的饭店,大家还是兴趣盎然。"

邱蔚六和妻子王晓仪都是四川成都人,都毕业于原四川医学院口腔医学系。特别是妻子王晓仪亲手制作的担担面,口感绝佳,地道四川味儿,每每让参加聚会的学生们食指大动,欲罢不能。

邱蔚六介绍说,四川担担面,为全国名面食之一,是四川的独特风味,也是著名的成都小吃。用面粉擀制成面条,煮熟,舀上炒制的猪肉末而成。成菜面条细薄,卤汁酥香,咸鲜微辣,香气扑鼻,十分入味。此菜在四川广为流传,常作为筵席点心。相传 1841 年由自贡一个叫陈包包的小贩创制,已经有上百年历史。当年挑担担面的扁担一头是个煤球炉子,上面一口铜锅。铜锅隔为两格,一格煮面,一格炖鸡;另一头装的是碗筷、调料和洗碗的水桶。卖面的小贩用扁担挑在街上,晃晃悠悠地沿街游走,边走边吆喝:"担担面——担担面……"喜欢担担面的一听到这种熟悉的叫卖声,赶紧叫住小贩说"来一碗"。那么,你只要付钱,就能品尝到这种美食了。过去,成都走街串巷的担担面,用一种铜锅隔两格,一格煮面,一格炖鸡或炖蹄膀。现在重庆、成都、自贡等地的担担面,多数已改为店铺经营,但依旧保持原有特色,尤以成都的担担面特色最浓。

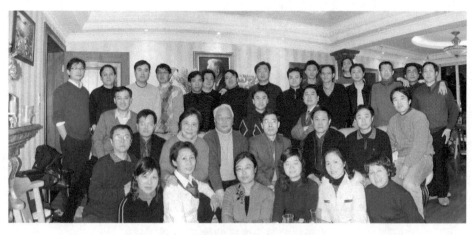
2006年元宵节师生聚会时的合影

来参加聚会的学生们都说："最爱吃师母做的那碗红油担担面,面条细薄,有嚼劲,鲜香而爽口。此面现做现吃,汤沸面滑,调料齐全,味道好极了!"

每年元宵节这一天,恩师邱蔚六家珍存了一年的美酒都会被如数喝光。这一天,香喷喷的担担面总是"供不应求";这一天,这些学生就像远行的孩子回到父母身边,唠家常,话过往,希冀未来,谈笑风生,如同一个和睦幸福的大家庭。

面对桌上品种多样的菜肴、热气腾腾的饺子,师生们开怀畅饮,相互敬酒。为感谢恩师,同学们纷纷给恩师邱蔚六教授和师母王晓仪教授斟酒,感激的话语说不尽,道不完,做老师的也参与其中,更感到作为一名教师是天底下最美丽的职业,师魂的风景最隽永,师生的情感最动人。邱蔚六和师母王晓仪举杯回敬学生们,祝愿学生们事业有成,步步高升,家庭幸福,工作更上一层楼。

整个"别样元宵"的传统节日活动的晚宴气氛十分高涨,屋内充满了师生的笑声和掌声,直到晚上9点多钟,聚会才在欢乐的气氛中结束,学生们仍有一种意犹未尽的感觉。

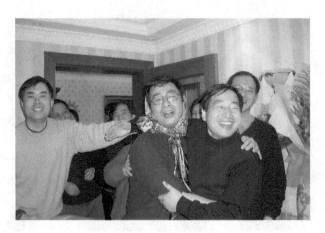

"别样元宵"难忘的快乐一刻

最后,学生们纷纷举杯向恩师和师母敬酒:表达他们对新的一年的美好希望,以及对恩师和师母的感激之情。他们祝愿恩师和师母在新的一年里,工作愉快,身体健康,阖家幸福,万事如意!

有一位学生的手机中还保存着邱蔚六教授在 2014 年元宵节师生聚会上的祝辞录音——

老师永远是一支蜡烛,照亮别人,燃烧自己;老师的爱始终会陪伴着你们健康、快乐地成长。元宵佳节浓浓的师生情,让我永远难以忘怀。老师知道你们都过得很棒,非常努力,青出于蓝而胜于蓝,做老师的也就安心了。在这灯火万家、良宵美景的日子里,祝愿我们的爱徒们以及各位亲朋好友元宵佳节快乐! 在新的一年里,月圆人团圆,吃汤圆乐团圆,赏花灯合家欢,好事连连,事事圆圆!

这一天,恩师邱蔚六与学生们欢聚一堂、其乐融融的"别样元宵"的传统节日活动,在笑靥欢声中,大家思绪万千,浓浓师生情的故事,在白驹过隙的时光中逐渐清晰。倘若真正走进这些师生的内心世界,发现他们才是一群"最可爱的人"……

邱蔚六最得意的学生、时任九院院长的张志愿教授感慨地回忆说："邱老师时任九院院长时,行政工作非常忙碌,但他依然坚持在医、教、研一线,白天当院长,晚上搞学术。记不清有多少个夜晚,他利用休息时间和学生们讨论课题设计、探索研究方法、总结研究结果。他渊博的学术知识、完整的知识构架、敏锐严谨的科研思路,一次次地为学生们拨开了科学的迷雾。在言传身教中,恩师邱蔚六把他的全部学识无私奉献给了他挚爱的口腔医学事业,传授给了我们年轻的一代。张志愿教授说:"我和邱老师的其他学生一样,每每陶醉在这份浓浓的师生情谊中。随着人生阅历的增长,我慢慢体会出这个'节日'的深意,感受到邱老师夫妇的良苦用心——希望学生们凝心聚力,共同努力,为了共同的医学事业团结奋进。"

为医者,邱蔚六始终把关爱患者放在第一位。他最喜欢穿白大褂,医者父母心。他说,一个医生最幸福的事情就是患者康复了;最大的动力就是如何为患者服务。

为师者,邱蔚六伯乐识才,躬身自省,进退有度。他不是一枝独秀,而是身传言教,挚爱笃深,深深地影响和关切着他的身边的每一个人。

"教育学生学医先学会做人,教导学生为人之道,为医之道。"邱蔚六对学生语重心长地说:"从医要有仁爱同情之心,要先学孙思邈《大医精诚》一书。这本书是我们医生做人的一面镜子和榜样。""只有学会做人,才能学会做个称职的医生。"邱蔚六是这样说的,也是这样做的。

"邱蔚六教授对待患者认真负责,几十年如一日地为患者精心治疗。在他眼里只有患者,没有贵贱之分;医生以德为重,才能对医技精益求精。做人方面,要善待患者,要有仁爱之心,仁德之情。他身传言教,他对待患者热情主动、耐心细致,能急患者之急,痛患者之痛;看门诊、查病房,全院会诊,不管任何时候,不管多忙多累,他都是始终如一地和蔼可亲对待患者。他身为名医,毫无架子,平易近人;对待同事和蔼可亲,对待学生诲人不倦。他对任何人,均以长者的身份加以关心爱护,深受广大患者、同事和学生们的爱戴和称道。"他的弟子杨驰教授如是说。

在医术方面,邱蔚六叮嘱学生们:"医生有良庸之分,庸医者只求一知半解,懂了些皮毛就认为了不起,对医理并不清楚,即半瓶水咣当;良医博览群书,不拘泥于书本,结合临床,古为今用。"

他经常告诫学生们:"应用典籍时要灵活,要如水随器,如风从于阵,才能举一反三。然而,这也不是一朝一夕、一蹴而就的,要有刻苦钻研的精神,要经得起时间考验和磨炼,要耐得住寂寞。临床上病症多变,治病决无一成不变的方药。要仔细耐心、认真地听取患者主述,如实记录病史,结合望闻问切,见微知著,做到无病防病,有病治病,有变则纠,及早阻断截流,防治结合等。"

"白驹过隙,我们与恩师邱蔚六教授相识几十年。多年以来,我们有幸得到邱蔚六教授的教导,感激之情须臾不曾忘怀,邱蔚六教授是令我们景仰的医学大师。'大医精诚'是对邱蔚六教授临床生涯的最好概括!"这是包括杨驰教授、吴正一副研究员等在内的邱蔚六的学生对恩师的肺腑之言。

"平日我总爱称呼他邱老师,我觉得'老师'一词比任何重量级的称谓更适合他,也更能体现出我对他的崇敬之情。"邱蔚六的秘书王琪赟这样说道:"多年跟随邱老师,协助他的各项工作,配合默契。跟随邱老师的这些年让我深深感受到了他的人格魅力。我本不是学医出身,大学一毕业就进入九院跟随邱老师。他鼓励我多接触医学知识以利于日后的工作,让我跟他出专家门诊,参加疑难病例会诊、查房等,耳濡目染的我也对口腔颌面外科方面略知了一二,经常有不明白的向邱老师询问,他总是不厌其烦地给我这个'门外汉'作详尽解释。对于工作上碰到的难题,他也从来没有用训诫的口气,而是耐心地教导。这种挚爱笃深的师生温情让我倍感温暖,从他的身上更多地学到的是如何做人。有时看到已满头白发的邱老师仍然战斗在医学工作的一线,我们这些年轻人还有什么理由懈怠呢?我为能追随我敬爱的邱老师而感到无比荣幸和自豪!"

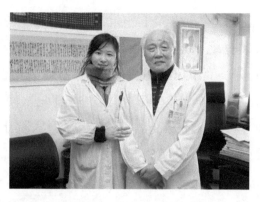

邱蔚六与秘书王琪赞合影

　　邱蔚六治学严谨,言传身教,恨不得将他的所有学问都掏给学生,深受学生们的爱戴。邱蔚六知识渊博,学生的一点点过失与错误,都很难逃过他的眼睛。因此,他虽然对学生很温和与慈祥,但总有种震慑力,学生们往往都敬重他。他对学生们要求非常严格。

　　杨驰教授回忆说:"在我读研究生期间,每周都要向他汇报我课题的进展。他还经常到实验室,观察我们的实验操作是否规范,仔细检查我们的实验记录本。他要求我们的实验记录本公正详细,不可遗漏。他教导我说:'做科研要脚踏实地,实事求是,决不能造假,一是一,二是二。别人能重复你的结果,能经得住时间的考验。当然也不要墨守成规,要有创新,要有真本事,走在科学的前沿,触类旁通。'他的这些话,是他长期的科研经验之谈,使我终生受益。"

　　邱蔚六的奉献精神诠释了"大医精诚"的内涵,实现着自己的理想和追求……全国著名的口腔颌面外科专家、全国口腔种植学组组长、第四军医大学刘宝林教授说:"1970年我有幸在上海九院口腔颌面外科深造,师从邱蔚六教授,在临床及科研等方面得到了真传。这对我日后的进步和发展产生了深刻的影响。此后,在学术活动、编写大学教材专著和颌面外科专委会的各项活动中不断得到邱蔚六院士的言传身教。他是学科创新发展的一面旗帜,是高瞻远瞩的引航者。在他的引领下,我国口腔颌面外科跻身于国际先进行列。他始终重视教育,呕心沥血,高梯育人,培养了一批国家级国际知名的学科领军人才,在学科建设、攀登绝顶这块平台上功不可没。榜样的力量是无穷的,邱蔚六院士乃是一部传道授业解惑及做事做人的'百科全书',使我终身受益。我心目中的邱蔚六院士有着令人仰慕、使人折服的风范,很多方面都是我一生学习的楷模。期待着邱蔚六院士继续引领我们不断进取!求索!攀岩!"

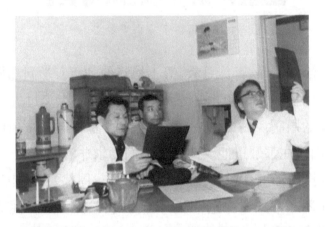

邱蔚六与第四军医大学口腔颌面外科一级教授刘宝林讨论病例(2004 年)

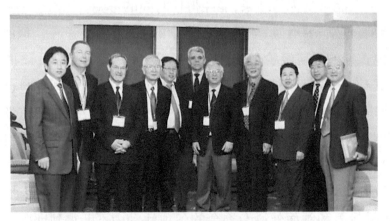

《口腔颌面外科杂志》学术研讨会与外宾共聚(2005 年)
左一为王佐林院长,左五为时任同济大学校长万钢,左六为时任国际口腔颌面外科医师学会主席,右四为邱蔚六

邱蔚六的学生、现任同济大学口腔医学院院长的王佐林教授
写道——

"数载耕耘，秉求实创新之治学之道，硕果累累；博学乍爱，严于
律己无私奉献之育人之风，桃李芬芳；悬壶济世，用鬼手佛心之精湛医
术，名满社稷；春华秋实，领口腔颌面外科团队创中国特色，独领风骚；
邱蔚六教授无愧于学者之楷模、师者之典范、医者之榜样。"

王佐林教授对恩师的评价说出了大家的心声。

第|九|章

"医学科学家要走出象牙塔"

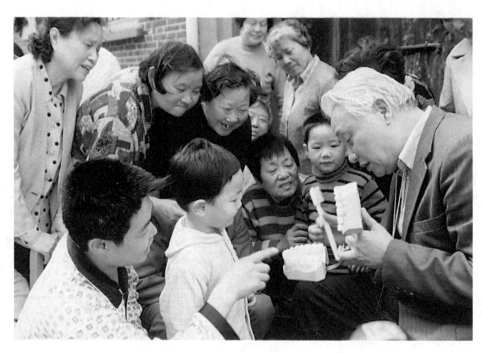

邱蔚六深入社区教老幼群众如何正确刷牙(2002 年)

一、"让科普知识飞入寻常百姓家"

"中国人民需要科普,中国科普需要科学家,让科普知识飞入寻常百姓家。"邱蔚六语重心长地说:"工作中,我们经常会遇到的情况是:科学家无暇顾及科普工作,能够有足够的意识重视科普工作的科学家更是罕见。科学家和医学家很重要的职责就是要开展科普工作,以提高百姓科普知识和素质。"

邱蔚六说:"上医治未病,下医治已病",医生的根本职责并不在于治病,也不在于治患者,而是在于保护健康,包括传播健康知识,让健康不要变成亚健康,让亚健康不要变成小病,让小病不要变成大病。很多病原本不应该得,完全可以预防,而且预防花不了什么钱和精力。但是因为理念的偏差和科普知识的缺乏,让人们的精力都集中到生了病再去治疗、抢救上去了,而忽视了对疾病的早期预防、早期治疗。那么,怎样转变当前的这种形式就成了关键所在。"事实上,科学家、医生具有做好科普工作的天然优势。科学家不仅要为自己所取得的科研成就感到骄傲,更应当为自己的科研成果能为别人所了解和理解而骄傲。我真诚地希望医学科学家能走出象牙塔,走进每一个老百姓的家中。科普教育是当今医疗卫生工作重点前移的支柱,医生也应该责无旁贷。"邱蔚六如是说。

站在每一位老百姓的角度,邱蔚六呼吁人们要多关心自己"最亲密的朋友"。

无论是从生理功能角度看,还是从美观角度看,口腔可以说是每个人"最亲密的朋友"之一,讲话、吃东西、咀嚼、呼吸都离不开口腔。但是,这恰恰也是人们常常忽视的部位,很多人都不太在意自己的口腔疾病,即使有点小毛病也不当回事。

2002 年，由邱蔚六主编的《口腔自我保健丛书》儿童篇、外科篇、正畸与美容篇、黏膜和牙周病篇、镶牙篇等一套 6 本书由人民卫生出版社出版。他在该书的作序中称——

口腔病是常见病，口腔卫生也是人体卫生不可缺少的重要组成部分。然而，它们却常常因为受到经济条件和文化水平的制约而不被重视，甚至完全被忽略。所谓"牙痛不是病……"即是对口腔病认识不足的典型。至于没有早晚刷牙的习惯，不知道如何选择牙刷牙膏，则是对口腔卫生不认知和不重视的具体反映。于是，面对着发生口腔病之后，才有人发出"……痛死无人问"和"（蛀牙）小洞不补，大洞吃苦"等类的感叹。如果人民群众有着防病治病的知识，也许这些感叹是不应该，也可能不会发生的。为此，加强口腔卫生知识的宣传，普及口腔病的防治知识，不但是"必须"的，而且是"急需"的……

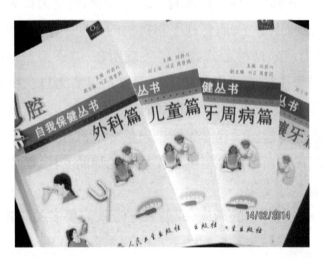

2002 年，邱蔚六主编的《口腔医学保健丛书》出版

邱蔚六说，牙病的预防其实很重要。牙齿的很多疾病与人们日常生活中的不良习惯有很大关系，如每天刷牙不够两次，每次刷牙不够

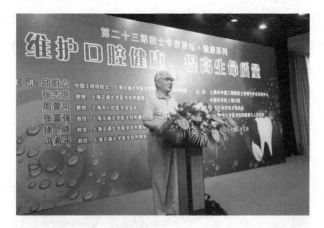

2009年,邱蔚六在上海工程院院士中心第23期院士专家讲坛·健康系列活动中,主讲"维护口腔健康,提高生命质量"

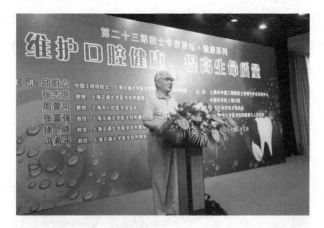

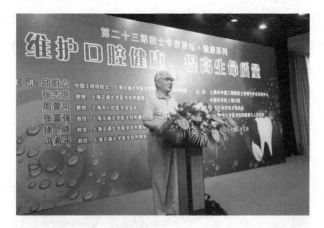

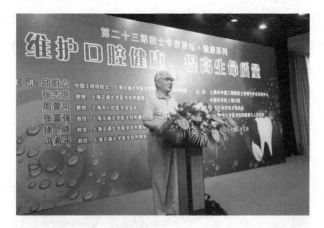

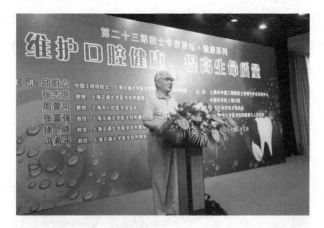

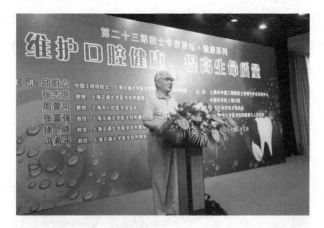

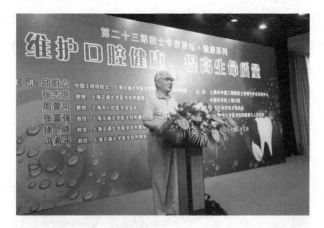

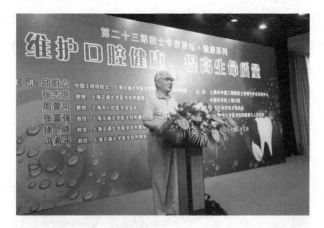

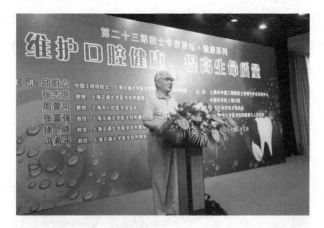

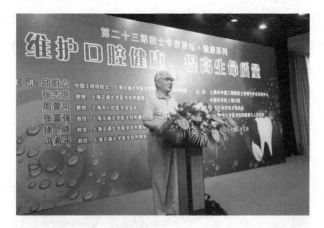

三分半钟;饭后不漱口,尤其是吃了水果后不漱口,而水果和唾液一反应,对牙齿腐蚀作用更大;一些小朋友有咬手、咬铅笔等坏习惯。这些都会造成牙周组织损害或牙齿排列不齐,甚至引起一些系统性疾病。强调日常生活中的吸烟、酗酒等不良习惯不仅对全身健康有害,而且会直接刺激口腔黏膜,导致癌变。此外,最好每半年到一年进行一次口腔检查。不要等到发生口腔疾病才去治疗;对已发生的牙缺损、松动病牙,要到正规的口腔专科医院或口腔科治疗,千万不要为省钱和方便找游医修补或拔除。

邱蔚六说,从小预防龋齿很重要。六龄牙是在儿童6岁左右萌出,不少家长错认为六龄牙还是会被替换的乳牙,不加注意。因此,许多儿童在六龄牙萌出不久就患了龋病。究其原因,是六龄牙咬合面的窝沟隙都很深,食物残渣很容易嵌塞进入深的窝沟裂隙,用一般清洁方法,比如刷牙、漱口不能清除窝沟裂隙中的食物残渣。而窝沟封闭是用一种合成的有机高分子材料,涂在咬合面的窝沟隙内。材料硬固后,可长期保留在窝沟隙中,隔绝了食物和细菌进入窝沟内,是预防龋齿的一种有效的方法。很多家长得到政府免费为孩子进行窝沟封闭的消息后,都在进行预约治疗。他们对这方面的知识非常欠缺,因为孩子牙疼才来到医院进行诊治,是医生建议进行窝沟封闭的。龋齿的预防可以使用牙线来清除牙缝间的食物残渣。

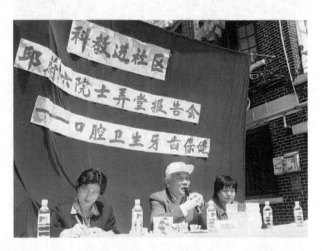

邱蔚六下里弄传授口腔卫生和牙齿保健知识(2002年)

邱蔚六说,1989年,由原卫生部、教委等部委联合签署,确定每年的9月20日为"全国爱牙日"。宗旨是通过"爱牙日"活动,广泛动员社会的力量,在群众中进行牙病防治知识的普及教育,增强口腔健康观念和自我口腔保健的意识,建立口腔保健行为,从而提高全民族的口腔健康水平。建立"爱牙日"是加强口腔预防工作,落实"预防为主"方针的重要举措。当时,原卫生部医政司还组建了全国牙病防治领导小组,组长由原卫生部医政司时任司长张自宽兼任,副组长由包括张震康、邱蔚六、王大章等国内时任各大院校的口腔医学院院长兼任。时任卫生部部长的陈敏章说:"全国牙病防治指导组的成立,是我国口腔医学发展史上的一件大事,也是我国口腔医学事业发展到一个新阶段的标志。"

此后,还组建了包括邱蔚六在内的全国首席口腔健康教育巡讲专家团,在全国各地开展"爱牙日"咨询和宣教活动。

邱蔚六说,历年"全国爱牙日"都有一个主题。其中,2012年的主题是:健康口腔,幸福家庭;关爱自己,保护牙周。2013 年的主题是:健康口腔,幸福家庭;关爱老人,修复失牙。2014 年的主题则是:健康每一天,从爱牙开始。

于是,邱蔚六经常会在"爱牙日"这天作为特邀嘉宾进行宣讲。他曾在上海人民广播电台《名医坐堂》节目和上海教育电视台《家庭保健》《健康热线》节目,宣传牙病的预防知识,解答受众关注的口腔医学的热点问题。

二、"开发领导",让领导重视口腔疾病不容易

邱蔚六说,科普工作分两类:一类是面对大众老百姓的,通过定期到基层进行科普知识的宣传和演讲;另一类则是面对科技界朋友、同行和上级领导,通过会议交流,或向领导汇报工作,达到科普的目的。有一句话叫"开发领导",让领导重视口腔疾病不容易,这是有历史原因的。在中国医学界,口腔医学还是一个"小弟弟"。口腔医学在国外很被重视,它在医学界排位是一级学科。而我国的口腔医学在临床医学中排在二级医学中的尾部。20 世纪 90 年代前期的排位顺序是:内科、外科、妇科、儿科、眼耳鼻喉科、皮肤科、口腔科。1996 年开始,口腔医学独立与中华医学会平级的一级学科。在此之前,在教学部门,本科生教育一直是将口腔医学作为一级学科来招生、来教学;研究生教育目录也于 1998 年将口腔医学独立出来,成为医学类的一级学科。"我的结论是:经过努力,在社团体制上,口腔医学已经是一级学科,但是在政府卫生部门的医疗系列,仍然是二级学科。曾有这么一句话:看一个国家文化水平的高低,就看口腔医学的水平。从牙齿这个'窗

口'，可以看人美不美，看文化和经济水平高不高。"邱蔚六如是说。

2007年4月24日，卫生部决定撤销全国牙病防治指导组，成立口腔卫生处。同年6月13日，卫生部疾病预防控制局在北京国颐宾馆召开"全国口腔卫生工作研讨会"。与会领导和口腔专家充分肯定全国牙防组的历史功绩。邱蔚六在会上作了交流发言。他说——

改革开放之初，我们流行一句话"开发领导"，要大力宣传。虽然经过这么多年，我国的"口腔界"在国内外的地位有明显提高，但这个任务还是任重而道远。"爱牙日"宣传搞成了世界第一，这是公认的。世界第一不要多，有一个两个就了不起。但是我们很多人还不了解口腔医学是一级学科。我现在谈的是一个想法，不是局限于牙病。我们奋斗了半天，几个问题仍未解决。中华口腔医学会从中华医学会中独立出来，我参加国务院学位委员会学科评议组都快二十年了，一直到1998年才成立独立的口腔医学评议组，成为一级学科。后来到了工程院，开始在工程院也把口腔医学当成临床医学的二级学科，我就急了，这个事情以后怎么办呢？以后口腔医学的二级学科那么多，再当选院士的人更少了，这是一个亟待解决的问题。最终，也改成了一级学科，下属四个二级学科。牙防组完成了历史使命，成立了口腔卫生处，我觉得这是坏事变好事。没有牙防组事件恐怕这事还实现不了呢！记得1994年我曾经提出过，"牙病预防"这个概念太局限了。我是搞"口腔颌面外科"的，我不是搞牙病预防的，"但颌面肿瘤"也是亟须预防嘛。能不能改成"口腔预防"。还有从全国牙防组的名称来讲，一个组来指导全国，能否改成指导委员会。这些问题一直没有解决。但是今天看来问题解决了，而且口腔卫生处的职权范围是很大的。

"三次流调"结果出来了，这是很不容易的事情，遗憾的是没有真正能反映口腔肿瘤方面的资料数据。但是我想"第四次流调"是可以包括进去的。所以在一定程度上，从另外的角度看，这反而是件好事，要用两点论看这个问题。当然,有点遗憾的是卫生部发言人的讲话中只是讲撤销全国牙防组,成立口腔卫生处。会被误认为牙防组犯了错误了,所以被撤销了。如果把我们今天讲的这些事实告知公众,再宣布这个决定,我想这样影响就好多了。成立口腔卫生处的好处在于不仅仅强调牙病预防,只做窝沟封闭、氟化水源等,三级预防都要抓……

三、"今天我们如何远离口腔癌?"

虽然我国不是口腔癌的高发地区,但是因为我国人口多,患病的基数就比较大,按口腔癌发病率十万分之二三统计,也有数百万人。让邱蔚六倍感遗憾的是,大部分的口腔癌患者就诊时病情已经到了中晚期。这与国人口腔知识的缺乏和保健意识的偏差密切相关。

"事实上,口腔观察十分方便,是比较容易检查的部位。所以,只要你留心,口腔癌是能够预防并早期发现的。口腔癌具有明显的癌前病变阶段:经久不愈的溃疡、病牙(牙列不整或假牙装得不好),长期刮磨舌头、颊部,刺激口腔组织,造成慢性伤害、出现黏膜白斑、红斑、增生,长时间的浸润之后就会恶化成癌。"邱蔚六如是说。

"今天我们如何远离口腔癌?"平时,邱蔚六忙里偷闲,经常深入到社区、学校,为百姓传播"口腔癌防治初探"的相关知识。

邱蔚六介绍说,口腔癌是一类慢性的病理过程,在其进入典型的或明显的癌症病变之前,需经历数年、甚至数十年的口腔黏膜的癌前病变过程。它多见于口腔表浅部位,有利于医生和患者自己直接检查发现,便于早期诊断,及时防治。

口腔癌的发病因素和其他癌症一样有很多,但是可以明确的是咀嚼烟叶、嚼食槟榔等。现在最新的研究显示,病毒也可以导致口腔癌的发生,例如人乳头瘤病毒(HPV)。因此,邱蔚六呼吁人们要加强预防的意识,每年请口腔科医生做一次常规口腔颌面部检查;注意口腔卫生;戒烟、少酒,不咀嚼和嗜鼻烟;注意对紫外线辐射的防护,防止长时间的直接日照;保持良好的口腔卫生,及时拔除牙齿残根、残冠并修复,及时磨改锐利的牙尖或假牙的锐利边缘,避免不良刺激;切忌贪便宜在不正规的医疗单位装假牙,以免不良假牙刺激口腔黏膜而引起病变;及时治疗白斑、红斑、扁平苔藓等口腔黏膜癌前病变。有癌变可能的异常情况有:口腔内溃疡两周以上未愈合,口腔黏膜有白色、红色和发暗的斑,口腔反复出血,出血原因不明,口腔颌面部、咽部和颈部有不明原因的麻木、疼痛和肿块等。

口腔癌是恶性肿瘤,近年来的发病率在不断提高。邱蔚六认为,预防是关键。他指出:预防口腔癌需要遵循"三不"原则。原则一:不吃过烫过辣食物。因为过烫、过辣食物能使口腔黏膜充血,损伤黏膜造成溃疡,破坏了黏膜保护口腔的功能。过烫、过辣食物对牙齿也有害处,它能造成牙龈溃烂和牙质敏感。原则二:不要忽视口腔溃疡。好发于舌、口底、颊部、牙龈和唇等处的口腔黏膜,绝大多数是由感染、外伤引起的炎症性溃疡,一般两周左右能自愈,不必过度紧张。但是对于经久不愈的溃疡需要及时就医。原则三:不抽烟、不喝烈酒和酗酒。因为香烟中的尼古丁为致癌物质,抽烟越厉害的人,口腔癌发生的几率也越大。而含酒精饮料与口腔癌的发生成正比,酒精含量高的烈性酒,会使口腔黏膜表面的防御系统受到破坏,并有可能灼伤口腔黏膜,患癌风险上升。当然,也应该提倡不咀嚼槟榔,因为槟榔碱是致黏膜下纤维化的祸首,并由此诱发癌症。

邱蔚六说,另外,预防口腔癌还需要注意两种饮食习惯。一是过甜。过量摄入糖可引发肥胖、糖尿病、动脉硬化症、心肌梗死,甚至对乳腺癌等癌症也有促进作用。二是过酸。醋不宜大量饮用,尤其是胃溃疡的患者,更要避免喝醋,以免对身体造成伤害。

"对于口腔癌患者,三分之一可预防;三分之一可治愈;三分之一很难治愈。倡导健康的生活方式很重要。对于口腔癌患者,只要早发现、早治疗，还是有希望的。"邱蔚六如是说。

四、让每个人拥有灿烂的微笑

2010年10月7日，满头的银发在灯光的映照下熠熠生辉，当年近八旬的邱蔚六说起钟爱一生的医学事业时，他潇洒从容、兴致勃勃。这天，他做客世博会公众参与馆"相约名人堂——与院士一起看世博"活动，畅谈"能够让生活更美好"的"面子工程"——让每个人拥有灿烂的微笑。

有人把最完美的女性解读为：埃及人的眼睛，美国人的牙齿，英国人的皮肤，瑞士人的手，中国人的脚。那么，为什么美国人的牙齿会如此受人青睐呢？邱蔚六笑笑说，原因很简单，美国人对牙齿的厚爱早已形成了一种文化，他们最关心的身体完美部位就是牙齿。把牙齿整洁和口腔卫生视为身份和生活态度的一种外在表现，甚至把牙齿的健康美丽看成是一种文明的象征和个人形象的重要部分，是面部美丽的风景区。美国各类杂志封面人物最抢眼的就是洁白漂亮的牙齿。

曾多次应邀访美作学术报告和医学考察交流的邱蔚六，对美国人情有独钟的"牙齿文化"这一"面子工程"留下了深刻的印象。他深有感触地说，走在美国街头，印象最深的是美国人都有着一口整齐洁白的牙齿。商店服务员、图书馆管理员、警察、教师，甚至出租车司机，都面带令人赏心悦目的微笑。曾看到过一句话："如果说眼睛是心灵的窗户，那么，牙齿则是生意场上的敲门砖。"事实的确如此。在美国，需要经常面对公众开口讲话的行业，还有那些需要时常面带微笑的服务性行业，都在招聘启事上明明白白地写着："应聘者必须有一口漂亮、整齐的牙齿。"至于普通职业的招聘，虽然公司不会以牙齿健美作为衡量标准，但是如果你有一口整齐洁白的牙齿，在应聘时自然要比和你条件相同却牙齿欠佳的竞争者占优势。

邱蔚六说，美国人历来把牙齿的整洁和口腔卫生看成是一种文明的象征和仪表的重要部分。在交际中，尤其是在较高档次的场合，牙齿不整洁会被人看不起，口臭更被认为不讲礼貌。牙不整洁、口气不清爽，甚至会影响到求职就业。

正因为美国人爱齿有加，才使得美国的牙科诊所遍地皆是，且生意红火，由此带动了美国的牙医行业。仅华盛顿地区，加上邻近20公里以内马里兰州和弗吉尼亚州的近郊，就有上百家牙科诊所。值得一提的是，美国人年仅2岁就有牙齿档案。这让邱蔚六深感中国的"面子工程"与美国相比差距太大。如何缩小两国间的差距？这成为邱蔚六孜孜不倦的事业追求。

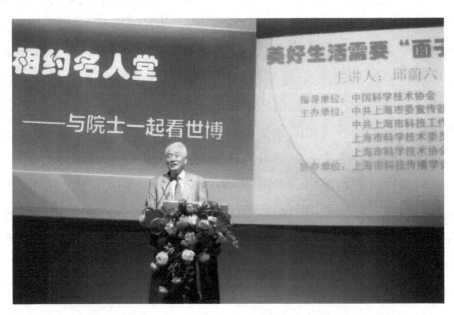

2010年上海世博会院士讲坛——美好的生活需要"面子工程"

这天，邱蔚六做客世博会公众参与馆"相约名人堂——与院士一起看世博"活动，畅谈"让生活更美好"的"面子工程"。尽管他在演讲前给受众打了"预防针"，可当一张张兔唇畸形、口腔肿瘤患者的图像出现在大屏幕上时,观众席中仍不时响起惊愕的声音。也正是人群中类似的反应,让饱受疾病痛苦的患者更承担了巨大的心理负担,有些人甚至几近轻生。如何让每个人都能拥有灿烂的微笑,这成为了邱蔚六毕生的追求。

早在 20 世纪 60 年代,邱蔚六就致力于口腔颌面部肿瘤切除术后缺损的立即修复。20 世纪 70 年代,他在本领域率先引进开展显微外科手术。如今,他和他的学生们依然在孜孜以求地探寻。

在知名导演吴宇森导演的电影《变脸》中,人们见识到了令人难以置信的"换脸术"。事实上,"换脸术"不再只是电影中的虚幻特技。"迄今为止,全世界公开发布的换脸手术已有 20 多起,从技术上讲,已经没有问题。"在邱蔚六看来,目前实行的异体移植换脸术仍有争议。他说:"自身、亲属如何面对截然不同的人脸? 司法机关如何认定新的人像? '换脸术',不但在伦理、法理上尚有问题,而且供体不足是更大的问题。"

同样"还有一段路要走的"还有牙齿再生技术。眼下,牙齿掉了,就只能依靠假牙、种植牙等技术来解决咀嚼问题。最近几年,关于再生牙,即所谓"生物牙"的报道时而见诸报端。邱蔚六披露,据他了解,利用干细胞再生牙根的技术已经在动物身上进行了实验,而要运用到临床则需要进一步探索。

"不过,再生的是牙根,牙根上端的牙冠,也就是大家看得到的牙齿,目前还要依靠人造。"邱蔚六说,尽管只能再生牙根,但这将成为患者的福音。利用干细胞再生的牙根与人身体自己生长的牙根没有区别。它是人体的一部分,甚至有神经直接连接大脑,能够告诉人体咬合时的感觉。

"怎么样保证一颗再生的牙齿功能健全、位置准确,还有待研究。"邱蔚六说,牙根的重生技术已经是很大的突破,但要让牙冠也实现重生还有很长的路要走。

"从这几十年的总体情况来看,我国的口腔癌发病率有轻度升高。"邱蔚六说，口腔癌的可怕之处在于，它的治疗往往导致毁容。可能手术成功了，患者的眼睛没了；一部分头骨要取掉，甚至半边脸也没有了。手术过程中，还可能要切断面部神经，患者将永远失去表情。得了口腔癌，即使治愈往往也会对患者的社交功能造成毁灭性的破坏。

"中国的颌面部缺损修复术在国际上是一流水平，但也不能让患者的面容在手术后恢复原样。"邱蔚六说："最近 20 年，我们有了数字外科，可以在电脑上模拟，进行虚拟手术，比较精确地重塑患者的骨头，再利用 3D 工程做成模型，好得多了。"他说，对肿瘤内科的探索则更具突破性，医学界正在研究用生物技术、基因技术治疗癌症，以实现不开刀治疗……他描述着口腔医学所追求的理想状态，"从理论上讲，这些梦想都是可以实现的。"

邱蔚六"最想告诉大家"的就是：口腔病会引起全身病，全身病也会出现在口腔颌面部。尤其对中老年人的健康带来更大的危害。我国中老年人龋齿患病率高达 88.1%，牙周健康率仅为 14.5%，中老年人口腔卫生问题越来越突出。口腔疾病不仅使许多中老年人过早丧失咀嚼功能，还可以引起或加重心脏病、胃病、糖尿病、心血管病、关节疾病及其并发症，严重危害全身的健康。

"牙周疾病并发症最危险"，邱蔚六说，牙周疾病是最常见的口腔疾病。牙周疾病是牙齿周围组织的一种慢性破坏性疾病，通常前期以牙龈出血为主要症状，表现为刷牙时出血、晨起口水带血、牙龈肿大、口臭、牙龈萎缩、牙齿对刺激的食物过敏等。随着病变的加重，后期会出现牙龈流脓、咀嚼无力、牙齿松动，并伴有反复发作的牙周脓肿，最终可导致全口多个牙齿松动、脱落。牙周疾病不仅是引起成年人牙齿功能丧失的首要原因，更是影响心脏、肺、肾等重要脏器功能，导致各种死亡率极高疾病的重要成因。有报告称，牙周炎患者发生冠心病与中风的几率分别为牙周正常者的 1.4 倍与 2.1 倍。近年来，研究者在牙菌斑与唾液中检出幽门螺杆菌，并发现在牙周疾病患者的菌斑中，幽门螺杆菌的检出率高于牙周健康者。幽门螺杆菌是慢性胃炎、胃溃疡甚至胃癌的致病菌。

邱蔚六说，业界普遍认为，对牙齿健康的标准是"8020"，即：80岁的老人至少应有20颗功能牙，能够正常咀嚼食物、不松动的牙。建立这一标准的目的是：通过延长牙齿的寿命来保证人的长寿和提高生命质量。每个人有32颗恒牙，真正行使功能的牙齿有28颗。当牙脱落一两颗时，并不会影响全身健康，但牙齿逐渐脱落剩下不到20颗时，就开始影响身体多个系统的功能。此时，如果将脱落的牙齿及时修复好，口腔中保持20颗以上有功能的牙齿，人的衰老速度就会减慢下来，有利于延长人的寿命。这是因为人的牙齿少于20颗，食物得不到充分咀嚼，影响消化功能；说话发音会受到不良影响，容貌也会显得苍老，对人的心理会产生负面影响。另外，牙齿还是体内重要的平衡器官，人的许多体力活动和注意力集中的脑力劳动都需要牙齿咬合来配合。最新的研究还指出：牙周病菌，特别是具核梭杆菌甚至可导致肠癌。

那么，爱护口腔应该注意什么？邱蔚六说，应该养成良好的口腔卫生习惯。早、晚刷牙很重要，每餐后刷牙更值得提倡。应该用含氟牙膏和保健牙刷刷牙，不断清除牙菌斑，维护牙周的健康，预防龋齿发生。要采用正确的刷牙方法，顺着牙间隙上下垂直拂刷，以达到去除食物残渣，按摩牙龈的目的。要避免拉锯式横刷，以预防牙颈部楔状缺损。提倡使用漱口水，刷牙主要清洁牙齿表面的软垢和牙菌斑，对口腔其他部位起不到充分清洁的作用。这些部位也是引起口腔疾病的诱因，适当使用漱口水对全面清洁口腔卫生具有一定的作用。平时餐后应清洁义齿(假牙)，睡觉前要取出口内的可摘义齿，并浸泡在清水或义齿清洁液中。有严重疾病的中老年人，如老年痴呆症患者、半身不遂患者等，应定期进行特殊口腔护理。

另外，吸烟等不良习惯也是口腔疾病的诱导因素。"吸烟引发口腔癌的比例较高"，对此，邱蔚六"现身说法"，希望大家像他一样"放下屠刀",把烟戒掉。他披露,在印度、斯里兰卡、巴基斯坦等国家口腔癌的发病率较高。经证实,这与这些地区大众生活习惯嚼食槟榔有关。

坏习惯要改,好习惯则要培养。"大家每年都会体检,其实牙齿也需要体检。"邱蔚六呼吁市民,每半年或一年就要做一次牙科检查,这对早期发现口腔疾病大有帮助。而作为院士,他表示也会积极地"开发领导",希望能够将中老年人的缺牙修复等纳入医保范围,为大家解除后顾之忧。

邱蔚六还支招:"吃苹果不要一大口去咬。"他说,爱护口腔不单单是正确刷牙、选择牙膏的问题。比如,颞下颌关节,与吃东西的关系很大。吃小核桃、胡豆等坚果类硬东西就要适可而止,否则容易出毛病。吃苹果的时候最好切成一块一块地吃,不要一大口去咬,增加关节的负担。"你别小看这个关节,它是人体负重最大的一个关节。杂技演员可以咬合悬吊一个人体,而且在运动中进行。晚上膝关节、髋关节都休息了,它还要说梦话、磨牙,要好好爱护,不要到了咬东西有响声、发痛了才后悔!"邱蔚六说起这些语气越发深沉。

邱蔚六还提醒大家:"口腔可以说是身体健康的窗口。一颗龋齿可以引发全身并发症,诸如败血症、纵隔脓肿,甚至死亡。另外,白血病、淋巴瘤等全身疾病都可能在口腔上表现出症状。一旦口腔出现问题,不要掉以轻心,一定要及时到医院检查。"

五、"我们不怕竞争,
实力才是硬道理"

在国内,口腔颌面外科也正面临着头颈外科和耳鼻咽喉科的竞争。自 1949 年新中国成立以来，由于专门从事头颈肿瘤医治的医院寥寥无几，所以，一直以来，绝大多数口腔颌面头颈肿瘤手术都是在口腔颌面外科进行的。

现在，随着中国抗癌协会头颈肿瘤专委会的成立，完整地从事口腔颌面肿瘤诊治与研究工作的专业队伍已经组成。因此，头颈外科和耳鼻咽喉科来争夺患者就是必然的。也就是说，不同的专业必然会想尽办法来同口腔颌面外科开展激烈竞争。

当谈起九院如何参与竞争、在竞争中立于不败之地时，邱蔚六浓眉一挑，掷地有声地说："九院不仅要继续保持已有的实力，而且还要扩大治疗和研究领域，要跟上世界发展潮流，跻身世界口腔颌面外科的'第一方阵'。"

邱蔚六刚卸任上海市临床口腔医学中心主任。临床医学中心建设是上海市卫生系统瞄准建设亚洲一流现代化医疗中心的重要举措。上海市临床口腔医学中心是由口腔颌面外科、牙体牙髓科、牙周病科、口腔修复科、口腔正畸科、口腔预防儿童科、口腔综合科、口腔颅颌面种植中心和口腔病理科等多临床医技科室组成的临床学科群体。在邱蔚六的领导下，上海市临床口腔医学中心愈来愈突显"大医学""大口腔"学科概念，发挥"大医学""大口腔"整体实力。一方面，学科间互相渗透，新立许多专项特色医疗项目，满足了解决部分疑难病症的需要；另一方面，学科建设制高点不断提升，"口腔临床医学"整体已立项成为国家教育部和原卫生部的国家级重点建设学科。

医生成了这个世界上真正"学海无涯"的职业。美国医学教育家奥斯勒在《行医的金科玉律》中认为，医生这个职业是"一生的学习过程"。作为曾连续 12 年全美排名第一的美国约翰斯·霍普金斯医学院首任院长、病理学家韦尔奇同样认为："一个脑子能装下医学界所有确定的事的年代，一去不返了。"邱蔚六认为，医学生们在医学院里学习的那几年，仅仅是在医学信息的大海上的蜻蜓点水，就像哈佛大学医学院院长 Burwell 所说："医学生在校期间所接受的知识，有一半在十年内会被证明是错误的或不全面的。但问题是,没有一位教师当时会知道,到底哪一半以后会被证明是错误的或不适用的。"随着时间流逝,现有的一些临床知识和技能都将逐步过时,医学继续教育的重要性不言而喻,而自学成为最重要的学习手段。邱蔚六始终认为:"会学习、会研究的医生才是好医生。"

几十年来,邱蔚六笔耕不辍,坚持把自己的临床心得和研究成果转化成文字出版。他孜孜不倦、倾注心血先后主编出版了《口腔颌面外科学》《口腔颌面外科理论与实践》《口腔颌面外科手术图解》《口腔医学精粹丛书》等18部系列专著。其中,《口腔颌面外科学》荣获2002年全国高等医药院校优秀教材一等奖。另外,他在国内外杂志上发表论文400余篇,就在最近的《医学争鸣》杂志上仍有他的医学新作。这不能不使人对他永不言弃的求索精神所感动。

邱蔚六曾荣获国家发明奖2次,国家科学技术进步奖1次,部级、上海市科学技术进步奖22次,以及何梁何利科技进步奖。他曾是《上海口腔医学》杂志主编,以及《中华口腔医学》等杂志副主编;目前还是《中国口腔颌面外科杂志》的主编和20余本相关关专业杂志的编委;也曾是国外著名杂志 Oral Oncology 和 International Journal of Oral Science 的中国编委。他用自己毕生的奉献实现着我国口腔医学事业最美好的明天。

六、上海九院要扬起中国的旗帜

2013年8月28日,在上海九院口腔颌面-头颈肿瘤科的会议室,时任九院院长的张志愿教授向来自挪威卑尔根大学的 Ala Ammin 医师颁发了 IAOMS 培训证书。至此,九院口腔颌面-头颈肿瘤科已圆满完成了3位国际口腔颌面外科医师协会推荐学员(Fellow)的培训工作。

国际口腔颌面外科医师协会（IAOMS）成立于1960年,致力于给学员提供在口腔颌面外科专业的教育和培训,是当今世界上最具权威的口腔颌面外科专业领域的学术团体。九院于2010年被IAOMS授予"国际口腔颌面外科专科医师培训中心"。

2012年11月22日,国际口腔颌面外科医师协会（IAOMS）口腔肿瘤外科与修复重建培训中心和口腔颌面外科国际内固定学会颅颌面分会（AOCMF）培训中心揭牌仪式在九院举行,邱蔚六等出席揭牌仪式。这标志着九院成为中国首家IAOMS口腔颌面肿瘤外科与修复重建培训中心和第二家AOCMF培训中心。

2014年3月12日上午,上海九院口腔颌面外科又传来喜讯:英国爱丁堡皇家外科学院全球首家头颈与颌面肿瘤培训中心揭牌仪式在九院隆重举行。这是上海九院口腔颌面外科走向世界的又一个重要里程碑,显示了上海九院口腔颌面外科在国际上的学术地位和影响力。这也将推动中国口腔颌面头颈肿瘤外科培训事业国际化的新腾飞。

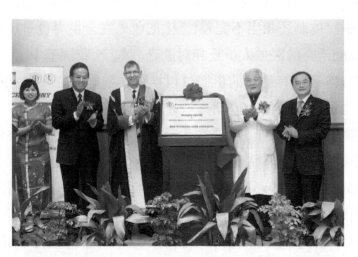

英国爱丁堡皇家外科学院全球首家头颈与颌面肿瘤培训中心揭牌仪式,右二为邱蔚六

邱蔚六说，国际口腔颌面外科医师协会（IAOMS）是当今世界上最具权威的口腔颌面外科专业领域的学术团体。此次三个培训中心在九院成立，标志着九院口腔颌面外科与国际接轨，在学科水平得到承认的同时，将承担培训国际医师的任务，充分表明九院口腔颌面外科的临床及学术水平已得到了国际同行的认可。通过培训中心这一平台，口腔颌面外科将加强继续教育培训，大力开展国际交流，进一步提升临床和学术水平。

如今，上海九院口腔颌面外科有来自新加坡、西班牙、挪威和希腊等十几个国家20多人次的培训进修学员，还有来自国外的研究生，这说明九院人气兴旺。荣获上海市"第一批临床教学示范病区"称号的九院口腔颌面外科病区，现拥有院内4个病区和院外3个病区，病床数已逾200张，全国各地慕名而来的患者位居同行业前列。

尽管如此，邱蔚六仍然十分清醒地看到我国与国外的差距，而要缩小距离在短时间里面还有相当难度。一方面，我国实验室医疗设备相对落后于国外发达国家，特别是先进器械方面，总体上都还以依赖国外进口为主。这必然在很大程度上制约我国的医学发展，特别难于在高精尖领域里与国外同行抗衡，难以处于世界领先的位置。另一方面，我国医疗体制还相当不完善，医生的收入在全世界也是比较少的，愿意做基础研究的医务人员还相对匮乏。如今，我国基本上还只能靠志愿和兴趣，还没有良好的机制可以挽留住基础研究人员，没有政策的保障，也没有应有的物质支撑与鼓励。而有没有合适的工作人员，有没有稳定的基础队伍，这是关系到一项事业成败兴衰的关键因素。我国医学、口腔颌面外科要长久延续不断发展，任重而道远。

令邱蔚六忧心的还有，大多数国人，甚至包括医学界同行对口腔颌面外科还较为陌生。人们熟悉的口腔科，只是知道和关心每个人的32颗牙齿，至于更多的口腔学知识就知之不详了。这是与我们国家经济还不够发达有关联的。

邱蔚六认为，上海九院在口腔颌面外科医学的学科制高点上要扬起中国的旗帜,发挥"国家队"的作用,不仅要继续保持已有的实力,还要扩大治疗和研究领域,要跟上世界发展趋势。口腔颌面部肿瘤治疗,已由单纯的外科开刀切除术,过渡到以外科为主的多学科综合序列治疗,包括手术治疗、放射治疗、化学治疗、生物治疗(含应用我国传统的中医中药)。但是这些还不够,还要研究和施行基因靶向等疗法。在学术研究上,邱蔚六希望九院的年轻一代要不断拓宽领域,提高研究水平,特别要争取多拿几个国家级大奖,如国家发明奖、国家科学技术进步奖、国家自然科学奖等。为此,2011年九院成立了包括由时任九院院长张志愿教授在内的15位博导组成的上海市卫生系统邱蔚六创新工作室,旨在带领和培养中青年医师,传承邱蔚六高尚医德、精湛医术和坚忍执着勇攀医学高峰的崇高精神,侧重在口腔颌面头颈肿瘤学科领域实现科研创新,普及和提高我国口腔颌面外科整体水平。2013年5月,九院邱蔚六工作室被市总工会授予上海市"劳模创新工作室示范点"称号。

"科研创新是医学发展的灵魂。"邱蔚六说:"我们应当立足临床研究,努力为临床医疗服务。不过,医学并不是孤立的科学,医学的各学科之间以及医学与其他学科之间都存在千丝万缕的联系。在某种程度上,创新更可能发生在不同学科的交叉点上。交叉学科的结合必将进一步推动医学的发展。比如,近年来,快速原型技术及反求工程,3D技术等在口腔颌面部修复重建外科中的应用、导航外科的研究与应用,就是交叉学科推动医学研究、服务临床医疗的成功典型事例。生物医学工程学中的生物材料学、组织工程学、生物治疗学均与口腔颌面外科临床及科研水平的提高息息相关。我所在的集体团结合作,共同努力,也取得了一些成绩。"

2012年12月,以九院牵头和作为基地的"上海市头颈肿瘤诊治与转化中心"成立,这将有利于团结上海市有关头颈肿瘤的专家一起去创造辉煌的未来。

邱蔚六认为,九院有条件、有能力,九院的年轻人也有实力,一定会在竞争中继续创造佳绩。邱蔚六坚定地表示："我们不怕竞争,竞争是好事;没有竞争,就不能进步。实力才是硬道理。"

让人感到欣慰和自豪的是:九院历史上不仅涌现出一大批好医生,而且还曾涌现出许多大师级的医学专家,如张涤生院士、张锡泽教授、邱蔚六院士、戴尅戎院士和张志愿院士,等等,他们为九院乃至我国的临床医学发展倾注了毕生的精力,奠定了一大批学科发展的基石。

第十章

和谐生活造就卓越幸福人生

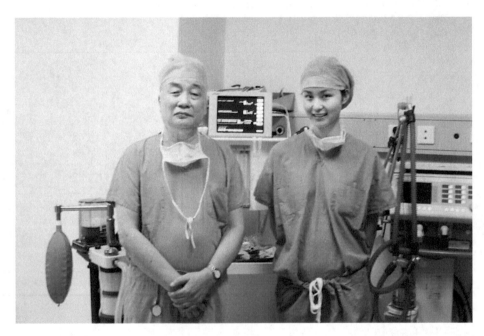

外孙女晨辰已接过外公邱蔚六医学事业的"接力棒",2012年在哈佛大学医学院毕业获医学博士学位,之后当眼科住院医师。2009年12月,外孙女探亲回到上海期间,随外公去上海九院手术室参观

一、"和谐的家庭是我事业 成功的基础"

邱蔚六有一个十分美满的家庭。他的妻子王晓仪与他是大学同班同学,也一直是他的同事。两人有某些相似的经历,进入大学时,医疗与口腔同一大班,邱蔚六是大班主席,她是大班副主席。医疗与口腔分班后直到毕业前夕,邱蔚六是班长,她是团支部书记。两人一起被分配到上海来工作,邱蔚六在口腔颌面外科,她在口腔内科(牙体牙髓病专业),不但生活在一起,工作也在同一家医院。早年,她在政治上也比较成熟,1953年在大学时即已入党,算是老党员了。可是也正是由于"出身不好",邱蔚六当时入不了党,也因此而导致两人的婚姻几乎要告吹。好在由于王晓仪的坚持与执着,"有情人终成眷属",最终两人还是圆了伴侣梦,这就是缘分。几十年来互敬互爱,相濡以沫,荣辱与共,和谐生活造就了卓越幸福人生。邱蔚六感慨地说:"夫人不仅是家庭中的'贤内助',而且对他的行政工作和医、教、研工作都给予了很大支持。"

邱蔚六与妻子王晓仪的婚姻长久、稳定、和谐、美满,2015年2月迎来了"钻石婚"。妻子王晓仪是他生活上、精神上忠实的伴侣,也是他事业上成功的一个保障。

让我们穿越时光隧道重新回到半个多世纪前。四川医学院口腔医学系的邱蔚六心仪同窗才女王晓仪,并在1953年"五四"青年节这一天向她表白了自己的爱慕之情。共同的求知兴趣和理想信仰把他们紧密地系在一起,两个年轻人心心相印。大学时代,邱蔚六曾将自己对王晓仪的绵绵情思,频频流注笔端,化成滚烫的情书,一封封写给

王晓仪。当年,邱蔚六还写了这样两首爱情诗:

（一）

蓉城的烟柳三月,

柳枝绊不住欲振的翅膀,

春风带你飞向天涯,

春风也被你装进了行囊。

我们开始了夏日火热的对话,

秋日缠绵的牵挂,

冬日漫长的期盼,

从夏到冬,从冬到夏……

梦中多少回的乡思,

化为那绵柔的春雨,

把我的心田温柔地浸泡,

浸泡……

（二）

百年修得同船渡,

千年修得共枕眠。

茫茫人海中,你我视线相吸,

你我转角相遇,你我牵手同路,

愿两人相携相守,

共同分享今后的幸福快乐,

共同承担未来的风雨坎坷,

祝百年好合,永结同心!

1955年2月,邱蔚六与王晓仪结为伉俪。

1955年11月,邱蔚六和王晓仪大学毕业后一起从四川成都被分配到上海第二医学院附属广慈医院(现瑞金医院)工作。在"文革"动乱结束后,两人一起满怀喜悦迎接"科学的春天"和改革开放的伟大时代。

1984年6月,邱蔚六当上第九人民医院院长后,妻子王晓仪教授一直形影不离,随时照料他的饮食起居,保障他繁忙工作的顺利开展。

1994年年初,邱蔚六因患急性胰腺炎在瑞金医院手术治疗住院四个月。时年62岁的妻子王晓仪每天下班后的时间成了她风尘仆仆去瑞金医院探望病榻上的丈夫的"雷打不动"的时间,为他送黑鱼汤、削苹果、刮胡子、擦身、洗头、剪指甲……可以想象,这是何等感人的场面!

说起邱蔚六的"贤内助"王晓仪教授,邱蔚六的秘书王琪赟介绍说,王晓仪老师不仅仅是入得厨房,出得厅堂,待人接物大方得体,相夫教子温柔能干,而且她能全力出色地帮助邱蔚六在事业、学业、品格等方面有显赫进展,能鼎力帮助提升邱蔚六的社会地位和影响力。

邱蔚六对妻子王晓仪的评价是:"简朴克己,心地善良,对人友好,即使在我做了9年医院院长期间,她也从不近水楼台计名利、争地位;相反,在评选博士研究生导师职称等许多方面都作出了'牺牲'。在工作中,她曾长期担任党支部书记、科主任和硕士研究生导师,并获得良好的评价。她长期从事医教研工作,擅长牙体、牙髓和根尖周病临床诊治;先后参加全国高校口腔医学专业规划教材《口腔内科学》《牙体牙髓病学》《中国医学百科全书·口腔医学类》《口腔科手册》《实用口腔疾病诊治图谱》等参考书的编写;她主编的《现代根管治疗学》分别于2001年出版和2006年再版,该畅销书受到同行的好评;2006年作为副主编出版了口腔医学精粹丛书之一《保存牙科学》。她历任《上海口腔医学》《口腔医学纵横》等国内口腔医学杂志的编委和特约编委;20世纪八九十年代先后赴日本大阪齿科大学和美国哈佛大学牙髓病科研修;从国外引进"逐步后退法",并率先在国内开展超声治疗,在根管治疗术的临床应用上颇有建树。她在国内外发表论文近50篇,有的曾被SCI和ISTP等著名检索系统收录,并被美国科技进步协会（AAAS）接纳为特邀会员。她的科研成果"根管治疗——桩核冠系列治疗牙体严重缺损"及"根管治疗系列研究"分别获得上海市科技进步二等奖和国家教委科技进步三等奖。她本人曾荣获1986~1987年上海第二医科大学先进教育工作者、1994年上海第二医科大学"三八"红旗手等荣誉称号；1994年成为"享受国务院津贴的专家"。甘为人梯的她共培养了近10名研究生，其中韦曦、朱亚琴、张金宁等都是学科带头人和医院管理的佼佼者。如今，王晓仪教授虽然已退休多年，但是她仍然担任中华口腔医学会牙体牙髓病专业委员会顾问。

邱蔚六有三个女儿都已成家，有了第三代乃至第四代。子孙满堂的邱蔚六、王晓仪夫妇，享受着"四世同堂"子孙绕膝、其乐融融的幸福生活。儿女们对父母都很敬重和关爱。移居在美国生活的二女儿邱莅申，每年都会回上海探望父母。另外，固定每周一上午10时到12时（美国时间周日晚上），二女儿邱莅申通过网络可视电话与上海父母"传递孝心和关爱"。大女儿邱临蓉和小女儿邱向宇一家人几乎每个双休日甚至每天都会看望父母。这让邱蔚六夫妇感到很快乐、很温馨。

邱蔚六的大女儿邱临蓉现年62岁，73届中学毕业后先到安徽皖南桐城插队，1976年调到安庆石化厂工作。她的丈夫是同厂工程师王群章。1980年，夫妻俩双双调到上海石化工作。其女儿王佳遐大专毕业后在上海一家中外合资公司当职员，现已结婚，有了一个3岁的可爱女儿悠悠。大家叫她"小精鬼"，很逗人喜爱。

邱蔚六的二女儿邱莅申现年60岁，75届中学毕业后先在申新九厂当了6年细纱挡车工。好学上进的她不久就报考上海第二工业大学计算机专业，毕业后应聘到上海第二医科大学公共卫生教研室当助教。丈夫朱炎1987年出国留学在美国佛罗里达国际大学拿到硕士学位后，移居洛杉矶。1989年，邱莅申携3岁的女儿晨辰一起出国到美国与丈夫团聚。邱莅申在洛杉矶一所大学读会计专业，毕业后在当地一家贸易公司当会计师。现年31岁的外孙女晨辰在美国哈佛大学医学院毕业后拿到了博士学位,在旧金山医院做了一年实习医师后,现在已完成在洛杉矶南加州大学医院参加为期四年的眼科住院医师深造。

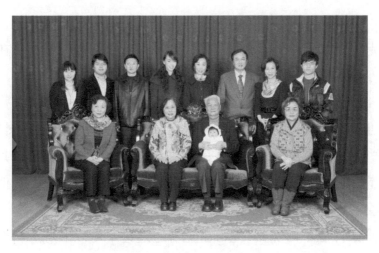

幸福的全家四世同堂的"全家福"照(2010年)

邱蔚六的小女儿邱向宇现年56岁,1980年从上海医药高等专科学校毕业后分配到黄浦区中心医院当药剂师。丈夫周池清在上海第二医科大学口腔医学院毕业后,自己"下海"创业,销售口腔医疗器械。儿子周轶凡2011年从上海师范大学金融系毕业后,现在在上海平安银行当客户经理。

邱蔚六、王晓仪夫妇结婚60多年以来,两人几乎没红过脸,没闹过别扭。双休日,两人互相搀扶着散步回到家,一个铺纸磨墨,一个写字画画,情趣相投,如胶似漆。邱蔚六感慨地说:"的确,没有一个和谐的家庭是谈不上事业有成的;和谐的家庭是我事业成功的基础。军功章的一半应归功于我的夫人王晓仪!"

二、会做针线活的"好爸爸"

说起家庭,邱蔚六感觉很幸福。他很喜欢孩子,三个女儿在上幼儿园和小学的时候,接送任务基本上都是由他"承包"了……

在1958年"大跃进"的年代里,大家都是不分昼夜地拼命工作,邱蔚六也不例外。因为他过度劳累患肺结核而病倒在工作岗位上。当时,医院领导下了"死命令"——强迫邱蔚六在家休息三个月。邱蔚六心想:在家里三个月怎么过呢? 除了看点医学书籍以外,他就借这个机会自己学会针线活儿。比如,做做鞋、做斗篷给孩子穿。当时,家里经济条件也不够宽裕,他自己觉得通过这个可以锻炼外科医生的手。"外科医生一双手很重要。"邱蔚六笑着说:"不想让这双外科医师的手闲着,针线活可以锻炼手的灵巧性。"

在家人眼中,邱蔚六不仅在工作上兢兢业业,在生活中也是一把好手。正因为此,1960年,年轻的邱蔚六曾被医院评为"好爸爸"而受到表彰。当时,这在瑞金医院乃至在整个上海市卫生系统都被传为佳话。

邱蔚六说:"因为这个关系,所以医院评我为好爸爸。实际上,她妈妈付出的应该比我还要多一些。应该这么讲,这点我们家里都处得很好。到目前为止,我们家庭一直是一个很和谐的家庭。"

是啊,走进邱蔚六家里的书房,能看到书架上整整齐齐摆放着100来本影集。这些影集,按照拍摄年代被排序编号,影集内每个页面上的照片,都经过精心排版。配合照片,还有文字说明主题。至于目录则是王晓仪教授给编写的。

邱蔚六将妻子王晓仪一张"凭栏望江"的照片配上出自毛泽东《七律·登庐山》的名句"冷眼向洋看世界,热风吹雨洒江天"为标题,照片配上这样的文字,充满了别样的情趣和生活的味道,充满了流金岁月的情调。

一组"长颈鹿的朋友"的照片记录的是邱蔚六的三个女儿童年时在西郊公园游玩的情景。

还有一个页面将一组邱蔚六早年在各地工作时的留影照,排列成了菱形形状,菱形中央空白处写着"踏遍青山人未老"。

从出生到走过青春,几代人成长的故事就这样被浓缩在这100多本影集里。邱蔚六的妻子王晓仪介绍说:"这些影集的整理编排全都出自邱教授之手。他很有才情,喜欢摄影,诗也写得非常好。"

"邱蔚六院士兴趣广泛,爱好运动、戏剧和文学,会唱戏,还有很扎实的古文功底。"人们这样评价他。

"100本影集,这是非常珍贵的分享记忆的媒介。我特别喜欢翻阅家里的相册,尤其是那些老照片,记叙了无限美好的往事。它像一叶小舟,在我的脑海里漂泊,使我浮想翩翩。"邱蔚六对作者感慨地说。

翻开相册,一张"全家福"照片定格了亲人们年轻的笑脸,洋溢着满满的幸福。照片已经有些微微泛黄,它是邱蔚六全家的珍藏。看着这个大家庭每个人的微笑,很容易让人联想到三个词——温馨、亲情、幸福。

虽然,邱蔚六平时工作繁忙,但邱蔚六的妻子王晓仪说,家里的所有装修设计,都是由丈夫本人亲自完成。"他多才多艺,充满情趣,很会营造快乐气氛,从来不会让任何人觉得拘谨,哪怕是小孩。"

邱蔚六的小女儿邱向宇这样评价他的父亲:"我的儿子特别喜欢这个外公,平时孩子可以随便在外公的头上摸摸,外公从来不生气,一点也没有外公的架子。"

"胸怀坦荡,逆来顺受",邱蔚六的妻子王晓仪教授用了八个字来补充说明丈夫的好脾气。王晓仪教授一脸幸福地告诉作者说:"我与老邱再过一年就迎来钻石婚。结婚60年来,两人从来没有红过一次脸、吵过一次架。我脾气比较急躁,他比较耐心。平时,他总是谦让我。

我晚饭后喜欢看老娘舅柏万青的电视节目,而喜欢看体育节目的他从不会与我抢电视频道。无论什么事,他都处处依我。平时,我喜欢吃什么东西,他总是想办法买回来。他在外面讲课的讲课费、获奖的奖金和写书的稿费都上缴给我。他说我是家里的董事长。我眼睛患黄斑病,他每天帮我滴眼药水。他知道我腰不好,他就主动帮我剪脚趾甲,很细心、非常体贴。总而言之,我人生最大的幸福就是有老邱这个好老公。"

三、悉心服侍病卧在床的岳母

　　1969 年 2 月,邱蔚六的岳母张幼仪因患老年性痴呆症,从成都专程到上海来治病。邱蔚六和妻子王晓仪陪她去医院检查和治疗。1969 年 12 月,邱蔚六受命去"小三线"——安徽皖南工程医疗队工作一年多时间,但是他心里仍一直惦记着岳母的病情。直至 1971 年 2 月,岳母恢复了记忆。那时,病愈后的岳母张幼仪,在上海一直生活得很好。

　　1971 年 7 月上旬一个星期天下午,邱蔚六与妻子王晓仪陪同岳母和三个女儿邱临蓉、邱莅申、邱向宇一起去大上海电影院看了一场电影。回到家后,吃完晚饭不久,岳母张幼仪在浴室洗澡时,只听到她喊了一声:"晓仪,我不行了!"王晓仪进去一看,母亲已半侧瘫痪。邱蔚六立即奔到自己家附近的公用电话亭,打 120 叫救护车。接着,他把岳母从四楼背下来,送到九院抢救。经医生诊断,是脑血管破裂引起的脑出血。当时,医院没有 CT 等先进医疗设备,要靠腰穿看患者有没有脑出血。医生征求邱蔚六意见:"是否要让患者做穿刺?"邱蔚六回答说:"不想让年迈的岳母再受痛苦,就不做穿刺了,做常规治疗。"

岳母张幼仪在医院里进行了一个多月的住院治疗之后，就回到家里休养。

同年 9 月上旬，因林彪事件原上海市卫生局向九院发出指令：为一级战备组建一支医疗队在市郊南汇的航头乡"紧急待命"半个月。九院王晓仪教授也被征集在这支医疗队中。

"屋漏偏逢连夜雨"。当时，因为岳母张幼仪全身没有什么知觉，生活不能自理，进食都全部靠胃管。由于她几天没有解便，肛门口的大便非常干、非常硬，使用开塞露也无济于事。为解决岳母的痛苦，邱蔚六二话没说，戴上医用手套为岳母抠大便。他忍着恶臭难闻的气味，把粪石一粒一粒抠出来，岳母的腹胀终于减轻了……

当年，邱蔚六家里经济条件并不富裕，没有保姆，加上妻子王晓仪因"紧急待命"半个月不能回家，所以邱蔚六就每天给岳母抠大便、换尿布，基本上照顾患病岳母的所有工作都由他一人来承担。另外，他还要承担所有家务活。那半个月，邱蔚六既要当爹、又要当娘。由于邱蔚六言传身教，所以孩子们都觉得爸爸真是一个好爸爸；孩子们长大以后也知道应当关爱自己的爸爸妈妈，孝敬爸爸妈妈。这些方面也是邱蔚六用实际行动给孩子们起到一定的示范作用。对此，邱蔚六的妻子王晓仪非常感动。她说："有这样一个很贴心的老公，把我的妈妈当成他自己的妈妈，一样地亲一样地爱，这是我永生都忘不了的。"

"岳母张幼仪 1972 年年初逝世，送西宝兴路殡仪馆火化。与当年岳父王季甫逝世时那隆重的追悼会场面相比，为岳母送行很简单，我心里一直很过意不去……"邱蔚六愧疚地对作者说。

邱蔚六家里挂了许多字画。其中一幅为他的一位学生、南京大学附属口腔医学院院长胡勤刚教授赠送的请当代著名书法家尉天池泼墨的一幅字"剑胆琴心"。邱蔚六说："这样的赞誉太高了，我还远远没有达到。人们给医生的赞誉很多，这都会激励着我们，也是我们努力的方向。"邱蔚六坦诚地说：用"剑胆琴心"来勉励和要求一个外科医生是非常合适的。因为外科医生要有很坚定的创新意识，要胆大细心,要能闯难关,可谓"剑胆"。以前我记得有本书上说,外科医生的手术刀就是剑,这比喻得很生动。所谓"琴心",指琴是很柔和的,赏心悦目,很艺术化。外科医生要非常细心,外科医生还需要有艺术素养。比如,我们做一个缝合手术,那是非常精细的,而且怎么设计切口隐蔽一些,都要有一定的美学知识,要用艺术的眼光来对待。我想,"剑胆琴心"应该是对外科医生的称呼。在我国医学史上有很多这种美妙的称呼。对于医生来说,叫做"悬壶为民";对内科医生叫"扁鹊重生";对外科医生叫"华佗再世"。这些都是对医生的赞扬。"要真正做到'剑胆琴心',我觉得自己还是有差距的。所以我想:这句话应该是对我的一种鼓励和鞭策。"邱蔚六如是说。

邱蔚六在医院办公室书桌的玻璃下压着一张纸条,纸条上红色的字迹已经略微褪色,那是邱蔚六写下的三行英语:

I have a dream(我有一个梦想)、Enjoy your life(享受生活)、Never give up(永不放弃)。

这位满头银发的老人心中有着怎样的梦想? 邱蔚六的座右铭是:救死扶伤,悬壶为民;渴求创意,永不言弃。同时,在家庭的幸福港湾,用一生时间诠释着爱的真谛。

四、捐资设立"邱蔚六口腔 颌面外科医学奖"

为了我国口腔颌面外科学的发展,为了感谢老一代口腔颌面外科工作者所作的贡献,为了奖励有发明创造的新人,2011年,年近八旬的邱蔚六与相濡以沫的妻子王晓仪教授商定,决定将历年来获得的奖励和积蓄 100 万元捐赠出来,倾囊设立了"口腔颌面外科医学奖励基金",并于 2012 年开始运作。邱蔚六的同仁、全国著名的口腔颌面外科专家、全国口腔种植学组组长、第四军医大学刘宝林教授称:"此乃上善若水,大爱无疆之举。邱蔚六始终重视教育,呕心沥血,高梯育人,培养了一批国家级国际知名的学科领军人才,在学科建设、攀登绝顶这块平台上功不可没。"

十年树木,百年树人。医学、人才,是强国富民不可或缺的两个坚强支点。奖掖优秀医学人才,是加快推动口腔颌面外科学科发展不可或缺的重要工作。"公益"这个崇高的字眼,使得第一批获得"邱蔚六口腔颌面外科医学奖"的医学俊才在心中升腾起使命感、责任感、光荣感。

"邱蔚六口腔颌面外科医学奖"坚持"奖掖优秀人才,推动学科发展"的宗旨。这 12 个字高度概括了"邱蔚六口腔颌面外科医学奖"公益事业的性质和所追求的目标,反映了邱蔚六和他的夫人王晓仪教授尊重人才,培养新人,繁荣医学事业,促进口腔颌面外科医学发展的强烈愿望。

邱蔚六和他的妻子王晓仪教授把"邱蔚六口腔颌面外科医学奖"当作一项重要的事业来规划。医学奖的运作得到了中华口腔医学会的大力支持、专家的悉心指导、有关医院的积极支持和大家的普遍赞誉。

"奖掖优秀医学人才是一扇门,推开它,满是阳光和鲜花。"这是人们对"十年树木,百年树人"的憧憬。

2012 年,邱蔚六院士和他的妻子王晓仪教授亮出由医者夫妇资助的公益医学奖的旗帜:出资 100 万元设立"邱蔚六口腔颌面外科医学奖"。100 万元,对于邱蔚六院士和他的妻子王晓仪教授来说,不是个小数目。但是邱蔚六和他的妻子王晓仪教授毅然决定斥资设立。

"邱蔚六口腔颌面外科医学奖"由中华口腔医学会管理,设"华佗奖"、"杰出贡献奖"和"曙光奖"三个奖项以及一项"青年医师培训基金",每两年评选一次。其中,华佗奖相当于终身成就奖,奖励在研究或应用领域作出突出贡献的资深专家;杰出贡献奖奖励在前沿基础和临床研究中,取得重大突破并产生一定社会效益的领军人物;曙光奖奖励年龄 45 岁以下,在医学基础或临床转化研究中取得突出成绩的杰出青年专家;"青年医师培训基金"则奖励年龄 35 岁以下、除 5大院校以外的口腔颌面外科优秀青年医师赴国外培训 1 年(经费 10万元人民币约 1.5 万美元)。

"邱蔚六口腔颌面外科医学奖"的创立,犹如邱蔚六和他的妻子王晓仪教授在奖掖优秀医学人才路上播撒的星星之火。

"邱蔚六口腔颌面外科医学奖"设立以来,推荐参评者十分踊跃。由此树起了一座在口腔医学界由医者夫妇资助的公益医学奖的里程碑。

"邱蔚六口腔颌面外科医学奖"的实力如何才能得到充分体现?要一贯秉承严肃、科学、公正的评选宗旨,使名副其实的优秀医学专家和优秀学科领军人物站上领奖台——只有这样,才能提高"邱蔚六口腔颌面外科医学奖"在医院的影响力和认知度,才能保持其旺盛的生命力。

从 2012 年"邱蔚六口腔颌面外科医学奖"设立开始,评选工作就始终本着"优中选优、严格遴选"的原则,宁缺毋滥。每一批"邱蔚六口腔颌面外科医学奖"获奖优秀医学专家和优秀学科领军人物都要通过推荐选拔,最后由学术评审委员会评定推荐通过。

由于资金投入方向精准、运作模式公正科学,"邱蔚六口腔颌面外科医学奖"在学界的认知度、影响力正在逐步扩大。

2012 年 9 月 28 日,中华口腔医学会举行首届"邱蔚六口腔颌面外科医学奖"颁奖仪式,武汉大学口腔医学院李金荣教授、第四军医大学口腔医学院刘宝林教授荣获"华佗奖";时任上海九院院长张志愿教授荣获"杰出贡献奖";武汉大学口腔医学院尚政军教授荣获"曙光奖";南京大学口腔医学院韩伟博士荣获"青年医师培训基金"。

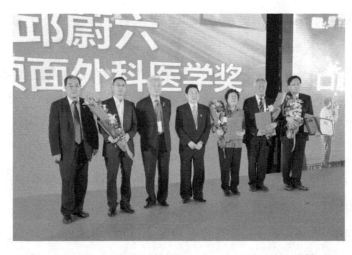

邱蔚六（左三）与首届获奖者合影。左二为"曙光奖"获得者尚政军；右一为"杰出贡献奖"获得者张志愿；右二为"华佗奖"获得者刘宝林；右三为"华佗奖"获得者李金荣

　　鲜花和掌声献给最优秀、最可爱的口腔颌面外科俊才。2014 年 9 月 25 日，中华口腔医学会年会在上海召开，第二届"邱蔚六口腔颌面外科医学奖"颁奖仪式同期举行，西安第四军医大学口腔医学院丁鸿才教授荣获"华佗奖"；北京大学口腔医学院俞光岩教授荣获"杰出贡献奖"；上海交通大学医学院附属第九人民医院何悦教授荣获"曙光奖"；山东省立医院黄圣运医师、新疆医科大学第一附属医院艾尼瓦尔·米吉提医师荣获"青年医师培训基金"。邱蔚六、中华口腔医学会名誉会长王大章教授和中华口腔医学会副会长张志愿教授为获奖者颁奖并合影留念。

　　"邱蔚六口腔颌面外科医学奖"在全国各大医院以及社会各界声名鹊起，被公认为该奖项是目前我国口腔颌面外科领域最高奖。

　　在全国各大医院，"邱蔚六口腔颌面外科医学奖"将成为广大口腔颌面外科医生追求的目标，把获得该奖项作为自己终身的殊荣。

　　荣获"华佗奖"的武汉大学口腔医院李金荣教授这样发表获奖感言：最爱的岗位是一线研究或应用领域。终身工作在一线研究或应用领域矢志不悔的唯一理由就一个词:喜欢。一个朴素的词汇褪尽了浮世的铅华。

走访的几所医院,几乎没有人不在乎"邱蔚六口腔颌面外科医学奖"的奖项,也几乎没有人很在乎"邱蔚六口腔颌面外科医学奖"的奖金。他们说,看重的就是邱蔚六院士和他的夫人王晓仪教授无私奖掖优秀医学人才的这块品牌,折服的就是科学公正的评奖方式。

"邱蔚六口腔颌面外科医学奖"的成长,同样得到了中华口腔医学会各个领域专家学者的高度重视与关心。一些专家学者表示,邱蔚六院士和他的妻子王晓仪教授的远见卓识对社会有着积极深远的影响,同时对医院的影响也很大,它对促进医院培养人才、推动医学创新、提升医学质量都起到了潜移默化的作用,这正是设立"邱蔚六口腔颌面外科医学奖"的可贵之处。

值得欣慰的是:"邱蔚六口腔颌面外科发展基金"设立以来,为弘扬邱蔚六夫妇的高尚医德和治学精神,鼓励战斗在口腔颌面外科医学领域的优秀人才,各大口腔医学院校及口外人纷纷慷慨解囊、捐赠、注入资金到此基金,对此邱蔚六由衷地感谢。他说:"我只是抛砖引玉,希望今后有更多的人关注我国口腔颌面外科事业,关心和支持口腔颌面外科的发展。"

五、"外孙女继承祖业, 是最大的欣慰"

医生,曾几何时是崇高的代名词,更是无数年轻人向往的职业。然而,据国内知名调查公司调查后发现,如今对自己所从事职业持怀疑、否定态度的医生不少。一位医生在网上说:"子承父业""医学世家"等词汇在以前是多么令人神往；可现在，又有多少医生有勇气让自己的子女学医？看看医生的执业环境，谁愿意把自己的子女往"火坑"里推？

医生不愿让子女从医，似乎成为一个普遍现象。一项调查中得到了印证：八成多医生"不愿再让自己的下一代从医"。

是什么让白衣天使对工作状态如此不满意？又是什么让他们下定了"决不让孩子学医"的决心呢？为此，有关调查公司经过调查后发现，不愿从医有四大理由：第一，工作强度大；第二，待遇偏低；第三，晋升压力大；第四，医患关系紧张。

对此，邱蔚六指出，这种局面如果持续下去，最终会导致我国医学事业后继无人，医疗队伍优秀人才流失，我国整体医疗水平下降，医患关系进入恶性循环……而要扭转这一局面，关键还得依靠全社会重视，深层次地进行医疗体制改革。

"中华人民共和国建国已经60多年了，但医学教育、医生培养体制，包括住院医师培训制度尚建立，而医学学位与研究型学位的混淆却是令人看不懂；至于专科医师制度迄今尚是空白，真让人难以理解。我从事口腔颌面外科专业60年了，连一个专科医师证书都没有，实在是悲哀啊！"邱蔚六感叹道。

尽管邱蔚六时常教育三个孩子，医生是一个非常神圣的职业，悬壶济世、治病救人，从小就"灌输"自己三个女儿希望能"继承父业"。但是让他感到遗憾的是，自己三个女儿，除了小女儿邱向宇是药剂师与医略沾点边以外，没有一个愿意继承自己的事业。好在邱蔚六在孙辈身上又找到自己年轻时的梦。

2012年7月，邱蔚六的外孙女朱晨辰在哈佛大学医学院拿到了博士学位，正在做实习医师。越洋电话打过去，外孙女叫着："外公，我要睡觉，累得不得了哩！"可邱蔚六听了，却挺高兴。此前，他还专门制作了题为《晨辰学医有感》的PPT，还赋打油诗两首，并翻译成英文。最后两句是："敢攀今日医圣殿，承我事业在哈佛"。

每当说起外孙女晨辰时，邱蔚六总是神采飞扬，夸个不够："出类拔萃的她是我们全家人的骄傲！"

外孙女晨辰1986年出生在上海。她从小聪明伶俐、活泼可爱，惹人喜爱。0至3岁时在外公外婆家共同生活。在她3岁时，邱蔚六将她带到九院来参观。中午休息时，在与青年医生和护士的"说反话游戏"中，小晨辰简直就像一个"小机灵"，都能一一对答如流，引得大家捧腹大笑。晨辰从小就显示出与众不同的天赋。

小晨辰从小就开始学跳芭蕾舞、弹钢琴、绘画、下棋。1989年，年仅3岁的小晨辰随妈妈一起到了万里之外的美国，与两年前先出国的爸爸在洛杉矶定居。才艺出众的小晨辰，在10岁时，就在美国拿到了钢琴考级十级证书；绘画在美国洛杉矶市的比赛中也屡屡获奖，家里都挂满了她的作品，犹如艺术画廊一般。常常让美国的朋友们羡慕不已。但最让小晨辰感到骄傲的还是她在音乐和绘画方面的造诣。

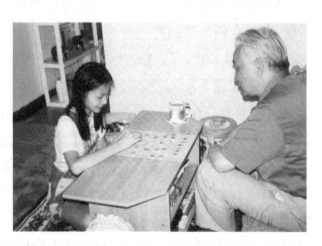

祖孙对弈，外公认输。小晨辰从小就显示出天赋（1999年）

擅长棋琴书画、吹拉弹唱的晨辰，其间，她经常与来美国探亲的外公下象棋，祖孙俩一起切磋棋艺。晨辰赢得多、输得少。有时她偶尔输一盘，嘴里还会淘气地嘟囔一番，逗得外公笑个不停。

目睹二女儿家挂满了外孙女晨辰的绘画作品,外公邱蔚六比较欣赏其中的山水图,他说:"画得不错,构思、布局别具匠心;笔法也很空灵。"自己的绘画作品受到外公的肯定,晨辰的脸上堆满了笑,别提有多高兴了。

在美国读书的中国孩子虽然不少,但是能得到美国总统亲自签名学业大奖的却不多。1997年,正在读小学五年级的小晨辰获得美国总统克林顿签名授予的全美总统学生优胜奖!

在美国,全美总统学生优胜奖是全美国最高的优秀学生奖项,是对一个时期内学生学习情况的最佳总结。只有在每一年的考试中都获得全A成绩的优等生,在统考成绩达到97%以上之后,才能得到这项奖励。"1年得全A的学生不少,但要在每一年都获得最好的成绩却不容易。"小晨辰说,她是在付出了相当多的努力之后,才取得了比别人更加出色的成绩。终于在小学毕业前,获得了美国总统克林顿亲笔签名的全美总统学生优胜奖证书。

2004年,晨辰高中毕业,被加州大学洛杉矶分校(UCLA)录取,并顺利完成本科学业,获学士学位。

2008年,成绩优异又有着一技之长的晨辰在美国国家级SAT大学考试中取得了优异成绩,被美国知名的三所大学录取。一所是哈佛大学医学院;另一所是加州大学医学院;还有一所是约翰霍普金斯大学医学院。之前,爱好绘画的晨辰也曾想报考美国的艺术学院。幸好2004年春天,邱蔚六赴美国到二女儿邱莅申家探亲时,与外孙女晨辰进行了一次推心置腹地沟通和交流。别看当年晨辰只有18岁,却已经是个身高1.75米的高挑漂亮女孩了,有着一双长腿纤手的她特别喜欢绘画,而且屡屡获奖。最后,懂得外公心事的晨辰"弃画学医",这让外公感到十分欣慰。

邱蔚六说,美国学医的大学学费是很昂贵的,每年学费6万美元、生活费4万美元,共计为10万美元。晨辰从三所大学中首选的是有全额年度奖学金给她的大学。最后,她选择了有全额年度奖学金的哈佛大学医学院。坐落在美国的第一座城市波士顿市的哈佛大学，全球排名第一，至今培养出包括前任总统奥巴马（哈佛法学院毕业）在内的8位美国总统，40多名诺贝尔奖获得者。哈佛大学医学院每年只招医学本科生165人，录取率是2%左右。

哈佛大学医学院创造过医学史的多个世界第一。

2009年12月，正在哈佛大学医学院上二年级的晨辰利用圣诞节20天的假期到上海外公外婆家探亲。其间，邱蔚六陪着外孙女晨辰到九院口腔颌面外科等所有科的手术室观摩。让她扩大眼界、增长知识，并引导她选择自己最合适的临床医疗学科。起初，外孙女晨辰想以后从事骨科学科。在之前读UCLA本科的暑假假期里，外孙女晨辰就会到当地的私立医院骨科打工实习。外公闻讯后，便语重心长地对她说："做骨科医生需要一定的体魄和体力，这一般都是男医生干比较合适。而女医生的特点是心细，眼科是精细活，你选择当眼科医生最合适。"

晨辰听了外公的"开导"后频频点头："外公分析得很有见地。医务圈有句话，叫做'金眼科'是有道理的。"

在医务圈还有一句调侃词："金眼科银外科，又脏又累妇产科，吵吵闹闹小儿科，走投无路传染科，稀里糊涂是内科，死都不去急诊科。"当然，这种说法是有片面性的。

2012年5月，晨辰在哈佛大学医学院毕业取得博士学位后，到旧金山硅谷的一所学校医院实习一年。2013年她选择了到洛杉矶南加州大学医院参加为期四年的眼科专科住

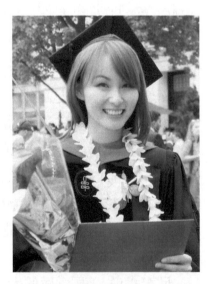

2012年，邱蔚六的外孙女晨辰哈佛大学医学院毕业获医学博士学位（M.D.）

院医师深造,于 2017 年毕业后成为眼科主治医师。

从那一天起,外孙女晨辰就把自己融入到她所热爱的眼科专科医师的事业中,她在那一道道耀眼的火花中放飞梦想。由此可见,外公与外孙女的心真的是相通的。

2012 年初夏,邱蔚六再次登上美国探亲之旅。当他见到已成为哈佛大学医学院毕业的博士外孙女晨辰时非常激动。当他得知外孙女晨辰的恋人布莱曼在哈佛大学牙医学院毕业后将从事口腔正畸专业时,更感到由衷地高兴。邱蔚六当即赋诗两首,赠送给外孙女晨辰,并寄予厚望。

晨辰圆梦　五律

忆及四年前,
入学曾有感。
不负我所望,
博士已实现。

阿囡有志气,
学医来接班。
欲圆眼科梦,
尚需待来年。

赞 HAVARD　调寄《满江红》

哈佛名校,
三百年,
坐落剑桥。
查河*边,
昂首屹立,
笑傲世界。

第一当属医学院，
牙医学院应争先，
莫待未来空浩叹，
是期盼。

存希望，
莫等闲，
争第一皆夙愿。
邱丹妮**布赖恩，
一医一牙，
齐头并进再努力，
争做名医非奢念。
外公外婆诚祝福，
把梦圆。

注释：查河：即 CharlesRiver（查尔斯河）。丹尼：晨辰的外国名字，布赖恩是她的男友，同期毕业于哈佛牙医学院

外孙女晨辰双手接过外公对于自己寄予厚望的两首诗，感慨地说："选择医学其实就是选择一份肩负救死扶伤神圣使命的职责。我要接好外公为医学事业奋斗终生的奉献精神的'接力棒'，决不辜负外公的殷切期望，将来能像外公一样做一个德艺双馨的临床医学专家……"

邱蔚六这次美国探亲，与老校友、老朋友重逢，感慨万千。波士顿和洛杉矶都给他留下了很好的印象。爱好摄影的他，除了拍摄大量的照片留念并制作《美好回忆留念 2012 年重访美国》专辑以外，还赋诗多首，倾注了他的深深情感。

老校友老朋友重逢　七律

不远万里去美洲，
洛波二城会校友。
人各有志难相强，
可喜众多有成就。

波洛两处有旧友，
千年不忘老朋友。
岁月俱增添白发，
所幸精神皆抖擞。

颂波士顿（一）　五律

三访波士顿，
今日始得游。
大学六十八，
名校看不够。

城校融一体，
绿树遍四周。
花间有奇叶，
路人好闲悠。

颂波士顿（二）　五律

号称四中心，
教育是为首。
谁是领军者，
哈佛拔头筹。

医学为老二，

它城亦少有。

麻省四医院，

全球领上游。

　　2013 年金秋十月的一天，邱蔚六在电子邮件中收到了来自大洋彼岸外孙女晨辰发来的一封"家信"——

　　Bright crimson red hoods glistened across the sea of black caps and gowns as I scanned the crowd for a familiar face. It was graduation day at Harvard Medical School, the ceremonial ending to a grueling twenty years of schooling and the beginning of my life as a medical professional. Indifferent to the self-congratulatory pretentiousness of the occasion, however, I looked eagerly for the one person who mattered to me most that day—my grandpa. Flying from Shanghai to Boston was no easy task. In his youth, he had made tireless trips as honorary speaker to innumerable academic institutions across the world, but inevitably time had mercilessly worn down his youthful vitality and ached his thinning bones. But how wrong I must have been, for alas, there he was! —Sitting strong and dignified as ever with a wide grin that showed only unbreakable delight. His contagious smile crept furtively up my own lips. As a reached for my diploma, I marched with my head held higher and shoulders pushed further back, for I felt my grandfather walking right there beside me, just as he had done all along.

　　When I was seven, my mother began taking me on yearly trips to visit my grandparents in Shanghai. My grandpa taught me to play Chinese chess and we did so quietly for hours next to the open-air balcony, strategizing intently over cups of tea. We watched American basketball together with me sprawled out on bed and my grandpa lounging peacefully in his favorite black leather recliner. With his gentle crooked smile and twinkling eyes, it seemed as though he never had a care in the world. Our conversations were an awkward concoction of Shanghainese and English phrases, but we shared a mutual understanding that seemed to transcend age and language.

Perhaps his greatest joy was giving me tours of his own hospital. These were treasured moments that provided me with rare glimpses into his life outside of our home. With his hands behind his back, he took slow deliberate strides as I strolled closely beside him. We encountered crowds of patients looking longingly towards shadows in white coats that floated in and out past by them. To his many colleagues, students, and acquaintances whom greeted us along the way, I was proudly introduced as his "granddaughter from America." I was certain that he emitted a magnetic force that drew each reverent bowing head to us. Indeed, far from displaying intimidation and arrogance, he possessed a quiet and humble poise that commanded respect and admiration from those around him. As a child, I was uncertain what my grandfather actually did for a living, but I was certain that whatever it was, he was *great* at it.

I often reflected back on these moments when it came time for me to choose a profession. I knew that only a handful would provide the same life-long gratification I saw reflected in the fine smile lines of my grandpa's face. Many service professions offer opportunities for critical thinking and prestige, but only medicine bestows the most valuable asset (health) to those who are least able to obtain it (the ill). By pursing a career in medicine, I hope to bring continued honor to my grandpa's name and ensure that his legacy lives on through me. As proud as I am of his professional achievements as a brilliant teacher and surgeon, I am even more in awe of his humility and eternal dedication to family. To me, he will always be my grandpa, my *wai gong*.

　　我扫视了人群中一个熟悉的面孔,明亮的黑帽和礼服闪闪发光。在哈佛医学院毕业典礼仪式上,我作为一个医学专业毕业生,历经了20年的学校教育,开始走向新的生活。然而,淡泊自我祝贺的矫饰之际,我热切地凝望着周围的亲人,谁将是我心目中最重要的人,这人无疑是我的外公。这天他专程从上海飞往波士顿来参加我的毕业典礼,是一件不容易的事情。外公早在青年时期,在心底里就确立了当一名救死扶伤的外科医师,并最终成为中国口腔医学界首屈一指的人物。耄耋之年的他仍然老骥伏枥,志在千里,为完成医师的神圣职责而竭尽全力,挽救了许多患者的生命,赢得了无数患者、学生和同行们发自内心的尊敬和景仰。当然也包括我的尊敬和景仰。如今,有着外公从医基因的我,继承了外公的事业,立志像外公一样做一个名医生,决不辜负外公的殷切期望。

　　从我七岁起,妈妈就开始带我每年去上海看望我的外公外婆。外公还教我玩中国象棋,记得那时我与外公在露天阳台对弈就是几个小时。我还喜欢躺在外公的床上观看美国NBA篮球比赛。平时外公与我交流最多的是医院里的故事。我与他经常用上海话和英语进行交流。我们分享了相互的理解,似乎超越年龄和语言。

　　也许,外公最大的快乐就是带着我去他工作的医院参观。我观察着周围,只见眼前晃来晃去的全都是穿白大褂的人。当时我多么羡慕他们的工作啊!梦想着有朝一日能穿上这神气的白大褂。如今我才明白外公的良苦用心,这是他对我的一种从医的潜移默化的教育和熏陶。外公是我生命的一首歌。

　　在我选择职业之际,我的外公用充满智慧的笑脸告诉我,只有医学才能赋予最难获得的最宝贵的健康和生命。通过选读医学专业、从事这个崇高的职业,继承祖业,虚怀若谷,不辱使命,薪火相承,成就辉煌。对我来说，外公永远是我生命的一首歌……

俗话说："儿行千里母担忧"。外孙女辰晨和二女儿邱莅申定居在万里之外的美国，也令做外公外婆和父母的心里常牵挂。

家信架起了一座爱的桥梁，使邱蔚六夫妇对女儿和外孙女的关爱对接起来，让万里之外的外公外婆放心了。

"收到外孙女辰晨的来信，我和她的外婆看了一遍又一遍。看见信中的内容，就像看到外孙女在眼前学习和工作一样。看到女儿和外孙女在美国一切安好，我们就放心了。"邱蔚六如是说。

是啊，家信在祖孙间架起一座桥梁，将人文关怀和亲情融入字里行间……

第十一章

"80后"耄耋之年犹奋蹄

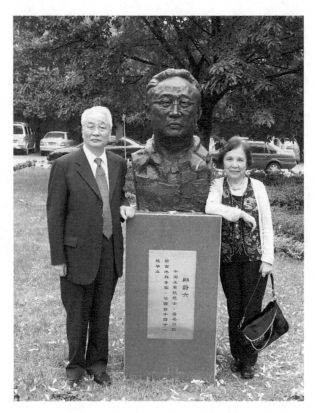

2008 年 10 月，邱蔚六偕夫人在华西中学的院士铜像旁

一、每周一下午，来求诊的
患者络绎不绝

2012年，当邱蔚六迎来人生的第八十个春秋时，他不禁幽默地用如今时髦的"80后"来戏称自己；同时也已进入资深院士行列。他因此吐露肺腑之言："我没有正规出国留学的经历，是一个土生土长、在国内培养成长起来的医务工作者。我应当回报党和祖国，回报人民；我应该小结这八十年来究竟做了什么事，干了什么？作为一名口腔颌面外科医师，我在医教研工作上又完成了哪些心愿？"

邱蔚六为完成医师的神圣职责而竭尽全力，他挽救了许多患者的生命。他最感欣慰的是，那些经他治疗而康复的患者不仅能参加工作，还能参与社会活动，甚至参加马拉松之类的体育比赛。

倾听邱蔚六"80后"的耄耋之年犹奋蹄的那些故事，让人感动。

如果不是身上的白大褂，很难想象眼前这位满头银发、面容慈祥的老人，仍然每周一下午接诊15位患者。

86岁，年纪够大；中国工程院院士，名头也够大。但是时至今日，每逢周一下午，邱蔚六依然还是如20世纪五六十年代那样，作为一名门诊医师，现身第九人民医院门诊楼。他的号，只是普通专家门诊。

作为全国知名口腔颌面外科专家，全国甚至国外患者都慕名纷至沓来，来求诊的患者络绎不绝。邱蔚六曾一再增加诊号，却始终无法诊完排在最后一位的患者。"现在我只能定量15个号。"邱蔚六说："国外医生可能半天只看五六个病例，国内医生半天要看五六十个病例，每个只看两三分钟。这怎么行呢？"

"口腔颌面疾病可以影响全身，而全身疾病也会首先反映在口腔

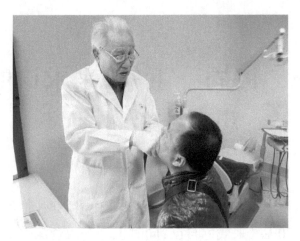

86 岁高龄的邱蔚六坚持每周一次的普通专家门诊

颌面部。"邱蔚六打开工作电脑,电脑里有一个名为"患者"的文件夹,其中有多个子文件夹。从面裂、半舌萎缩到脆骨症、淋巴瘤,子文件夹满是各种各样疑难杂症的中文名或英文名。每个文件夹内,包括患者接受手术前后照片、CT 等影像资料,以及诊断书扫描件等。这些都是邱蔚六的患者,他对每个人的病情始末都了如指掌。

邱蔚六依然保持良好的心境,恬淡宁静。临诊时,无论怎样的患者,无论时间早晚,都和蔼可亲,一丝不苟,遣方用药,细致入微,无一怠慢。

邱蔚六看门诊有个习惯:每次总要详细询问病史,每次检查患者总是按问、望、触、叩、听程序进行。他说:"只有这样才能发现问题,解决问题。"

"事实上,我从医 60 年来已记不清总共看了多少患者。"邱蔚六常遗憾自己不能像足球运动员那样清楚记录一生踢进过多少球。半个多世纪了,邱蔚六估摸至少已完成了数万、甚至 10 万例次患者的诊治。他也无法统计为多少患者进行过手术,因为除了手术记录簿上可查的,他在门诊手术、巡回医疗、下乡为农民服务以及兄弟医院会诊中进行的手术都没有专门记录。"我想粗略估计也总不会在万次以下吧!"邱蔚六笑笑说。

因为慕名前来挂号找邱蔚六就诊的患者太多，加号成了家常便饭。对此，邱蔚六的学生们担心恩师的身体，想劝退患者。但邱蔚六总是说，来找他看病的多是些外地的疑难患者，患者来一趟不容易。就这样号越加越多，每次门诊时间总要延长很久。面对形形色色病情不同、性格迥异的患者，他总是微笑接待，即使面对患者的唠叨，他也总是耐心仔细地听完患者的陈述，进行全面而有的放矢地检查，很快做出判断，制定诊治方案。"找到邱教授，心里就踏实了，病情似乎也好了一半。"不少患者都深有同感地说。

所以每逢周一，邱蔚六的晚饭没有准点，下班更没有准点。

这里不得不提一下，遵照孙思邈和希波克拉底患者不分富贵贫贱的教导，多年来邱蔚六还担负着国家各级领导和中央首长的保健医疗工作，并因此还受到中央保健委员会的表彰。

是啊，古罗马的哲学家说过一段很有意思的话：医生应给予患者的，首先是心、语言，然后才是药草。大概很多人都有这样的经验，你去医院看病，倘若遇到一位又和蔼又亲切的医生，那么，病痛也会减轻几分。在这样的医生身边，你会感到踏实，感到有所依靠；而碰上那些态度生硬、凶声凶气的医务人员，没病也会被气出病来呢。

了解邱蔚六的人都知道，他是一位人情味很浓的人。对待患者，他的热情真像一团不会熄灭的火，总是毫不吝惜地送给你光和热。

邱蔚六不仅医术高超，而且还医德高尚。他对待患者非常和蔼可亲，心里始终装着患者，同时又不乏幽默。

为了让患者知道该怎么做，邱蔚六对患者说话时总是比较慢，仔细地告诉患者一步步应该怎么做，让患者明明白白。有的年老的患者记性不好，邱蔚六会让患者用笔都记下来，以免遗漏重要的医嘱。

邱蔚六心系患者，平时，不论是白天还是黑夜，只要遇到医院救治疑难危重患者，他总是随叫随到，及时处理。尤其是他敢挑重担，敢担风险，千方百计地为患者解除疾苦。

2009 年 6 月 10 日，出生才 6 天的"小不点"腭部竟长着一个恰似蘑菇状的肿瘤。"小不点"刚出生时就发现上腭部长有一似蘑菇状肿块并突出口腔,肿瘤与日俱增,以致婴儿无法进食。患儿经当地医院检查,诊断为畸胎瘤,但无法手术治疗。

于是,家属带患儿来到上海九院口腔颌面外科,经邱蔚六检查后发觉肿瘤生长迅速,如不及时手术切除,将危及生命。6月10日,出生仅6天的患儿面临着一场生死之战,上午8:30手术开始,首先要过的是麻醉关。麻醉科朱也森、姜虹、刘和平三位主任齐上阵,在口腔视野极其困难的情况下,朱也森凭着娴熟的手法果断成功施行气管插管,患儿平稳进入全麻状态。接着,口腔颌面外科竺涵光教授在邱蔚六的指导下,以精湛的刀法开始了精细的手术,仅用1个小时就干净利落地切除了肿瘤,并修复了上腭部。

6月12日,《新民晚报》在要闻版刊登了首席记者施捷和通讯员陈祖亮合写的一篇题为《六天婴儿畸胎瘤被切除》的报道中称:"上海交通大学医学院附属第九人民医院口腔颌面外科施行肿瘤切除术获得成功。为如此小的新生儿切除肿瘤,这在国内外实属罕见。"

邱蔚六良好的职业修养,像润物无声的春雨,深深影响着周围的人们。

一位年轻医生一次主刀手术,只用了不到两个小时,就把患者的肿瘤完整摘除。这名医生有点兴奋,"咣"的一声把从患者身上切下的肿瘤扔进手术盘。

这时,他忽然发现站在一旁的邱蔚六眼神凝重,表情不悦。

手术后,邱蔚六对这名医生说:"患者身上的肿瘤是患者身体的一部分,不能轻视和亵渎,这也是对患者的尊重。"

从此,这名医生十分注重自己的职业修养。

邱蔚六常对部下说:"要做弯腰的医生,不要做挺胸的医生。"十年前,有一位70多岁的老太太患晚期口腔颌面头颈恶性肿瘤,被多家医院判了"死刑"。她辗转找到了九院,邱蔚六同意收治这位重症患者,老人及其家人对邱蔚六感激不尽。

一天,邱蔚六带着医生们大查房。躺在床上的老太太看到邱蔚六来了,立刻起身准备下床,只见邱蔚六连忙上前一步,扶住老人说:"您慢一点,慢一点!"接着,邱蔚六院士弯下腰来,把老人的鞋从地上拿起来给她穿好。看着年逾七旬的院士给自己穿鞋,老太太感动得不知说什么好,连声道:"这怎么行!这怎么行!"

在采访中,邱蔚六向作者亮出了有点畸形的左手食指的指端内侧说:"维持呼吸道的畅通是口腔颌面外科医生的重要职责。这是我几十年前做住院医师时为抢救患者做紧急器官切开时被手术刀削去一块肉而留下的珍贵纪念。患者救活了,自己受点伤不算什么。"

但这一切,邱蔚六做得是那样自然,他说,这不正是医生的份内之责吗?

如水做人,如山做事。邱蔚六赢得了无数患者、学生和同行们发自内心的尊重和景仰。

大师风范,山高水长。

人格魅力,有口皆碑。

二、做客"大医时间",
为医学生"支招"

2011年9月28日下午,邱蔚六应邀做客上海交通大学第7期"大医时间",在闵行校区伍戚权堂为400余名2011级医学新生作了题为《医学生的成长成才之路》的精彩报告,受到师生的热烈欢迎。邱蔚六结合自身的成长成功之路,循序渐进地向新生们讲述了"医学生的成长成才之路"。

这天,明媚的阳光,映衬着参加"大医时间"讲座的每个人心中的那一份热情。

"在座的都是 90 后,我现在将是 80 后",邱蔚六一上场打趣自己 80 高龄,幽默地戏谑自己为"80 后",爽朗乐观的性格感染了现场的每一个人。在轻松愉快的氛围中,邱蔚六围绕"医学发展历史"、"医学与医师的特点"和"如何当好医学生"三个方面为同学们生动地阐述了"医学生的成长成才之路",表达了对医学接班人的殷切期望。

在当今的时代背景下,社会对医学和医学生有了新的要求。邱

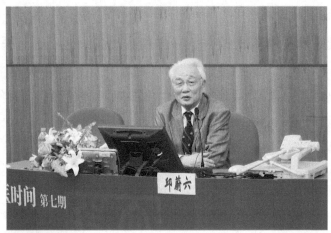

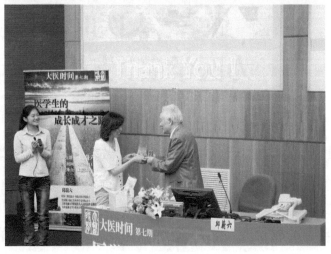

邱蔚六为上海交通大学医学院 2011 级新生作题为
《医学生的成长成才之路》讲座(2011 年)

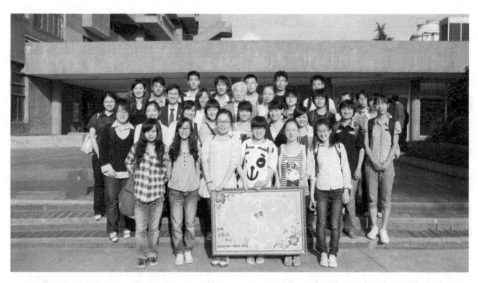

讲座结束后，邱蔚六热情地与 2011 级口腔医学院同学们合影留念（2011 年）

蔚六引用多位医学大家的事迹，揭示了医学在探索中不断进步的历程。邱蔚六对医学生的人文素养也提出了更高的要求——"医为仁术，仁德为先"。对于"如何当好医学生"，邱蔚六提出要"好学、好问、好奇；勤学、活学、博学"的建议。他强调指出："医生要热爱医学事业，要热爱患者。没有热情就不可能好好做事情，做不好事情就是没有尽到自己的职责。医生的职责是医治患者。如果对患者不爱护、不同情，体会不到患者的痛苦，就无法认真耐心地对待患者，尽心尽力为患者服务就是空话。若要成为好医生，热爱自己所从事的医疗事业极其重要。医生的天职就是救死扶伤。在遭遇疾病的患者面前，我们必须担负起医生的职责。归根结底，就是要解除患者痛苦，挽救遇险濒亡者的生命。"

邱蔚六指出，按照人才成长规律而言，医生往往需要 10~15 年的学习锻炼才能相对成熟。青年医生在这段时间里，不仅专业技能尚不熟练，而且沟通技巧、科研能力和对临床医学的理解深度都需要进一步打磨和提高。临床医学是既有科学性、也有艺术性的学科，也是一门技艺。科学重视理论，艺术强调实践。青年医生首先要端正态度，明确自己从医的目的。确切地说，在走上这条路之前，就要扪心自问：

"我是否愿意为医学事业而奉献自己的青春和才智？"要知道，与其他的很多职业都不同，临床医学需要从业者在工作以外继续投入大量的时间和精力，进行很多艰苦的学习和锻炼，才能达到一个相对较高的水平。青年医生走出校门、走上工作岗位之前，如果对这些困难缺乏足够的估计和准备，很容易在工作中产生倦怠甚至厌烦的心理。指导思想出了问题，酿成差错是迟早的事。反过来说，如果青年医生对临床医学抱有浓厚的兴趣，在繁忙的日常工作中依然感到快乐。当重症患者病情好转、疑难病例明确诊断时，青年医生会由衷地感到自己的价值得到了完全的体现。这样的医生在日常工作中必定会精益求精，小心谨慎，出现差错的几率也会降低很多。有志于医学事业的年轻人，会把工作中遇到的种种困难和挫折，当成是磨炼自己的机会，当成是展现自己能力的平台，会在工作中不断进取，不断提高。

邱蔚六语重心长地说："学医先学会做人，为人之道，为医之道。"医学生和青年医生要先学孙思邈"大医精诚"的格言。它是我们医学生和青年医生做人的一面镜子和榜样。只有学会做人，才能学会做个称职的医学生和青年医生。在青年医生眼里只有患者，没有贵贱之分；医生以德为重，才能对医技精益求精。做人方面，要善待患者，要有仁爱之心，仁德之情。

"博学、勤思、大爱、精诚"8个字，是邱蔚六为上海交通大学口腔医学院提出的院训。寓意深刻，催人奋进。

邱蔚六喜欢用现代"医学之父"希波克拉底的话与青年医生们共勉："遵守为患者谋利益的道德原则，志愿以纯洁与神圣的精神终身行医……"

在互动式的讨论环节中，邱蔚六对同学们关心的"当今医学面临的挑战""医患关系"等问题作了详细地回答。其独到的见解，赢得了同学们经久不息的掌声，从而将"大医时间"讲座推向了高潮。讨论时，有多位同学提问，邱蔚六"号脉"释疑解答，上下互动，气氛活跃。

邱蔚六说，当代医学所面临的挑战主要是医学本身的发展与人类发展之间的矛盾，其包括各种基因突变带来的不可预知性和多变性与全球化的发展,导致大规模的不可控制的流行病的爆发的可能性大大增加,比如"非典"(SARS)、禽流感等;发展中国家医疗卫生的发展赶不上经济发展的高速快车,导致传染病如艾滋病、疟疾、病毒性肝炎等疾病严重危害人类健康;医学中还有很多医学难题无法攻克,许多疾病找不到特效资料方法,医学的发展任重道远。

邱蔚六说:"不久前,大家可能都在看一部热播电视剧《心术》。据说,该剧收视率高居各大卫视前三甲。尽管有人认为这部电视剧拍得还不够专业,但它依然赚足了眼球。我想,其中有一个很重要的原因,就是它反映了当前一个热点话题——医患矛盾。"

这个问题在20多年前并不明显。那时候,医疗技术水平比现在要差,但医患关系很好,老百姓对医生很尊重,对医疗保障也没有很多担忧。为什么现在医疗技术越来越先进、医疗设备越来越精良、就医环境越来越优化,而医疗纠纷却越来越频繁呢?这里面有医疗体制的问题,有舆论导向的问题,更有患者维权不当的问题。但不可否认的一点是,也有医院和医生本身的问题。

医患关系紧张的根源在于我国医疗体制公益性、公平性和医学人文精神的缺失,医生应在人文医学方面加紧补课。

邱蔚六指出,应当承认,当前整体医疗环境并不乐观,但我们仍然呼吁,对青年医务人员再多一点耐心、关心和信心。在保证患者安全的前提下,医疗界需要探索各种新的教育模式和方法,不断提高医学教育质量。青年医生也必须认识到自己肩上沉重的责任,认识到自己的成长关系到我国医疗事业的未来。医学院校、医院和科室等各个层面应当主动关心青年医生的成长。我们有理由相信,在大家共同的努力下,我国的青年医生不会辜负先辈们的期许,会在从医路上一路走好,为人民的健康事业作出更大的贡献。

邱蔚六提醒同学们强健自身体魄,博览群书,培养爱好和兴趣。他说,作为一名合格的医学生,身体健康是首要条件,否则将无法适应紧张而繁重的学业。他强调指出:"口腔颌面外科医生一定要有良好的身体和心理素质。在临床医疗工作中,外科医生既要承受体力负担,也要承受心理压力。在口腔颌面外科手术中,尤其对疑难病例,有时需要很长时间,一台手术因为遇到复杂的情况,很可能要超过20个小时。所以,医生必须具有充沛的体力和应对各种意外情况的心理素质,才能够顺利完成手术。对于医生来讲,走下手术台工作并没有结束,还要等患者度过危险期才能够放下心来。我能够自如应对手术中的各种意外,这在很大程度上得益于我曾是运动员,拥有良好的身体素质和保持冷静的心理状态。"

邱蔚六说,口腔颌面外科是口腔医学中风险大、工作强度最高的学科之一。要想成为合格的口腔颌面外科医生,必然要付出很多汗水,花费很多精力。我希望致力于从事这一学科的医学生和青年医生,扎实学习,勤奋工作,努力适应工作岗位要求,取得更多成绩,将来成为口腔颌面外科的中流砥柱!

最后,邱蔚六寄语同学们:眼界决定境界,思路决定出路,品味决定地位,细节决定成败,共享才能共赢,交流促进发展。从现在开始,只要我们找好自己的目标,坚定自己的信念,迈开坚定的步伐,努力拼搏,总会使自己的人生更加精彩。

讲座结束后,邱蔚六热情地与同学们合影、交谈。通过此次讲座,同学们明白了成为一名合格医者的任重道远,定会在医学生的成长成才之路上精勤不倦,发愤图强。

"大医,医之始者,致远而好学;大医,医之圣者,源博而精诚。大医时间,聆听大医教诲,成就大医气象。"讲座使同学们对口腔医学专业有了进一步了解,有助于明确未来的求学生涯目标。近年来,口腔医学院对新生的教育极为重视,他们创立的一系列丰富多彩的教育活动,对于口腔医学生的成长发展具有很大的帮助。

同学们说,聆听了邱蔚六院士讲述的"医学生的成长成才之路"的讲座,让我们犹如沐浴了一次"大医精诚"的春风,让人感受到一种透彻心扉的融融暖意,也激励着大家坚定信心的执着追求,肩负责任铿锵前行。

三、"人一生要感谢'三位母亲'"

2006 年 8 月 23 日下午,邱蔚六应邀回到高中时代的母校——四川成都华西协合高级中学(后曾改名成都市第十三中学,现成都市华西中学),向 450 多名当年刚刚考入高中的新生谈学习心得与感受。邱蔚六告诫学弟学妹们:人的一生中必须感谢"三位母亲"——祖国、母校和妈妈。

邱蔚六自 1951 年 9 月从当时的华西协合中学毕业后,已有 55 年没有回过母校,但他的心始终与母校连在一起。这次他回到已迁址的华西协合中学,就立即赶到阶梯教室,与小校友们见面。走上讲台,还没有坐下,他就掏出相机对着小校友一阵猛拍。

"母校的老师们以'教兼慈严'为我上了人生的第一课。"邱蔚六说:"母校留给我的,不是繁重的课业压力和恐惧,而是大量温馨的回忆。"

"高中老师讲课都很生动,条理清晰,见解深刻,引人入胜。那位语文老师,学问根基很扎实,重要古文都能上口背诵;讲课引用古书,常常整篇整篇地背诵,学生们都佩服得很。有位历史老师上课呀,在讲台上龙行虎步,讲到得意处,跟演戏一样,很有气氛。讲课讲得很棒,学问没得说……"

邱蔚六如今回忆起当年那段青涩的岁月,笑得有点羞赧。那位母校老师风范、那个印着深深"教兼慈严"学术风气的时代,让邱蔚六清晰的记忆,至今栩栩如生,余味绕梁。

邱蔚六称小校友们为"小师弟小师妹"。他说:"虽然我的外孙和你们一样,也在上高中,但这不是辈份的问题,我们始终是一个学校培养的校友。他告诫"小师弟小师妹"们,人的一生必须牢记和感谢"三位母亲"——第一位母亲:妈妈给了自己生命;第二位母亲:母校帮助你打下了成长的坚实基础;而第三位母亲:祖国不仅养育了我们,还给了我们事业发展的舞台。他感慨地说:"懂得感恩母亲是中华民族的美德。"

成都市华西坝作为老成都西洋文化与学术的聚集区,留存在许多成都人的回忆中。2008年10月17日,曾经坐落在华西坝的一所洋学堂、见证了成都文化符号"华西坝"变迁的成都市著名中学——原华西协合高级中学迎来了百岁生日。教育部发来贺电。中国科学院院士、中国科技大学校长朱清时教授,中国工程院院士邱蔚六教授、中国科学院院士陈霖教授等以校友的身份赶回成都为母校贺寿,并为新老校友们举办了一场精彩的院士讲坛。该校校友、著名经济学家吴敬琏也专门发来贺信。一批白发满头的"华西协合高级中学"时代学生也来到母校,他们中年龄最高的已有99岁;在美国、瑞士、加拿大的不少校友也专程赶来参加庆典。

"岳老师,您老身体还好吗?"邱蔚六看到年迈的老师岳松龄教授在学生搀扶下走上主席台,连忙站起来,走到岳老师身边,关心地询问他的情况。时年89岁高龄的岳松龄老师是四川大学华西口腔医学院教授、博导。

中科院院士、中科院物理研究所脑与认知科学国家重点实验室主任、该校校友陈霖说:"本来今天清华大学有一个重要的仪式邀请我参加,但我还是推辞了,专门从北京赶来参加母校的百年庆典。"

他充满感情地回忆着校园旧事:"艾淑斌校长那个时候很关心我们,我们都叫她'妈妈校长';还有'周几何'、'刘物理'、'任物理';特别是给我启发很大、教我代数的毛荣辉老师,我们叫他'毛代数'……"

为了激励学生,该校把4位全国知名的老校友吴敬琏、邱蔚六、朱清时和陈霖的肖像,制作成高大的铜像,矗立在校园内;并在庆祝典礼之前,举行了隆重的铜像揭牌仪式。除了吴敬琏因事没有来参加庆典外,其他三座雕塑都由院士本人亲自揭幕。邱蔚六、朱清时和陈霖三位院士站在各自的铜像前,激动而感慨。在该校学生们的欢呼声中,雕塑上的红绸被一一揭开,每位院士都仔细端详着塑像,看看到底与自己像不像;然后,又转过身来,让在场的学生和教师观察雕塑与真人的异同。邱蔚六则是仔细凝视着自己的塑像,心潮澎湃,感慨万千。朱清时院士更是抚摸着自己的塑像,开怀大笑起来。

邱蔚六随后表示,作为一名医务工作者,他只是做了一些自己应该做的事。母校为自己塑像,感到"受之有愧"。他同时希望在校的学弟学妹们努力学习,以后为自己也塑一座塑像。

邱蔚六、朱清时和陈霖三位院士以往是相互闻名而未谋面,校庆给了他们见面沟通的机会,大家谈得很兴奋。

在庆典仪式上,最受人关注的,是一批 20 世纪三四十年代华西协合高级中学时的老校友,他们大多已经八九十岁了。

华西协合高级中学时期 41,2 班毕业的邱蔚六、高六三级的朱清时等见到当年同学,非常激动,滔滔不绝地诉说着旧日时光。

97 岁的徐右淇在家人护送下赶到学校,1935 年在该校读书的他说:"自己的同班同学都已去世了,我只要能坚持,就要到母校来看看。"据学校介绍,在参加华西协合高级中学百年华诞庆典上,年龄最大的一位校友已经 99 岁了。

"哎呀,这是'小朱儿'哇,几十年没有看到了……你身体还是这么精瘦……"当头发花白、步履蹒跚的 37 班学生朱兴中出现时,几位同班同学立即站起来迎接,那情景仿佛又回到了 60 年前在一个教室读书的少年时代。

现任校长胡齐鸣介绍,该校于 1908 年由成都华英学堂(英)、华美学堂(美)、广益学堂(加)三所教会学校在华西坝联合创办,为华西大学输送高中毕业生,是当时成都条件最好、起点最高的中学。1925 年更名为华西协合中学,1936 年更名为私立华西协合高级中学,1953 年改为成都市第十三中学。2000 年,从青龙街搬迁到八里小区,更名华西中学,又挂牌电子科技大学附属中学。

华西中学培养了很多名人:中科院院士、中国科技大学校长朱清时,工程院院士邱蔚六,中科院院士陈霖,著名经济学家吴敬琏,古希腊文翻译家罗念生,原人民日报社社长兼总编辑胡绩伟,原卫生部副部长曹泽毅,足球明星马明宇……

作为一所体育强校,华西协合高级中学的校友自然不会忘记展示他们的体育竞技水平。这天下午,在该校的足球场上,两支校友足球队进行了一场精彩的比赛。而本场比赛最吸引人的,则是年近八旬的邱蔚六为比赛开球。

比赛开始前,双方队员站在本方半场内,与几百名观战的学生们一起用掌声和欢呼声欢迎邱蔚六院士上场。年近八旬、满头鹤发的邱蔚六稳步走向球场中央,他向裁判示意后,一脚将足球远远地踢了出去。学生们连声高呼,惊叹这位老人竟有如此"功力"。事后学弟学妹们了解到,邱蔚六在高中时期是一位110米跨栏运动健将和排球运动员,曾分别代表当时的川西田径队和排球队参加西南运动会。"110米跨栏比赛,我现在肯定不是刘翔的对手,但是在20世纪40年代,刘翔肯定不是我的对手!"邱蔚六风趣地说。

邱蔚六说,作为年轻一代的校友、中国国家足球队原队长马明宇由于在外出差,不能来到比赛现场。他于10月15日致信母校,表达自己遗憾之情,并向母校表达最真诚的谢意。

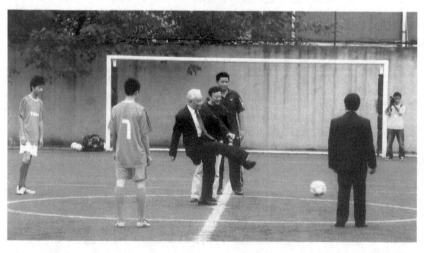

华西协中百年校庆活动之一,邱蔚六为师弟们足球比赛开球(2008年)

在为华西学子举办的院士讲坛上，邱蔚六作了题为《牙齿也会长肿瘤》的科普讲座。"一方面，向母校汇报离校 50 余年的日子里我都在做些什么；另一方面，为年轻的校友们作一场科普讲座。"

"牙齿也会长肿瘤。"邱蔚六说，牙齿的肿瘤称为牙源性肿瘤，属于颌面部肿瘤的一种，在牙齿发育过程中形成，一般长在颌骨和牙根处。早期症状为牙齿疼痛、松动乃至脱落，与一般牙痛的分别不明显，晚期肿瘤增大可发展成面部畸变。由于很多身体检查中的口腔检查不规范，群众对口腔疾病不够重视，认为是"死不了人的小病"，往往忽略口腔健康。他建议，要把口腔检查规范化、专业化，并定期进行检查。

邱蔚六作为一名校友、一位老同学，与他的这些年轻校友们分享了他的求学经历。竞选学生自治会主席、演话剧、练田径、做学问。无论哪一项，他的经历一说出口，全场师生都会"哇"地感叹出来。同时，他将一个人的成功与身边的环境和条件进行了分析，还引用了诺贝尔奖获得者、物理学家李政道的名言"做学问，需学'问'，只学答，非学问。"这句话一出口，学生们纷纷低下头，记下这终身受用的话。

"院士为中学生开讲坛，这恐怕是成都市历史上前所未有的吧？"

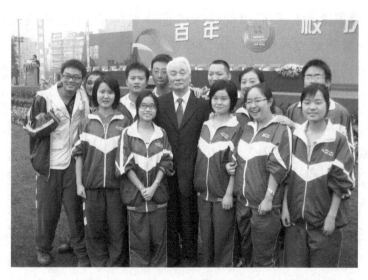

邱蔚六与华西中学小师弟妹们合影(2008 年)

华西协合高级中学校长胡齐鸣在院士讲坛上向所有学生提出，要珍惜这一千载难逢的机会，与科学巨人面对面交流，用他们对科学探索的精神激励自己，奋发向上，继续为学校增光添彩。

2007年8月31日，四川大学华西口腔医院举行建院100周年的庆祝活动。远自20世纪50年代的毕业生、近至毕业不久的年轻学子，老、中、青三代校友齐聚一堂，共祝母校口腔医院100周年华诞，中国工程院院士邱蔚六教授也应邀出席了母校100周年的庆典活动。

四川大学华西口腔医院发端于成都仁济牙科诊所，始建于1907年。1912年扩建为牙症医院，1917年建立华西协合大学牙学院；20世纪40年代曾命名为华西协合大学口腔医院；1951年更名为华西大学口腔病院；1953年更名为四川医学院附属口腔医院；1985年更名为华西医科大学附属口腔医院；2000年更名为四川大学华西口腔医院，被誉为中国现代口腔医学的发源地和摇篮。

邱蔚六于1955年11月毕业于四川医学院口腔系（现为四川大学华西口腔医学院）。他是全国口腔领域第一位入选的中国工程院的院士。这天，一头银丝的邱蔚六身穿黑色西服，一条亮色领带将他衬托得稳重而又不乏风度翩翩。

"心情很激动！我们以前学习的那些老房子，现在都变成崭新的楼房了。看到母校一天比一天漂亮、一天比一天壮大，心里真是说不出的欣慰。"邱蔚六说，华西口腔医学院是我国口腔医学的发源地和培育人才的"摇篮"。"在20世纪70年代以前，华西'口腔人'遍布全国各地。近年来，各地的口腔医院开始发展壮大，华西'口腔人'仍起着不可或缺的骨干作用。"

我国口腔医学，起源一间诊所。庆典活动中，大屏幕开始播放华西口腔医院的百年历史。黑白照片中，加拿大多伦多大学牙医学博士林则先生带着新婚燕尔的妻子林铁心女士来到中国，经过近两个月的跋山涉水，终于来到成都。作为第一名来到中国的外国牙科医生，当时林则对于自己的本事能不能派上"用场"心里完全没底。其他国外友人也认为中国最需要的是普通医生，牙医没有用武之地，并劝林则回国发展。

幸运的是，当时许多国外友人的假牙坏了，急需林则的帮助，林则才因此留了下来。1907年，林则创办了成都仁济牙科诊所。很快，他高超精湛的牙医技术在成都的大街小巷传开，小小的诊所里每天挤满了前来求医的患者。1912年，仁济牙科诊所扩建为牙症医院，成为中国第一所牙科医院，并逐步发展成为今天的四川大学华西口腔医院。

这天，来自全国80余家口腔医（学）院（系）的党委书记、院长代表以及来自海内外的校友1000余人参加了庆祝大会。当年林则先生就读的加拿大多伦多大学牙学院院长戴维·迈克教授也来到庆祝活动现场。

这天，邱蔚六在四川大学华西口腔医院举行建院100周年的庆典活动现场拍了许多留念照片。只见这一张张照片中，邱蔚六对着镜头，银发的他满面笑容，流露出发自肺腑的从容、坦荡、善良。

这一张张照片，又折射出邱蔚六的青春岁月，在大学校园与校图书馆间清澈流淌，书香馥郁。当年，喜欢"泡"大学图书馆的他，在下课后经常与同窗恋人王晓仪一起漫步到校图书馆，一路上小桥流水的迷人景色让他俩陶醉。他曾这样描述："夕阳斜照，水波荡漾，清风徐来，极为舒畅……"

这一张张照片，又折射出岁月沧桑的痕迹，在华西口腔医院这所我国口腔医学的发源地和培育人才的"摇篮"里，莘莘学子的学识和思想得到滋养，由此获得了前行的力量。

在2005年10月9日，邱蔚六还和他的大学同窗参加纪念共度毕业50周年的聚会。在欢聚的三天中，他感慨万千，用《盛世争春——50年班庆抒怀》为题赋诗四首——

其一

世事沧桑五十年，
游子无不爱家园；
盛世重逢华西坝，

别后絮语皆珍言。

其二

莫道难舍思乡情，

同窗谁不具爱心；

虽有斯人驾鹤去，

过半学友仍争春。

其三

师恩浩荡千古训，

母校祖国同母亲；

启蒙之教难言报，

校强师健最慰心。

其四

卒业植根半世纪，

悬壶问药无穷期；

夕阳无限风光好，

耄耋之年犹奋蹄。

邱蔚六院士的大学同学加好友、中国口腔黏膜病学的奠基人和开拓者之一、老专家李秉琦教授这样评价邱蔚六院士：

60多年前我考上华西大学牙学院，很快就认识了担任医牙四一级的大班班长邱蔚六。后来牙学院改为口腔系，他仍任口腔系的班长，我是学习股长（委员）；我们又是同一个寝室的上下铺，交往就更密切了。多才多艺的他在班级工作中，善于团结同学。以身作则、任劳任怨，而他的学习成绩仍然名列前茅。青年的蔚六已显示出是一位德、智、体全面发展的人才。

毕业后我们天各一方，随时有联系，但毕竟接触不多。20世纪90

年代有一次难得的机遇，我入选第三届国务院学位委员会学科评议组，而蔚六在第二届已是成员，第三届担任临床医学2组的副召集人。我们除了常规评审博士生导师和硕、博士点外，还积极争取建立独立的口腔科评议组。第四届口腔科学评议组独立且成员扩展为八人，蔚六担任第一召集人，而我作为他的副手，又和大家一起建议新设立具有实践意义的临床医学专业学位。事实证明，这种改革是符合实际而卓有成效的。在这十年中，年年赴京开会，学习到不少知识，自己也有提高，蔚六对我的帮助更是不言而喻的了！

　　邱蔚六院士的大学同学和挚友、中华口腔医学会副会长、原四川华西医科大学副校长、口腔医学院及口腔医院院长王大章教授这样评价邱蔚六院士：

　　邱蔚六院士是国内外著名的口腔颌面外科学家、口腔医学教育家。他从医半个多世纪以来，一直奋战在口腔医学教学、医疗和科研第一线，并长期肩负繁重的管理工作。在我国老一代口腔颌面外科前辈的带领下，他与同辈一起开拓发展了我国的口腔颌面外科，特别是在创建享誉世界、具有中国特色的口腔颌面外科的事业中，领军征战，作出了卓越的贡献。他不仅在教学、医疗和科研及管理工作中孜孜不倦，勤奋工作，拼搏进取，敢于创新，建树颇多。更可贵的是他人品高尚，光明磊落，处事稳健，雍容大度，海纳百川，厚德载物，誉满学界。据此寄语：

儒雅风范一代名医桃李惠人间
医德高尚医术精湛妙手除病魔
潜心学术勇于创新硕果倾学界
继往开来披荆斩棘开辟新里程
携手同道拼搏进取领军屹世峰
言传身教举贤荐能后继有英才
开拓发展中国式口腔颌面外科
呕心沥血贡献卓著功绩铸史册

邱蔚六院士的大学同学、泸州医学院口腔医院曾自强教授这样评价邱蔚六院士：

邱蔚六在华西医大是我们的班长，对他的印象是待人真诚、办事认真、风度翩翩，多才多艺。20世纪80年代中期，刚从专科升格为泸州医学院筹建口腔专业。邱蔚六出于对口腔医学教育事业的热爱和对西部地区缺医少药的关切，自始至终以极大的热情支持我们建系，在各方面给予了实实在在的帮助，不止一次地接受我们的委培生，培养博士生。2006年，学院聘邱蔚六为客座教授，他多次来院讲学，但给他津贴却分文不收。1995年，泸医口腔升格为本科，现在是学院最受欢迎的专业。2002年，成立了口腔医院；2012年，被评审为三甲口腔医院。泸医口腔在苗壮成长，为此，衷心感谢邱蔚六等老同学、老朋友的鼎力支持和无私帮助。

全国著名的口腔颌面外科专家、全国口腔种植学组组长、第四军医大学刘宝林教授曾这样评价邱蔚六院士：

邱蔚六院士和他的妻子王晓仪教授亮出由医者夫妇资助的公益医学奖的旗帜：出资100万元设立"邱蔚六口腔颌面外科医学奖"，此乃上善若水，大爱无疆之举。邱院士始终重视教育，呕心沥血，高梯育人，培养了一批国家级国际知名的学科领军人才，在学科建设、攀登绝顶这块平台上功不可没。

原上海铁路局中心医院、上海铁道医学院附属铁路医院口腔科主任冯殿恩教授曾这样评价邱蔚六院士：

邱蔚六院士在20世纪70年代受聘于上海铁路局中心医院（现为原上海市第十人民医院）口腔科顾问。我们在与邱蔚六院士的交往中，得益匪浅。首先他医术高超、医德高尚、德高望重，早为同行称道。他不辞辛苦、不计报酬，全力帮助我们铁路医院创建了口腔颌面外科，填补了我院空白。在他的带领下，我院的颌面外科从小到大。

特别是遇到疑难杂症,他都随叫随到,亲临指导。无数次的手术成功,大大提高了我院口腔科的声誉,吸引了全国铁路系统患者来我院就医,因此也使我院得到不少同行的好评和青睐。其中,他亲自为一位65岁名叫黄炳忠的口腔癌患者做的高难度手术取得巨大成功。患者术后很快康复,生活正常,一直活到93岁。从术后到离世的27年间未发现癌症复发,这应该说是一个奇迹。不言华佗再世,堪称当代名医。

邱蔚六院士的秘书王琪赟这样评价邱蔚六院士:

在邱教授宽容谦和的外表下,他具有一种异常细致的观察力。邱老师眼光很好。他带教学生,会根据学生的个性特征,为每个人规划一条更适合他们走的事业道路。比如说,有个学生凡事追求完美,做事很细致,他就建议这个学生专攻口腔颌面外科修复整形;有个学生胆大心细,头脑灵活,他就鼓励学生研究颞下颌关节镜这个鲜有人涉及的领域。他还曾经鼓励一个弟子医文并重,这个人后来不但业务出众还成为了一名出色的医学杂志编辑,甚至主编出版了若干外文教材,在教学上颇有建树。

上海第九人民医院党委宣传员徐英这样评价邱蔚六院士:

"鹤鸣于九皋,声闻于野。"名医大家,我敬爱的邱院士! 当我还在原上海市卫生局工作时曾邀请过邱院士担任"银蛇奖"颁奖嘉宾,当邱院士得知是为优秀医务青年颁奖时,他倾力相助,我见到了爱才的邱院士;再一次,陪同邱院士团队参加院士进社区义诊活动,我见到了爱民的邱院士;为了提升医院文化,为了《九院报》全新改版并办成精品报,他亲自联系并指导,我见到了爱院的邱院士! "鹤鸣于九皋,声闻于天。"大医精诚,我敬爱的邱院士!

四、"今天我们怎样看待'医学与文化'?"

2012 年 4 月,一个春光明媚的日子,80 高龄的邱蔚六应邀在第三届华东地区口腔学术会议上作"医学与文化"专题辅导。他从医学与文化的新视角传播全新的"医学与文化"的新知识、新理念。2014 年,他在九院文化节开幕式上又作了一次报告。邱蔚六一头银发却精神矍铄,一番开场白瞬间拉近了与台下听众的距离。

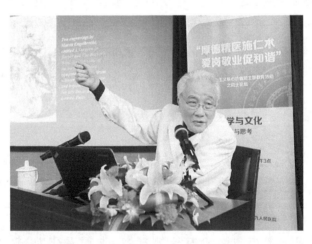

2014 年在九院文化节开幕式上,邱蔚六与全院职工
共论"医学与文化"

自古以来,医学就被认为是最有人文传统的一门学科,医生是富含人情味的职业。邱蔚六指出,作为医务工作者,我们又该如何理解人文精神呢?大家需要先思考三个问题。

第一,医院是干什么的?有人说,当然是治病救人的。既然是治病救人的,为什么还有一些医院会因为患者一时交不起住院费就把患者拒之门外呢?为什么有些医院会片面追求经济效益而忽视患者的基本权益呢?为什么有些医院对医生收受红包、开大处方、过度检查等现象熟视无睹、放任不管呢?我看就是因为他们把自己的根本使命给忘了,违背人文精神,走入了发展误区。

第二,医院与患者是什么关系?我认为"患者是医院的衣食父母。没有患者,医院如何生存?如何发展?"因此,那种不考虑患者感受、不尊重患者隐私、不关心患者疾苦的行为,都是不符合人文精神的,是会砸医院牌子,甚至会砸医生自己饭碗的。

第三,一家好医院的标志是什么?我们常说,一所好医院要有雄厚的学科实力、一流的人才队伍、鲜明的医疗特色、先进的仪器设备。但是仅有这些还不够。在市场经济条件下,医院之间的竞争不仅是技术与设备的竞争,更重要的是医院整体素质和整体形象的竞争,是医院品牌和发展战略的竞争。这必须借助于医院文化,而医院文化的内核就是人文精神。

"由此可见,人文精神在医院建设和发展中具有举足轻重的作用。它既是'基石',体现了医院的生存之本;也是'导向',指明了医院的发展方向;更是'标尺',决定了医院的品牌形象。"邱蔚六如是说。

邱蔚六认为,国内医院目前存在的最大问题之一,是整个医师队伍缺乏人文关怀技能。今天的整体医疗技术已大幅提高,除了有先进的医疗设施设备外,还有技术过硬的专家教授,他们真正称得上是良医。从生理医学上讲,他们大大缓解了患者的痛苦。但是医患关系为什么越来越紧张,矛盾越来越尖锐呢?除了与医疗体制等深层次的原因有关外,整个医师队伍缺乏人文关怀技能是不可忽视的因素。

邱蔚六指出,许多医疗从业人员缺乏人文关怀和人文医学素养,缺乏以人为本的人文精神,治病时只讲"生物至上",只看病不看人,忽视了患者的心理因素。我们可以仔细观察一下,有多少医生在给患者看病时，能抬头看患者一眼；一旦患者问得过多，问得不专业，有多少医生能够笑脸相待并耐心解答呢？

邱蔚六特别强调，对一些重症患者来说，一些医生"刻板的医学术语解释"，更加重了患者的心理负担，甚至被医生的话"吓死"。关心患者比关心疾病更重要，因为人不仅是肉体动物，更有喜怒哀乐，一旦患者情绪激动，加之医师缺乏语言艺术，医患纠纷瞬间就会爆发。因此，能帮助、安慰患者，尽力倾听患者的讲述，然后去治疗患者，这才是一名德才兼备的良医。

医院要着重医学临床、医学科学与人文精神的结合。医生要以人为本，将患者利益放在第一位，关爱患者、呵护患者，对患者投入足够关心，尽可能提供低成本服务。在诊疗上则尽量避免创伤性治疗，注意协助患者自我康复，尤其要防止过度治疗。邱蔚六认为，医生自己也应有意识地提升人文素养。

邱蔚六建议：应该将医学人性化融入日常教学，在教材中特别加入医学伦理的课题，给予学生深刻思考。

邱蔚六指出，医生面对的是活生生的患者，而不是没有生命的机器。工程师可以不带任何感情地说：这架机器不行了，报废吧！患者却永远无法接受医生这么说。医生在诊治疾病的过程中，要看到在疾病状态下患者躯体和心理对情感的需求。心病不去，大病不愈。要去其心病，需要氛围，需要适宜的语言、榜样，更需要医生"掏心""交心"。医生需要在认真倾听对方诉说，给予患者精神感情支持，以合适语言告诉患者良好的康复前景的同时，尽可能让患者感受到医生十分重视他的病情和心身痛苦。面对患者能否为他作出最优化的治疗决策，首先取决于医生的文化底蕴、道德良知；其次才是专业技术水平。

邱蔚六说，真正的良医不仅要有高超的医疗技能，还要有悲天悯人之心，要学会与患者真诚沟通。医生是最富人情味的职业之一，医学应是最具人文精神的学科。长期生物医学模式培养出来的医师"只见疾病不见人",忽视了那些与医学相关联的重要执业技能的培训。当越来越多的疾病可以通过技术手段和仪器设备来解决时,医生却离患者越来越远。在西方发达国家的医学类教育行业,早就开展了人文医学课程,主要目的就是从语言技巧、礼仪方式等方面系统地对从医人员进行培训。

邱蔚六说,"己所不欲,勿施于人"是行医中必须恪守的底线。医生不妨把年长的患者看做自己的长辈,年龄相仿的看作平辈,年幼的则看作晚辈,设身处地地从患者角度考虑会如何处置? 作为医生,至少应追求施行相应的医疗措施后自己内心的坦荡、平静,而永远不会因为非技术能力即非医疗因素造成对方不必要的伤损而感到内疚万分。

五、"医患手牵手,同唱一首歌"

芬芳的鲜花,如潮的掌声,激扬的乐曲,嘹亮的歌声,2015 年 1 月 26 日下午,九院一号楼 8 楼学术报告厅舞台,因为公益演唱会而豪情奔涌。

——引吭高歌,抒发医患情谊深的心声

当护士和社工志愿者亲切和蔼地搀扶着住院患者代表缓缓地步入演唱会大厅时,全场响起了雷鸣般的掌声。大家无不为之而动容、而感动。

在悦耳动听的狮子王主题曲《今夜你能否感受到我的爱》的歌声中拉开了以"大爱无疆 冬日暖歌"为主题的力量之声 2015 九院新年公益演唱会的序幕。此时,来自九院的邱蔚六携口腔颌面 - 头颈肿瘤科的医务人员、患者代表和专业文艺工作者欢聚一堂,以引吭高歌的形式,抒发医患情谊深的心声,分享战胜病魔的喜悦。

由九院和上海戏剧学院主办、九院口腔颌面-头颈肿瘤科承办的这次别开生面的新年公益演唱会，受到了来自社会各界领导的关心和重视。市有关方面领导，九院、戏剧学院党政领导，以及医生、护士、住院患者、社工志愿者代表，共同见证了这场温馨美好、激动人心的公益活动。

"我们的歌声，因火红的岁月而火热；我们的岁月，因火热的歌声而火红。"从《赞美爱》到《祖国不会忘记我》；从《欢乐的那达慕》到《爱的永恒》。和着节拍，现场观众的情绪也被带动起来，台上台下变成了一片歌声的海洋。邱蔚六也饶有兴趣地上台和大家一起演唱了一曲《喀秋莎》。演出现场的掌声不绝于耳。邱蔚六在接受主持人采访时感慨地说："这是自己远离舞台40多年后第一次上台演唱。通过演唱，自己感到年轻了不少。"

一首首歌曲表达了九院医务工作者与患者"亲如一家人"的真诚愿望，表达了医患的深情厚谊，也表达了医务工作者与患者心与心之间的交融。歌曲以诗一般的语言，抒情的旋律和优美的合唱、恢弘的气势征服了在场所有人，表达了"大爱无疆 冬日暖歌"和"医患情谊深"的美好主题，令人叹为观止，撼人心魄。通过歌声舒缓了疾病的伤痛和病房里的烦躁与压抑；同时，也陶冶了患者情操，增强了战胜病魔的勇气，密切了医患关系。

文化是医院的一扇窗。最后，当邱蔚六携九院党政领导、医患代表、社工志愿者代表和演员与全场人员共同演唱《只要你过得比我好》时，演唱会的气氛达到最高潮，在场所有人的记忆瞬间被触碰、被温暖。

邱蔚六十分赞赏这次九院和戏剧学院举办的"医患手牵手，同唱一首歌"活动，觉得活动举办得很有意义。他感慨地说："这是增进医患感情、加强彼此沟通和达到心与心交流的有益活动。"

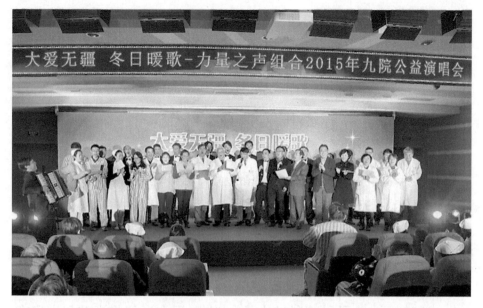

邱蔚六（前排左八）携九院党政领导、医患代表、社工志愿者代表和演员与全场
人员一起共同演唱《只要你过得比我好》

——用爱心温暖每一位受哀痛折磨的心灵

"天上飘着白云朵朵，像吉祥的哈达飞落大漠，博格达圣山保佑着
你，神奇美丽的山河。哎故乡，圣洁的乳液净化了你；哎摇篮，这里充
满欢心笑语……"

伴着九院高知合唱团的8位可爱医务工作者的歌声，让台下的住
院患者代表心潮澎湃，激情满怀，感动的掌声经久不息，仿佛在倾诉着
自己的心声，表达对九院医务人员的感激之情，诉说着一个个感人的
故事。

被患者和家属誉为"爱心姑娘"的口腔颌面外科二病区护士长杨
文玉视患者为亲人。该病区以肿瘤患者为多，入院时病情较重，饱受
折磨，情绪和脾气都非常暴躁。但是杨文玉护士长都能耐心地做好这
类患者的心理疏导，用爱心温暖每一位受病痛折磨的心灵。

被誉为"爱心天使"的口腔颌面-头颈肿瘤科二病区青年护士沈
珏从事患者护理工作的最大特点就是对患者充满了爱。有一次，病区收治了一位不足 1 岁的晚期口腔癌小患者,因为肿瘤已经压迫到呼吸道,医生给这位婴儿做了气管切开手术。当了解到小患者家庭经济拮据时,护士沈珏拿出自己的工资给孩子买奶粉、买尿布、准备吸痰用物等等。

2015 年 1 月 21 日一早,口腔颌面 - 头颈肿瘤科青年护士朱伟莉在接班时发现一位 90 高龄的患左下颌牙龈癌晚期的患者比较烦躁。责任护士朱伟莉在为这位患者做翻身、拍背等基础护理时,发现一股袭人的臭气,原来这位高龄患者大便失禁,同病室的病友和患者的女儿也捂住鼻子惊呆了。青年护士朱伟莉顾不上戴医用橡胶手套,毫不犹豫地疾步去打来温水帮患者擦身清洗,然后换上干净的衣服和被子。

口腔颌面 - 头颈肿瘤科护士长郑莉萍,远在浙江临海的父亲患有严重的脑梗死、心衰,身为女儿的她从来没有一次守护在患病父亲身边。作为护士长,她曾以自己的双手托起一个个濒危的生命,却不能为自己的父亲在经历生死攸关时端上一杯水,递上一片药。甚至失去了与患病父亲临终话别的最后机会。郑莉萍护士长以她高尚的医德,诠释了"患者利益高于一切"的承诺。

跃动的音符,流动的旋律,高雅的氛围,意境优美,纤尘不染,暖人心怀。对于每位九院人来说,这又岂止是一台新年公益演唱会,这不更是一首有着 95 年历史的九院的光荣与梦想融会成的交响和一曲催人奋进的号角吗?

六、邱蔚六的人生信念

从幼到老、从医执教 60 年的邱蔚六逐渐悟出了一些应该遵循的人生信念和为人准则。

一、从修身做起

古云"修身、齐家、治国平天下",不是每一个人都能够治国平天下,但修身却是人生第一位的。所谓"修身"可以理解为"为人之道",就是做人为先,从自身做起。为此,邱蔚六把"为人之道"放在第一条。"严以律己,宽以待人",是他的准则;对人以善,不过苛求,是他的处世行为。

二、全面认识医教研关系

邱蔚六把自己所热爱的口腔颌面外科事业总结成医疗、教学和科研三个方面。"医疗是基础,教学是根本,科研是灵魂。"

先说医疗。他说:"只有精湛的医术,没有爱护患者的心,这是不称职的医生。拯救患者的生命,减轻患者的痛苦,是医生的天职。""一位外科医生如果没有独立的人文思维、博爱精神,就算专业水平再高,也只能是'开刀匠',不可能是学术型的医生。"重医德和医风是邱蔚六人性中散发出的另一面光辉。

"医生的天职是救死扶伤,为民悬壶,仁术德为先,患者利益高于一切";"博学而成医,厚德而为医";要"将心比心";"真正的手术其实不是用手做的,而是用心做的。"这是邱蔚六始终秉承的从医之道。

再说教学。他说:"培养人才是教学的终极目标,人才重于器材,有了人才才能确保可持续发展;才能造就学科的万世基业。因而教学应视为根本。"

作为医学院教学医院的教师,邱蔚六他说:一生所做的第二件事就是"教书育人",而要教书育人自己就必须要"勤学勤思",要多读书、多思考。

三说科学研究。他说:"作为教学医院的医师,科学研究是我一生中做的第三件事。"邱蔚六如是说。

科研对于教学医院的发展来说是必需的。医学要发展,教学质量要提高,医疗质量要进步,都离不开科研。邱蔚六认为,攀高无止境,科学愈发达,科研的难度就愈大,没有攀高的精神,就会落后,就会被淘汰。邱蔚六说:"科研说白了就是把问号变成惊叹号。"他在科学研究上硕果累累就是重视科研的结果。

三、甘为人梯、各有所长、各就其位

"'生命有尽头,事业无止境'。唯有把培养后人、提携后学作为神圣职责,我们的事业才能得到延续;而且要'未雨绸缪,切勿临渴掘井'。"邱蔚六经常这样说,更是这样做的。他说,要学他的恩师张锡泽,甘愿做一颗铺路石,为青年英才铺设通往成功的道路。他冀望自己带教过的硕士研究生和博士研究生,就像长江后浪推前浪,高过自己,淹没自己。在邱蔚六几十年的辛勤耕耘下,被国内外公认为口腔颌面外科中心之一的九院口腔颌面外科人才济济,基本上没有学术梯队的断裂层。

循循善诱,因材施教,各有所长,各就其位,留住人才,发挥人才特长是邱蔚六的又一理念。他会根据学生的个性特征,为每个人规划一条更适合他们走的事业道路,给他们以不同的岗位。

四、海纳百川,有容乃大

邱蔚六信奉林则徐的一句名言:"海纳百川,有容乃大;壁立千仞,无欲则刚。"他常说:"我们科室是上海市的重点学科、211的重点建设学科、教育部和原卫生部的国家级重点学科之一,主要还是靠大家,不能靠哪一个人单枪匹马。在事业上一定要做到彼此谦让,自己不能过多考虑自己的东西。考虑自己的东西太多了以后,容易产生失职,不可能搞好团结。"同时,他也鼓励他的学生们在新的领域里,特别是学科交叉方面不断探索,不畏失败。

五、应该努力成为科学家、哲学家、艺术家

科学与技术是有分别的、不同的,但他们之间又是互相影响和互相促进的。邱蔚六认为:"做一名医生除了掌握必备的专业知识和专业技能外,还要有与时俱进的科学头脑。这点对学科带头人更为重要,不仅关系到我们现在的发展还影响到将带出一批什么样的后来人。也可以说我们需要医生(physician),但更需要医学科学家(physician scientist)。这是医生从业者的最高境界。"

邱蔚六说,哲学的核心是"两面神"思维。也就是两点论,对立和统一。一位医师在其一生中有成功的一面,也有失败的一面。一生中不能不犯错误,只求不犯重大的错误。失败或错误常导致临床决策的错误。因而,作为医生或科学家都应该学些哲学,以避免不犯或少犯错误。

邱蔚六认为,一名优秀的外科医师还应懂得文化,特别是艺术。外科医师应用刀和针线去作画,要有美的感觉;要求"真"、求"美"。不少外科医师也是美术家和画家。没有画的基础,很难画出美丽的解剖图和手术图。除有形文化外,外科医师还应懂心理学和社会学,要有和患者谈心的艺术,交流的艺术,追求"善"。

六、适应国际化和全球化时代

邱蔚六说,世界已开始步入"国际化""全球化"时代。我们也应有"国际化""全球化"的目标。如果没有这样的目标,也就是在前进的道路上没有方向。对此,我们要坚持加强国际交流;坚持学科交叉发展;坚持创新、创造、发明、发现的道路;坚持团队与研发群体科学理念;坚持培养年轻一代,保证可持续发展;坚持减少人员近亲繁殖,提倡学派杂交,只有百家才有百花。但要真正实现国际化的目标,任重而道远。

七、三思而行

人们常说:做人做事务必"三思而行"。在事业上邱蔚六也提倡要"三思"——"思进"、"思变"和"思改"。

"思进"是基础,也是修身,从个人做起。一个人应有上进心和事业心,而且应当持之以恒,持续发展。

"思变"主要体现业务发展和水平上,或称"与时俱进"。

"思改"主要是体现在组织体制上。"体制或组织上的改革有利于进一步解放生产力。"邱蔚六说。2013 年 3 月,在邱蔚六建议下,经上级批准,口腔医学院下设两个学系:口腔医学系和口腔颌面外科学系。

"口腔医学是由原牙医学和临床医学中的颌面外科组建起来的,将口腔医学下分成两个系对培养人才和学科建设可能更有利。"邱蔚六解释说。

八、学会感恩

邱蔚六经常向学生提到"人要学会感恩"。特别要感谢"三位"母亲——祖国、母校和生(养)母。

生(养)母是养育之恩,要感谢妈妈。

母校是教育之恩,要感谢老师。

祖国是成长之恩,没有祖国便没有一切。

邱蔚六说,自己是个"土鳖"而不是"海归",是一个地地道道的由中国本土自己培养出来的口腔颌面外科医师。这要感谢祖国。

"一个人的成功离不开三个条件:第一,个人的信念、努力顽强学习和实践。第二,需要环境,大至国家,小至工作单位,其历史、其师资、其设备等也都是重要因素。在同一研究机构能出现十几位甚至二三十位诺贝尔奖获得者就是证明。第三,团结协作。科学技术愈发达,愈需学科交叉;愈是学科交叉就愈是要团结协作,需要'团队(team)'

和团队精神，才能成为航空母舰。"邱蔚六说。

七、著书立说，留给后辈们 的宝贵财富

著书立说是邱蔚六留给后辈们的最大财富之一。他除编撰有关回忆的和学习心得的文章外，还先后主编完成了《口腔颌面外科学》和研究生教材《口腔颌面-头颈肿瘤学》等多版国家规划教材；配套主编了《口腔颌面外科临床手册》《口腔颌面外科理论与实践》《邱蔚六口腔颌面外科学》等18本专著；以及有关《口腔颌面-头颈外科手术学》《整复外科学》等20多本有关参考书等整套教材的编写任务。目前由他主编的《中华医学百科全书·口腔医学卷》正在组织全国的专家编撰。

另外，邱蔚六在国内外杂志上发表论文400余篇，就在最近的有关杂志上仍有他的医学新作，这不能不使人对他永不言弃的求索精神所感动。

二十一世纪初，深夜，静谧的灯光下，工作了一天的邱蔚六下班后回到家里，仍然不忘著书立说，把著书立说当成"家庭作业"来完成。

此时的邱蔚六在书房正襟危坐，面对着一张"十一五"国家重点图书出版规划项目——《口腔医学精粹丛书》共15本出版书目的大纲，蹙眉沉思，就像一位将军面对着作战地图，正在筹划一场大战……

作为该丛书的主编，计划每本丛书40~60万字，邱蔚六所承受的压力更是空前，因为他深知15本丛书自己要组稿、协调、审稿、改稿、定稿……该丛书的出版是采取边谋划、边撰写、边修改、边定稿的方式进行，这就对每一个章节的文字和插图的进度与质量要求都非常高。

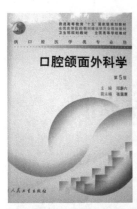
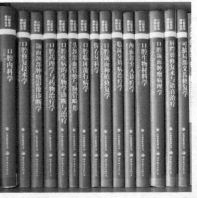
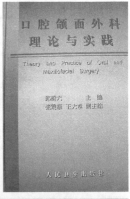
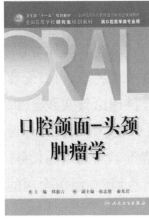
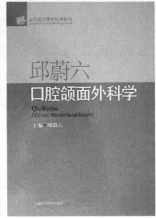
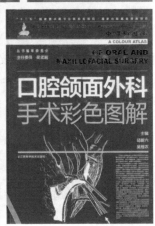

邱蔚六主编的有代表性的书籍

因为原撰稿的频繁修改势必带来进度的滞后，进而直接导致整个出版计划的延迟。这样的局面就要求邱蔚六一方面要协调好有关作者，另一方面要协调好有关出版社。

夜深了，邱蔚六紧锁的眉头在朦胧的月色中慢慢地舒展开了。他有了信心，一定要把那些调皮的"？"拉直，变成成功的"！"。他长长地舒了一口气，觉得脑子里不再那么沉重，因为此时他心里有"谱"了。

邱蔚六自介入《口腔医学精粹丛书》共15本出版的团队后，第一件事就是把自己日夜关在办公室，用了整整10天时间，以自己娴熟的业务技术设计出《口腔医学精粹丛书》共15本出版书目的大纲，使整个丛书的章节和框架状态管理变得更清晰，极大地提高了丛书撰稿和出版计划的有序性。

苍天不负有心人。邱蔚六带领该丛书的撰写团队，经过10年的辛勤努力，如愿以偿地出色完成了《口腔医学精粹丛书》——《口腔生物材料学》《保存牙科学》《头颈部血管瘤与脉管畸形》《口腔疾病的生物学诊断与治疗》《口腔药理学与药物治疗学》《口腔颌面种植修复学》《口腔内科学》《临床牙周病治疗学》《唇腭裂修复术与语音治疗》《颌面颈部肿瘤影像诊断学》《口腔颌面肿瘤病理学》《口腔临床流行病学》《颅面部介入诊疗学》《口腔工程技术学》《可摘局部义齿修复学》共15本书的编撰任务，并于2013年底，由中国出版集团公司世界图书出版公司整套出版发行。

《口腔医学精粹丛书》，摞起的是15本约690万字的厚重的"书山"。人们翻阅刚出版的《口腔医学精粹丛书》，一股油墨清香扑面而来。

啊！赞美"宁馨儿"——《口腔医学精粹丛书》这项曾经打过"？"的出版方案，更加赞美拉直"？"的邱蔚六与他的撰写团队！

2002年，由邱蔚六主编的《口腔自我保健丛书》儿童篇、外科篇、正畸与美容篇、黏膜和牙周病篇、镶牙篇等一套6本书由人民卫生出版社出版。

由邱蔚六院士和他的学生吴煜农主编的内页达572页的《中华手术彩图全解口腔颌面外科手术彩色图解》2013年3月由江苏出版社出版发行。

由邱蔚六主编的《口腔颌面外科理论与实践》全书共六十章达300余万字，于1998年12月由人民卫生出版社出版发行。邱蔚六在介绍该书的特点时说："本书是从培养口腔颌面外科专科医师的角度出发，按临床基础、疾病诊治和特殊诊治技术三个方面内容编写。主要作为口腔颌面外科专科医师培训的必读书籍；也可作为各级口腔科医师、头颈外科医师、耳鼻咽喉科医师及整形外科医师临床参考之用。我国口腔颌面外科前辈张锡泽教授和张涤生院士为这本书作序，将是本书的最大荣誉和对全体编写人员的最大鼓励。谨将本书献给为创立和发展我国口腔颌面外科事业而付出辛勤劳动的前辈和先驱者们！"

值得一提的是,也是由邱蔚六主编的 2008 年 7 月由上海科学技术出版社出版的十八个篇章、117 节 200 万字的巨著"当代医学院士经典系列"——《邱蔚六口腔颌面外科学》。该书著编撰写历时整整五年,从最初的编制目录、专家约稿、资料收集,到后期逐字校验、格式排版,外部送审,每个环节都凝聚了专家们的智慧和心血。邱蔚六不辞辛劳,不计报酬,洋洋洒洒 200 万字的书稿,不能说字字珠玑,但也是经过无数次地修改和提炼最终形成。可以说,该书是迄今为止我国最具系统性、实用性、指导性和权威性的口腔颌面外科学专著之一。它不仅是从事口腔颌面外科学专业人员必备的重要工具书,尤其是刚加入口腔颌面外科学行列新人的基础教材,也是广大口腔颌面外科临床工作者及相关研究人员值得一读的参考书。

邱蔚六的恩师、中国工程院院士张涤生教授在为《邱蔚六口腔颌面外科学》作序时称——

邱蔚六院士以他个人的才华聪颖和钻研不懈的执着精神,不断吸收科学技术新发展,走综合、渗透、吸收、合作的道路,几十年来步步为营,充实扩大,把口腔颌面外科建设成为综合性强、技术高超、业务范围宽阔的专业;目前已包括有肿瘤、正颌、唇腭裂、创伤、涎腺疾病及脉管性疾病 6 个学组,堪称已达世界先进水平。特别值得指出的是,从 1988 年开始,他带领着一个具有雄厚实力的团队,开始活跃在国际学术平台上。在 1999 年,中国口腔颌面外科学会正式加盟国际颌面外科医师学会,成为中国口腔颌面外科历史发展过程中一个光荣里程碑。频繁的国际性活动征服了世界上许多行家,把中国口腔颌面外科建设成为具有中国特色的一门新专业,在国际口腔颌面外科领域占有一席之地,为祖国赢得了荣誉！集腋成裘,厚积薄发,在邱蔚六院士领导下,把他们50多年来的临床和科研成果进行经验总结,完成本书。它代表着原上海第二医科大学口腔颌面外科的观点和经验,旨在求新、求精而不求全。为了反映现代医学的快速发展和进步,特别增加了脉管性疾病及其相关疾病篇,如微创外科篇、颅面外科篇、睡眠呼吸障碍疾病篇,以及组织工程等有关方面的多项成就,分别邀请了各方面的专家参写专章,集合了与口腔颌面外科有关的边缘学科的精华,以使本书成为内容丰富充实、有较高学科和珍贵参考价值的精品,为院士丛书增添光彩。

2014年11月,邱蔚六主编的"十二五"国家重点出版项目、国家出版基金项目《邱蔚六院士集》由人民军医出版社出版。该书是《中国医学院士文库》之一。原全国人大常委会副委员长韩启德,原卫生部部长、中华医学会会长陈竺,原中国人民解放军总后勤部卫生部部长、中国医师协会会长张雁灵分别为《中国医学院士文库》作序。

《邱蔚六院士集》共88.8万字、内页达624页,由六部分组成:第一部分奋斗历程,介绍了邱蔚六的主要经历和事业发展宝贵经验;第二部分学术贡献,包括邱蔚六主要学术论文、学术著作以及学术年表等,反映了邱蔚六在理论创新和技术进步方面的主要成果及其价值;第三部分治学之道,阐述了邱蔚六的创新意识、严谨作风和刻苦精神;第四部分大师风范,记载了邱蔚六在培养人才和团队建设上为人师表的生动事例;第五部分社会影响,汇集了社会各界对邱蔚六学术成果和先进事迹的评价和赞誉;第六部分人生风采,以丰富的图片资料显示了邱蔚六在不同时期工作、讲学、国际交流、社会活动和业余生活等方方面面的风采。全书充分诠释了邱蔚六的学术成就、学术思想和学术风范,可供广大医学工作者,特别是从事口腔颌面外科临床、科研、教学的专业人员学习、借鉴。

邱蔚六称:"这本文集是第一次对我80多年来的人生轨迹、成长过程、得失荣辱、成功失败、经验教训、喜怒哀乐等的概括和反映。由于时间紧迫,在不到一年的时间内按编写要求收集资料、整理文件,实在是一件十分困难的事情。好在经过大家的努力,终于得以完成,也感到十分欣慰。"

邱蔚六坦诚地说:"笔耕虽然辛苦,但也充满了乐趣。"期间,由于思想集中,常常一觉睡醒时,凌晨三四点突然会有新的灵感和思路,就会立马翻身起床,到写字台拧亮台灯,快快写下来,不由常常会引发许多往事。有时,把自己的思绪又重新拉回到上世纪难忘的岁月难忘的事中……

几度春秋、几经风雨的中国口腔颌面外科医务工作者迎来了手持彩虹当空舞的今天,人们各自用心血谱写了赤橙黄绿青蓝紫的绚丽篇章。

雨后彩虹,是那样的艳丽、那样的壮观。每一位执着奋斗的人,都渴望看到它、靠近它。而邱蔚六就是其中一位离彩虹最近的人。

邱蔚六感慨地说:"千百万人的千百万故事的积累,形成了历史。一个人60年的职业生涯,在历史的长河中只是小小的一瞬间,但所经历的点点滴滴都会在自己的脑海中留下印记。每当回忆起这些人和事,都会使我无限地感谢生命征途上遇到的诸多良师益友;感恩父母给我的健康身体和良好教育,使我年逾八十还头脑清晰、行动自如。当今,社会的进步、人们生活水平的提高,对健康有了更高更多的需求;观念的改变,寿命的延长,使维护口腔健康和生命全程保健面临更大挑战。但愿有生之年,还能有机会发挥余热,继续为学科建设添砖加瓦。"

人们可以想象一位耄耋老人,为了能尽早完成书稿,给后续审稿工作留出余地,他每天坚持工作,将心中对口腔颌面外科学事业的热爱之情,用一个一个文字和符号表达出来。透过他的这份执着和热情,后辈们对做好自己从事的这项事业更有动力,更有激情。

邱蔚六将自己毕生从事口腔颌面外科工作的经验和心血都无私地倾注到了所有著书的编撰工作中。期间,他白天在医院忙工作,晚上挤出时间写作。为了保证书稿的完成进度，他常常顾不得休息，还每天坚持书稿的校改工作，确保了一本本书籍的按期完成。

几十年来，邱蔚六笔耕不辍，坚持把自己的临床心得和研究成果化成文字出版。目前，邱蔚六手中正在编写由他任总编的《中华医学百科全书·口腔医学卷》目前已由协和医科大学出版社出版了卷1，其它4卷也将陆续出版。

"检视这一路走来，有艰辛，有困惑，有喜悦，更有感恩——作为编著者，我始终与读者所给予的关注、支持和鞭策相随，也始终经由文字与作者、读者的深度、风度和温度相伴。王羲之云：仰观宇宙之大，俯察品类之盛。我为之感到欣慰。因为爱，我曾付出了很多，牺牲了很多，但我无怨无悔。我想有一句歌词最能表达我的心迹：'因为爱着你的爱，所以梦着你的梦'……"邱蔚六感慨地说。

现在，人皆长寿——邱蔚六笑称，八十不算稀，九十多来兮。在往后的日子里，他能够做的事还有很多。"但总得承认，年逾八旬毕竟是老年了。健康上、体力上不服老不行。"但是，邱蔚六在精神上绝不服老。他说："力所能及之事总还是要尽力去做的，诸如著书立说、介绍新知、谈人生百味、参加疑难病例讨论，参加重大议事会议，提建议——特别是学科、学术发展和提携新人，等等。"

老骥伏枥，志在千里。耄耋之年的邱蔚六，仍抱着炽热的愿望：为了国际交流，他说，中国口腔颌面外科还缺一本国际交流的全英文杂志；中国人还应该有出任一届甚至数届国际口腔颌面外科医师学会主席的雄心。"如果在我有生之年能看到中国的口腔颌面外科人能在某个科技领域获得国际科学大奖，则更是一件令人欣慰之事了。"

此外，邱蔚六披露，他中学生时代起曾用的笔名"丘邑"长达半个世纪；70岁以后他自号"佚翁"。问其这笔名有何含义时，邱蔚六乐呵呵地说："只想做一个过淡泊名利生活的安逸老者。"他憧憬：计划将过去自己的摄影小作品，诗、词、联出一本题为《佚翁小厨》的书。86岁高龄的邱蔚六情感浓烈、赤诚，举手投足间，让人感受到老一辈九院人身上的精神、力量,还有信仰。历史渐行渐远,经典永不褪色。这也许就是邱蔚六留给年轻一代医务工作者的最大财富。

人们常说,回忆是一道凉了才有味道的佳肴。邱蔚六著书立说,多少成功与收获,多少甜酸苦辣,令他回味无穷。"根之茂者其实遂,膏之沃者其光晔"。几十年笔耕的历程,令他刻骨铭心。

烛光燃起,擦亮曾经的足迹,烛照前行的方向。为实现梦想再次出发,每时每刻,邱蔚六在路上……

附录一：邱蔚六年表

1932 年

10 月 13 日，农历癸巳年九月九日重阳节，邱蔚六出生于四川省成都市（现重庆市奉节县）。父亲邱翥双，母亲佘树勋。起名：邱蔚霸。

1938 年　6 岁

邱蔚六入成都少城小学。

1943 年　11 岁

邱蔚六转校到成都江源镇中心小学。

1944 年　12 岁

7 月，邱蔚六从成都江源镇中心小学毕业；9 月，入成都蜀华中学，参加童子军。

1946 年　14 岁

邱蔚六转校到成都民新中学。1948 年 1 月，因父亲邱翥双是"民革"地下组织成员遭暗杀需陪护，邱蔚六曾休学一学期。这个意外事件促成了邱蔚六的人生选择：立志学医，并从此走上医学道路。没想到，他最终成为中国口腔医学界首屈一指的人物。

1948 年　16 岁

7月，邱蔚六从成都民新中学毕业；9月，入成都一所有名的教会学校——华西协合高级中学（简称华西协中）。1950年9月，邱蔚六当选华西协中新一届学生会主席，还加入了新民主主义青年团。高中时期的邱蔚六，不仅学习好、工作好、演艺好，而且体育也不错，他还是华西协中的田径队一名队员，曾代表成都市和川西区参加西南区的田径运动会参加110米栏、跳高和撑竿跳项目比赛以及排球比赛，都获得较好的名次。

1951 年　19 岁

7月，作为华西协中学业优秀的高中生，邱蔚六顺利考入堪称"口腔医师的摇篮"——华西协合大学牙医学院（现为四川大学华西口腔医学院）。曾先后被选为大班的班主席、院团委宣传部副部长。

1955 年　23 岁

11月，邱蔚六从口腔系毕业时，碰巧赶上上海第二医学院（后改名上海第二医科大学，现为上海交通大学医学院）口腔医学系需要补充一批新生力量。他怀揣着梦想，与大学同班同学、他妻子王晓仪被统一分配至该医学院口腔医学系。

到二医大分科时，邱蔚六毅然选择了上海第二医学院附属广慈医院（现瑞金医院）口腔颌面外科，师从新中国口腔医学的重量级人物——新中国整形外科的缔造者之一、中国工程院院士张涤生教授和我国口腔医学第一批有博导资格的教授之一张锡泽两位"恩师"。

1957 年　25 岁

张锡泽教授派遣邱蔚六到杨浦区中心医院普外科进修半年，师从英国留学归国的杨浦区中心医院普外科主任徐宝奕教授，让他学到了很多外科基本技术。

邱蔚六代表医院,被安排在当时的中华医学会上海分会学术活动中作学术报告——《上颌窦癌》。一个初出茅庐的小字辈走上学术报告的讲坛,这在当时和现在都是罕见的。更让邱蔚六喜出望外的是:他的这个学术报告《上颌窦癌》一个月后在《中华口腔科》杂志上发表,这也是他发表的第一篇论文。

1958 年　26 岁

邱蔚六曾经历过具有世界水平的、抢救严重大面积烧伤患者邱财康的过程。5 月 26 日深夜,3 名患者被紧急送至医院,他们是上钢三厂的 3 名炼钢工人。一个多小时前,铁水倾倒在地造成 2 人重伤、1 人轻伤,其中邱财康的烧伤面积达到 98.3%。邱蔚六曾跟随恩师张涤生教授随同学习过创面处理。"大跃进"年代,张锡泽教授掷地有声地在口腔颌面外料提出:"我们一定要在短时期内赶超美国的头颈外科开拓者马丁!"恩师这句叮嘱,使邱蔚六有了畅想一个攀登口腔颌面外科高峰的梦,赶超马丁目标的梦!经过半个多世纪的勤奋开拓,邱蔚六与他的恩师和学生为"中国式"口腔颌面外科的确立,并在国际口腔颌面外科领域中占有一席之地作出了重大贡献。

7 月,邱蔚六开始了第一项临床科研——《马勃中药应用于止血临床研究》中西医结合项目启动,并为拔牙后出血的应用提供了中药制剂。

1958 年开始,主管教学的上海第二医学院副院长章央芬抽调了附属医院的一批骨干医生参加教改小组,时年 27 岁的口腔颌面外科医生邱蔚六和负责口腔系教学的吴少鹏也在名单之中。该教改小组下属分临床医学和口腔医学。当时提出了"以疾病为纲"的口号。其具体成果反映在他们花了 5 年时间编写的《口腔疾病防治学》,该书于 1964 年出版发行。这是邱蔚六首次参加教材编写工作。

1960 年　28 岁

邱蔚六作为医院带教老师兼辅导员带领到医院实习的上海第二医学院 60 多位 60 届大学生到上海市郊的上海县（现闵行区）的农村参加为期一年的下乡巡回医疗、教学和劳动。另外，他还要带教实习的大学生去闵行"四大金刚"万人大厂——上海电机厂、上海汽轮机厂、上海重型机器厂和上海锅炉厂参加学工劳动。由于带教工作出色，他被医院评为"1960 年度先进工作者"。

1962 年　30 岁

邱蔚六在这长达近 7 年的住院医师培训过程中，一直在两位张教授的教导和培育下成长，正式晋升为主治医师。

为了发展壮大口腔医学，口腔、整形外科一并搬迁到新中国成立前称为伯特利的医院，也就是新中国成立后的上海市第九人民医院，并构成了九院的两个基础骨干学科。

1963 年　31 岁

10 月，张锡泽教授派遣邱蔚六到上海肿瘤医院头颈肿瘤外科学习半年，师从我国著名的乳腺和头颈肿瘤外科前辈李月云教授，使邱蔚六学到了肿瘤学的最基本知识和手术技能。

全国医药界掀起了一股学习中医的热潮，邱蔚六任组长组建了一个口腔颌面外科针麻手术研究组，成员包括临床医师、针灸医师、护士和高级技师等 9 人。

邱蔚六结合口腔颌面部针麻手术的特点，提炼出一套针麻手术操作的常规，用以减轻患者疼痛，进一步提高手术的成功率，并将此常规用于以后的研究工作中。邱蔚六将这些研究结果发表在《针刺麻醉》（上海科学技术出版社，1984）和他自己主编的《口腔颌面外科理论与实践》（人民卫生出版社，1998）两书中，并在 1979 年北京全国暨国际针麻会议上作专题报告。

1965 年　33 岁

随着上海第二医学院口腔医学系教学基地搬迁至市第九人民医院，邱蔚六告别了工作近 10 年的广慈医院 (现瑞金医院)，正式迁往九院。

邱蔚六首次提出全额隧道皮瓣一次转移立即修复口腔肿瘤术后缺损，并获得成功，使肿瘤术后缺损立即组织移植修复术在 20 世纪 60 年代中期即已处于国际先进水平。

1967 年　35 岁

9 月，邱蔚六来到上海市郊嘉定曹王公社一个大队，参加为期半年的下乡巡回医疗，并与当地农民同吃、同住、同劳动。

1969 年　37 岁

12 月至 1971 年 2 月，邱蔚六受命去"小三线"——安徽皖南工程医疗队工作。

1974 年　42 岁

邱蔚六在颞下颌关节外科方面也颇有建树，在国内率先进行颞下颌关节强直伴睡眠呼吸暂停综合征的手术治疗，并获得成功。

1976 年　44 岁

7 月 28 日凌晨 3 点，唐山发生了 7.8 级大地震。次日清晨，邱蔚六和杨顺年立即率领九院医疗队，登上运载着上海 800 多名医务人员的专列火车，一路北上。

在赴唐山抗震救灾的两个月 60 个日日夜夜里，九院医疗救援队数次遇到 5 级以上的余震，邱蔚六和他的九院医疗救援队员都在自己的岗位上超负荷地忙碌，大家不顾自己的安危，把对生命的热爱凝聚成医者仁心的职业操守,升华成对所有人守望相助的大爱。

1978 年　46 岁

已侵犯颅底的晚期颌面部恶性肿瘤,是治疗中最感棘手的难题之一。以往对于这类病例,单纯的颅外手术很难根治,手术后复发率极高,因此被视为手术的禁忌证。20 世纪 70 年代末,邱蔚六教授决心勇闯这一森严的禁区。6 月 28 日,他为第一例手术患者进行切合手术。经过十多个小时的颅(颅中、前窝)颌面联合切除手术,邱蔚六教授终于取得了成功。当年 10 月 16 日患者痊愈出院。经随访,此类患者术后 5 年生存率可达 30% 以上,人类生命的色彩不再单一。这种颌面联合切除手术犹如一把利剑,瞬间把中国医生们沉重的眼睑划开了,他们一下子看到了清晰透亮的崭新天地:原来口腔颌面外科是一个千变万化的复杂世界。当然,医生们睁开了眼睛,中国的晚期颌面恶性肿瘤患者才得以摆脱混浊的宿命。而翻过这沉重的一页,则凝聚着邱蔚六教授和他的团队太多的心血。

邱蔚六做恩师张锡泽教授的助手,任九院口腔颌面外科副主任。

1980 年　48 岁

邱蔚六教授的颅颌面联合切除手术是治疗已侵犯颅底的晚期颌面部恶性肿瘤的一种有效手段,属于新兴的临床边缘学科——"颅颌面外科"范畴,由此成功突破了颅底受侵犯不能手术的陈旧概念,为晚期颌面恶性肿瘤病例开辟了一条有希望治愈的途径,从而填补了国内的空白,并获得 1980 年卫生部医学科学技术进步乙等奖。

1981 年　49 岁

9 月,邱蔚六被评为副教授职称,四年后(1985 年)晋升为教授职称。

张锡泽教授决定用博士点基金建立口腔颌面肿瘤实验室,邱蔚六教授受命组建工作。并于 1981 年在一例原发性舌鳞状细胞癌患者的标本中,成功建立了我国第一个人舌鳞状细胞癌 Tca — 8113 细胞系。随后,又相继建立了腺样囊性癌的细胞系和肺高转移细胞株等动物模型等,填补了国内空白。

1983 年　51 岁

邱蔚六接恩师张锡泽教授的班,任九院口腔系副主任兼口腔颌面外科主任,成为口腔颌面外科第二代学科带头人和领军人物。

6 月 18 日,邱蔚六如愿以偿地终于跨进了党组织的大门,成为一名中国共产党预备党员。这是党组织对邱蔚六的信任,更是 33 年来邱蔚六对党孜孜不倦的追求的结果。

1984 年　52 岁

6 月 18 日,时年 52 岁的邱蔚六任上海第二医科大学(现上海交通大学医学院)附属第九人民医院院长兼口腔医学系主任,被增补为九院党委委员和党委副书记;不久,又被选为上海第二医科大学党委委员。

邱蔚六院长上任一年后,九院开始脱胎换骨,面貌焕然一新,在国家级和省部级科研项目、科研获奖项目和项目研究经费等方面在全市均名列前茅。其中,在上海第二医科大学(现上海交通大学医学院)附属医院的排名中,仅次于瑞金医院而名列第二;在全市 20 多家三甲医院排名中,名列第五左右。20 多年过去了,迄今的"排位",九院仍然保持这个名次。如今,九院在全国 100 强医院中,名列 17~21 名之间。在邱蔚六教授任九院院长 9 年期间,九院的年经济增幅一直保持在 30% 以上。

10 月,邱蔚六教授应邀第一次走出国门,他与"恩师"张涤生教授到法国参加南希大学中法显微外科研讨会。

1984 年至今,邱蔚六教授受聘上海第二医科大学口腔医学院院长、名誉院长;1984~1988 年,邱蔚六教授受聘上海第二医科大学学术委员会副主任委员;1984~2001 年,邱蔚六教授受聘中华医学会上海分会理事、副会长、顾问。

1985 年　53 岁

邱蔚六教授尝试经关节镜滑膜下硬化疗法治疗习惯性颞下颌关节脱位取得成功,并荣获国家发明奖;之后,又被国外专著明确引用,并为以后开展的口腔颌面微创外科奠定了坚实基础。他还在国内大力推广唇腭裂的综合序列治疗,强调早期手术(腭裂1岁以内),并配合早期正畸及语音训练,取得了显著的疗效。1万余例唇腭裂手术无一例死亡;术后腭裂穿孔率低于5%,均处于世界先进水平。

1月,邱蔚六教授被批准成为国务院学位委员会医学学科评议组第二批成员,并兼任第三召集人。邱蔚六教授连做了三届(第二至第四届)医学学科评议组成员兼任第三召集人和第一召集人(口腔医学组)。

4月,邱蔚六教授和"恩师"张锡泽教授应邀到美国参加为期三周的口腔颌面外科学术考察学习。

5月,邱蔚六教授被批准成为第二批博士生导师。九院是第一批博士点。

12月,中国头颈外科学会在沈阳宣告成立。李树玲教授任会长,邱蔚六教授和费声重教授任副会长。第一次学术会议于1986年在沈阳召开。共有600位代表与会,其中口腔医学专家占三分之二。这个学会挂靠在中国抗癌学会,又称"头颈肿瘤专业委员会",每两年举行一次学术活动。

1985~2002年,邱蔚六教授受聘国务院学位委员会学科评议组成员、临床Ⅱ组、口腔医学组召集人;1985年至今,邱蔚六教授受聘中国抗癌协会理事、头颈肿瘤外科专业委员会副主委、主委、名誉主委。

1986 年　54 岁

5月,在中华医学会口腔分会下面成立了口腔颌面外科学组。邱蔚六教授是口腔颌面学组发起人,也是第一任组长。口腔颌面学组每四年举行一次学术大会。1996年,中华医学会独立了,口腔颌面外科学组成为了二级分会,自然而然地变成了"口腔颌面外科专业委员会",邱蔚六教授任主任委员,这个头衔一直担任到 2006 年。

1986~1990 年,邱蔚六教授受聘上海市科委医学专业组委员。

1987 年　55 岁

5 月,邱蔚六教授应邀参加在韩国首尔举所的亚太牙科学术年会,并在会上作学术报告,介绍中国口腔颌面外科的现状和未来。

1987 年,邱蔚六教授受聘 American society of TMJ Surgeons(国际牙科研究会和美国颞下颌关节外科学会会员)。

1987 ~1995 年,邱蔚六教授受聘上海市抗癌协会理事、顾问。

1988 年　56 岁

美国口腔颌面外科学会会长邀请邱蔚六教授参加旧金山美国第 71 届口腔颌面外科学术大会。在这之前,美国颞下颌关节学会邀请邱蔚六教授于 1987 年 8 月赴美国参加学术会议,并特约邱蔚六教授在大会上介绍针刺麻醉应用于颞下颌关节强直手术在中国开展的情况。

10 月,邱蔚六教授应邀参加美国第 71 届口腔颌面外科年会。他在这次大会上作了题为《头颈部肿瘤的处理——中国的经验》的专题报告,向与会同行介绍了中国口腔颌面外科在处理头颈部肿瘤方面的经验和体会,引起了国际上的注意。这也是中国医师第一次在美国的口腔颌面外科年会上作专题报告。

1988 年至今,邱蔚六教授受聘上海生物医学工程学会常务理事、顾问。

1989 年　57 岁

10 月,邱蔚六教授与美国 HOPE 基金会发起组织在上海举行第一届国际口腔颌面外科会议,并于 10 月成功举行。包括欧美和东南亚国家和地区的近 600 位专家与会。这是中国第一次举办的国际口腔颌面外科盛会。

9 月,邱蔚六教授荣获"全国优秀教师"称号。

1989~1996 年,邱蔚六教授受聘全国牙病防治指导组委员、副组长。

1990 年　58 岁

邱蔚六教授和戴尅戎教授作为日本国际记忆合金医学学会(I-ASMU)发起人参加这个学会,并由邱蔚六教授任该学会副会长。日本国际记忆合金医学学会于 1992 年在上海举行了"第四届国际种植学术研讨会",时任九院院长的邱蔚六教授作为大会主席在会上作了主旨演讲,受到国际同行的关注和好评。

1990~2000 年,邱蔚六教授受聘卫生部高等医学教材口腔医学评审委员会副主委。

1991 年　59 岁

2 月,从大洋彼岸的美国寄回一封精美的新年贺信,一位 41 年前由邱蔚六教授主刀的全上颌骨切除手术的患者张叔强再次表达了无尽的感激,并附上一张他参加夏威夷马拉松比赛的照片。他在信中提到:"今年年初我在美国夏威夷医院复查时,美国医生问我:'是美国哪家医院、哪位医生治愈你的?'当我告诉美国医生是在中国上海第九人民医院口腔颌面外科邱蔚六教授治愈时,他发出了惊叹:中国医生太了不起了!……"于是,美国夏威夷医院特地发出邀请函,恳请邱蔚六教授去美国交流、讲学。

从这一年起,邱蔚六教授享受国务院颁发政府特殊津贴待遇。

邱蔚六教授受聘日本口盍裂学会会员。

1992 年　60 岁

1992 年,邱蔚六教授受聘国际口腔颌面外科医师学会(International

Association of oral and maxillofacial surgeons, IAOMS) 理事。

1993 年　61 岁

5 月,邱蔚六教授专程赴美国夏威夷医院参加口腔颌面外科交流、讲学活动。

1996 年　64 岁

9 月 8 日,邱蔚六教授收到来自大洋彼岸的美国的国际口腔颌面外科医师学会(IAOMS)主席 Rudoif　Fries 教授和秘书长 Johu F.Helfrick 教授联名发来的邀请中国口腔颌面外科学会正式加入国际口腔颌面外科医师学会(IAOMS)的通知函。

9 月,邱蔚六教授荣获"上海市优秀教师"称号。

1996 年至今,邱蔚六教授受聘中华口腔医学会副会长、名誉会长;口腔颌面外科专委会主任委员、顾问。

1997 年　65 岁

5 月,邱蔚六教授荣获"上海市劳动模范"称号。

1997~2004 年,邱蔚六教授受聘全国临床医学专业学位教育指导委员会委员。

1998 年　66 岁

1998~2002 年,邱蔚六教授受聘全国博士后管委会第 4、5 届专家组成员。

主编《口腔颌面外科理论与实践》出版。

1999 年　67 岁

5 月 8 日,在千禧年即将到来之际,在美国华盛顿举行的第 14 届国际口腔颌面外科医师学会(IAOMS)理事会上,中华口腔医学会口腔颌面外科专业委员会以中国口腔颌面外科学会（CSOMS）的名义正式加盟为 IAOMS 正式成员，并获得一个理事席位。邱蔚六教授成为中国在该学会中的第一位理事。由此，中国口腔颌面外科融入了国际大家庭，完成了邱蔚六教授 25 年来"走出中国、走向世界"的心愿。

邱蔚六教授第二次受聘国际口腔颌面外科医师学会（International Association of oral and maxillofacial surgeons，IAOMS）理事。

2001 年　69 岁

12 月 12 日，邱蔚六教授光荣地当选为中国工程院院士。这是我国口腔医学界首位中国工程院院士。当天，时任中国工程院主席团执行主席、中国工程院院长宋健发来贺信："祝贺邱蔚六教授当选为中国工程院院士！"

2001 年至今，邱蔚六教授受聘上海市临床口腔医学中心主任、名誉主任。

2002 年　70 岁

由邱蔚六院士主编的《口腔自我保健丛书》儿童篇、外科篇、正畸与美容篇、黏膜和牙周病篇、镶牙篇等一套 6 本书由人民卫生出版社出版。

2002 年至今，邱蔚六教授受聘上海交通大学医学院顾问委员会委员。

2003 年　71 岁

邱蔚六教授受聘上海市科学奖励委员会委员。

2004 年　72 岁

邱蔚六教授荣获首届中国医师——扬子杯奖和 2004 年度全国卫生先进工作者荣誉称号。

邱蔚六教授受聘国家科技进步奖评审委员会委员。

2005 年　73 岁

2005 年至今,邱蔚六教授受聘上海市口腔医学重点实验室学术委员会主任委员、顾问。

2006 年　74 岁

在显微外科发展初期,邱蔚六院士就提出"探索和发展头颈肿瘤显微外科。"他认为,显微外科被认为是整复外科的第三次飞跃,也是21 世纪医学的瑰宝之一。他率先将这一技术引进到了口腔颌面外科领域。就这样,肿瘤切除后,缺损部位修复的难题得到了进一步的解决。他率领他的团队利用显微外科技术,先后完成了肿瘤术后缺损立即组织移植修复术 4000 余例,成功率达到 98% 以上。其科研成果分别 3 次获得卫生部、上海市科学技术进步奖以及国家发明三等奖。由于注重肿瘤根治与功能重建并举,邱蔚六教授和他的团队建立了一套口腔颌面部肿瘤的综合序列治疗模式,从而使口腔鳞癌的 5 年生存率达 65% 以上,涎腺癌的 5 年生存率在 70% 以上。

2008 年　76 岁

5 月 22 日至 25 日,邱蔚六院士作为大会主席组织了第 12 届国际口腔癌大会(ICOOC),吸引了来自 27 个国家和地区的 200 多位专家学者聚集上海。这届国际口腔癌大会,紧贴口腔颌面外科医学发展的形势和任务,关注学界发展热点,为国内外口腔颌面外科医学工作者搭建了充分交流的平台,形成了独特的品牌效应。

由邱蔚六院士主编的《邱蔚六口腔颌面外科学》出版。

2009 年　77 岁

5 月 27 日,邱蔚六教授荣膺国际口腔颌面外科医师学会最高奖项——"杰出会士奖"。该奖项相当于口腔颌面外科领域的诺贝尔奖，用于表彰奖励在口腔颌面外科医疗科研事业中作出突出贡献的优秀口腔颌面外科医师。在此前，全球只有五人获得过这一目前世界口腔颌面外科领域的最高荣誉奖项，而在亚洲，邱蔚六院士则是第一人。

2009年，邱蔚六教授受聘国际牙科研究会会员（International Association of Dental Research，IADR）。

2010 年　78 岁

中国睡眠呼吸学会给中国工程院院士邱蔚六教授颁发了终身成就奖。这是一项创新项目，它整合了口腔颌面外科的先进技术。

2010年，邱蔚六教授第二次受聘 International college of dentists（F.I.C.D）（M.I.C.D）（国际牙医学院院士、大师）。

2011 年　79 岁

年近八旬的邱蔚六院士与相濡以沫的妻子王晓仪教授商定，决然将全家的积蓄100万元倾囊设立了"口腔颌面外科奖励基金"，并于2012年开始运作。"邱蔚六口腔颌面外科医学奖"由中华口腔医学会管理，设华佗奖、杰出贡献奖和曙光奖三个奖项，每两年评选一次，每个奖项各评选一名。其中，华佗奖相当于终身成就奖，奖励在研究或应用领域作出突出贡献的资深专家；杰出贡献奖奖励在前沿基础和临床研究中，取得重大突破并产生一定社会效益的领军人物；曙光奖奖励年龄45岁以下，在医学基础或临床转化研究中取得突出成绩的杰出青年专家。

九院成立了包括由院长张志愿教授在内的15位博导组成的"邱蔚六院士工作室"，旨在带领和培养中青年医师传承邱蔚六院士高尚医德、精湛医术和坚忍执着勇攀医学高峰的崇高精神；侧重在口腔颌面头颈肿瘤学科领域实现科研创新，普及和提高我国口腔颌面外科整体水平。

2012 年　80 岁

9 月 28 日,中华口腔医学会举行首届"邱蔚六口腔颌面外科医学奖"颁奖仪式,武汉大学口腔医学院李金荣教授、第四军医大学口腔医学院刘宝林教授荣获"华佗奖";上海九院院长张志愿教授荣获"杰出贡献奖";武汉大学口腔医学院尚政军教授荣获"曙光奖";南京大学口腔医学院韩伟博士和西安交通大学口腔医学院阿里木江·吾守博士荣获"邱蔚六青年医师奖"。

下半年,老院长邱蔚六教授建议成立口腔颌面外科学系,将口腔颌面外科在体制上进行大刀阔斧的改革,并细分成三个独立科室,即:口腔颌面 - 头颈肿瘤科(含内科、外科和放射治疗科);口腔颅颌面科(含正颌外科、正颌正畸科、睡眠呼吸科、数字医学导航外科等);口腔外科(含牙槽外科、颞下颌关节外科、面部神经科、非典型面痛科、面瘫科等)。最后,医学院和九院采纳了这一建议。三个独立科室成立不到一年,大家积极性都很高,其中有两个新科室举办了"东方医学论坛"。

2013 年　81 岁

5 月,九院邱蔚六院士工作室被市总工会授予上海市"劳模创新工作室"。

2014 年　82 岁

9 月,第二届"邱蔚六口腔颌面外科医学奖"颁发。第四军医大学口腔颌面外科学教授丁鸿才荣膺"华佗奖",北京大学口腔颌面外科教授俞光岩和上海交通大学口腔颌面外科教授何悦分获"杰出贡献奖"和"曙光奖"。

11 月,邱蔚六院士获"中国口腔医学教育杰出贡献奖"。

中山医科大学授予邱蔚六院士"名誉博士"学位。

另外,邱蔚六教授分别被南京大学、同济大学、四川大学、郑州大学、南京医科大学、第四军医大学、中山医科大学、河南医科大学、遵义医学院、佳木斯医学院、内蒙古医学院、新疆医科大学、广西医科大学、江西医学院和日本大阪齿科大学聘为兼职顾问、名誉教授。

2015 年　83 岁

9 月,邱蔚六院士获"中国抗癌协会头颈专业委员会终身成就奖"。

3 月,上海交通大学授予邱蔚六院士"荣誉讲席教授(Honorary Chair Professor)"。

9 月,邱蔚六院士主编的《口腔颌面 - 头颈外科手术学》获第 28 届华东地区科技出版社优秀科技图书一等奖。

7 月,邱蔚六院士《口腔癌基因表达谱和诊治靶点基因的基础和临床》获上海医学科技奖二等奖。

2016 年　84 岁

10 月,《超声热疗系统在头颈部恶性肿瘤综合治疗中的应用研究》获中国抗癌协会科技二等奖。

2017 年　85 岁

4 月,邱蔚六院士获中国医疗保健国际交流促进会颅底外科分会颁发的"中国颅底外科杰出贡献奖"。

4 月,邱蔚六院士获中华口腔医学会颁发的"口腔颌面肿瘤治疗终身成就奖"。

4 月,邱蔚六院士获中国医疗保健国际交流促进会颅底外科分会颁发的"中国颅底外科杰出贡献奖"。

4 月,邱蔚六院士获中华口腔医学会颁发的"口腔颌面肿瘤治疗终身成就奖。"

附录二:邱蔚六部分论著、获奖成果目录

一、著书

1. 张锡泽(第 1、2 版)、邱蔚六主编《口腔颌面外科学》(第 1~6 版)人民卫生出版社,1980~2004 年;

2. 邱蔚六主编《口腔颌面外科临床手册》(第 1、2 版)人民卫生出版社,1986 年、2001 年;

3. 邱蔚六主编《口腔医学进展讲座》上海科技出版社,1992 年;

4. 邱蔚六主编《口腔颌面外科手术图解》江苏科技出版社,1995 年;

5. 邱蔚六主编《口腔颌面外科试题及题解选编》安徽大学出版社,1996 年;

6. 邱蔚六主编《口腔颌面外科理论与实践》人民卫生出版社,1998 年;

7. 邱蔚六主编《常见口腔疾病诊治图谱》山东科技出版社,1997 年;

8. 邱蔚六主编《口腔颌面外科理论与实践》人民卫生出版社,1998 年;

9. 邱蔚六主编《口腔颌面外科临床手册》(第 2 版)人民卫生出版社,2001 年;

10. 邱蔚六主编《口腔颌面外科临床解剖学》山东科技出版社,2002 年;

11. 邱蔚六主编《颌面颈部影像医学图鉴》山东科技出版社,2002 年;

12. 邱蔚六主编《老年口腔医学》上海科技出版社,2002 年;

13. 邱蔚六主编《口腔病防治丛书》(6 本)人民卫生出版社,2002 年;

14. 邱蔚六主编《外科并发症学》世界图书出版公司,2003 年;

15. (邱蔚六主编《邱蔚六口腔颌面外科学》上海科技出版社, 2008 年;

16. 邱蔚六主编《口腔医学精粹丛书》共 15 本中国出版集团公司 兴界图书出版公司,2013 年;

17. 邱蔚六和吴煜农主编《中华手术彩图全解 口腔颌面外科手 术彩色图解》江苏出版社,2013 年;

18. 邱蔚六主编《邱蔚六院士集》人民军医出版社。该书是《中 国医学院士文库》之一,2014 年;

19. 邱蔚六主编《口腔颌面 - 头颈外科手术学》安徽科技出版社, 2014 年;

20. 邱蔚六主编《口腔颌面头颈部创伤》,湖北科技出版社,2016 年

21. 邱蔚六主编《中华医学百科全书·口腔医学类》协和医科大学 出版社。

二、参编书籍

1.《整复外科学》;

2.《张涤生整复外科学》;

3.《百科全书——口腔分卷》;

4.《中华口腔科学》;

5.《口腔疾病防治学》;

6.《针刺麻醉》;

7.《中西结合肿瘤学》;

8.《肿瘤学》;

9.《头颈肿瘤学》;

10.《现代头颈肿瘤外科学》；

11.《新编头颈肿瘤学》；

12.《实用口腔颌面外科学》；

13.《现代显微外科学》；

14.《颌面显微修复外科学》；

15.《口腔颌面外科手术学》；

16.《口腔科学进展 2002》；

17.《口腔科学进展 2005》；

18.《名医大会诊》。

三、获奖成果

1. 1980 年"颅颌联合切除术"获卫生部重大科技成果乙等奖（相当现科技进步二等奖）；

2. 1981 年"口腔颌面肿瘤缺损修复"获上海市科技进步三等奖；

3. 1988 年"骨肌皮瓣修复面下部缺损"获卫生部科技进步三等奖；

4. 1988 年"双侧同期颈清扫术"获上海市科技进步三等奖；

5. 1989 年"针刺麻醉研究"获国家医药局科技进步二等奖；

6. 1990 年"唇腭裂的综合治疗"获上海市科技进步二等奖；

7. 1992 年"涎腺癌的病理研究"获国家教委科技进步三等奖；

8. 1993 年"TMJ 滑膜下注射"获卫生部科技进步三等奖；

9. 1994 年"腭颌一期整复术"获上海市科技进步三等奖；

10. 1995 年"ACC 化疗研究"获国家教委科技进步三等奖；

11. 1995 年"Tca-8113 细胞系的建立"获国家教委科技进步一等奖；

12. 1996 年"游离皮瓣软腭再造"获国家发明奖三等奖；

13. 1996 年"功能性整复外科"获卫生部科技进步三等奖；

14. 1996 年"DNL 细胞研究"获国家教委科技进步三等奖；

15. 1996 年"经关节镜滑膜下注射研究"获 国家发明四等奖；

16. 1996 年"血管瘤栓塞治疗"获上海市卫生局科技进步二等奖；

17. 1997 年"参阳方研究"获上海市卫生局科技进步二等奖；

18. 1997 年《口腔颌面外科学》(第 3 版)获卫生部著作三等奖；

19. 1998 年《头颈肿瘤学》获卫生部著作二等奖；

20. 1999 年"颅颌手术远期疗效"获上海市科技进步二等奖；

21. 1999 年"诱导化疗的研究"获江苏省科技进步一等奖；

22. 1999 年《实用口腔病诊治图谱》获北方 10 省市优秀图书著作二等奖；

23. 2002 年"立即整复与放疗"获国家教委科技进步二等奖；

24. 2002 年《口腔颌面外科学》(第 4 版)获国家教委著作一等奖；

25. 2004 年获何梁何利基金科技进步奖；

26. 2007 年《口腔颌面部根治术后缺损的形态与功能重建》获国家科技进步二等奖。

四、主要代表性论文

1.《颅颌面联合切除术治疗晚期口腔颌面恶性肿瘤》，1979 年《中华口腔科》杂志；

2.《全额及隧道皮瓣在整复口腔颌面缺损中的应用》，1983 年《中华口腔科》杂志；

3.《中西结合治疗晚期口腔颌面恶性肿瘤》，1983 年《上海中医药》杂志；

4.《Evaluation of free flaps transferred by microvascular anastomosis in oral & maixillofacial surgery》1984 年 J Reconstra microsurg；

5.《小血管吻合游离组织移植在口腔颌面外科应用的评价》1985 年《中华口腔医学杂志》；

6.《颞下颌关节真性强直伴重度呼吸障碍的同期手术处理》1985 年《中华口腔医学杂志》；

7.《Treatment of Cleft Lip and Palate》1991 年 Chinese Med . J.

8.《治疗性颞下颌关节镜外科的临床应用》1998 年《中华口腔医学》杂志；

9.《Development of Oral and Maxillofacial Oncology in China》2003 年 Chinese Med.J.。

另外,邱蔚六教授受聘国内学术杂志职务有:《上海口腔医学》主编、顾问;《中国口腔颌面外科杂志》主编;《中华口腔医学杂志》副主编、顾问;《口腔颌面外科杂志》副主编、顾问;《Chinese J . of Dental Research》副主编(曾任);《Int. J. Oral Science》编委。

其他《上海医学》《上海生物医学工程杂志》《现代口腔医学杂志》《中华耳鼻咽喉科杂志》《口腔医学》《临床口腔医学杂志》《口腔医学纵横》《实用口腔医学杂志》《世界医学》《中国现代医学进展》《上海第二医科大学学报》《华西口腔医学杂志》《国外医学文摘口腔医学分册》《修复与重建外科杂志》《新药与临床》《北京口腔医学》《广东牙病防治杂志》《中国口腔医学年鉴》《耳鼻咽喉头颈外科杂志》《中国耳鼻咽喉颅底外科杂志》《中国口腔种植学杂志》《中国家庭医学研究》《现代诊断与治疗》《中国社区医学》《中华国防医学杂志》《诊断学理论与实践》《中国颅颌面外科杂志》《中国口腔医学研究》《实用肿瘤杂志》《家庭用药》和《Oral oncology》《Hong Kong J . of Dentistry》《The lance》等杂志编委(含名誉、特邀编委)。

内容提要

　　该书叙述了中国口腔医学界泰斗邱蔚六院士半个多世纪的传奇的故事,记录了邱蔚六院士谱写的半个多世纪阔步前进的闪光足迹。因此,它又是一本可供人们参阅、借鉴、学习的教材和一本通俗读本;更是一曲中国口腔颌面外科发展的壮歌,一本激励后人的励志书籍。

　　该书真实而展示了邱蔚六院士不寻常的悬壶济世的大师风范;用翔实的事实,记述了邱蔚六院士风雨同舟、艰苦创业那令人震撼和鲜为人知的人性光辉;展示了邱蔚六院士开创"中国式"口腔颌面外科的峥嵘岁月那锐意进取和大医精诚的医者风范;谱写了邱蔚六院士可歌可泣的动人乐章。

后　记

　　东海之滨,浩瀚浦江,奔腾不息。

　　有着 95 年悠久历史的上海交通大学医学院附属第九人民医院,这个黄浦江母亲河膏腴滋润的共和国三甲医院的骄子,曾培养出张涤生、邱蔚六、戴尅戎和张志愿 4 位中国工程院院士。其中,邱蔚六院士是我国口腔医学界首位中国工程院院士,他的学生张志愿教授是我国口腔医学界第二位中国工程院院士。2013 年 7 月中旬,应受时任上海交通大学医学院附属第九人民医院院长张志愿教授之托,当今日出版社社长兼总编辑沈惠民先生将采访撰写中国工程院院士人物传记《邱蔚六传》这一光荣任务交给我时,自己深深地感到肩上的担子沉甸甸的。因为邱蔚六院士是一位令人高山仰止的大师,要完整准确地勾勒出邱蔚六大师丰富的人生内涵、可歌可泣的奋斗历程和辉煌业绩,并不是一件容易的事情。如何将这本人物传记写好,不辱使命,是一项重中之重的采写工作。

　　邱蔚六院士从医半个多世纪以来,把青春泼洒给这片火热的土地,把理想奉献给这崇高的事业,把智慧倾注给医疗岗位。他用饱满激情和聪明才智谱写共和国口腔颌面外科史册新的篇章,用昂扬斗志挺起口腔颌面外科学科的脊梁。他敢于突破医学"禁区"而取得的累累硕果,反映了这个伟大时代的主旋律。

　　采访从最炎热的酷暑季节开始。2013 年上海遭遇了有记载的气象历史以来高温最多的一年,35 摄氏度以上的高温天气多达 38 天。8 月 7 日是农历节气的"立秋",但上海却出现了气象史上最热的一天。当天上海最高温度高达 40.8 摄氏度。这是上海 140 年气象史上的最高温度,打破了当夏刚刚创出的 40.6 摄氏度的历史新极值。采访就集中在七八月份的盛夏高温天,每周三至周五上午在九院十号楼 8 楼办公室,倾听这位耄耋之年的邱蔚六院士与我促膝畅谈,他对我讲述了许多不曾告诉过别人的人生经历和鲜为人知的感人故事。同时,在邱府采访了邱蔚六院士的大学同窗、九院同事的妻子王晓仪教授近 60 年来互敬互爱、相濡以沫、荣辱与共的爱情故事。

走近大师,感悟大师的风范,从大师身上,我体味到了很多,邱蔚六院士是我最景仰的医学大师。作为作者,要做的就是展现真实、生动和栩栩如生的大师形象。正是邱蔚六大师那一个个生动感人的故事,成为我奋笔疾书的激情和动力源泉。书稿写成后,邱蔚六院士从百忙中审稿、修改,提出了许多宝贵的建议。同时,爱好摄影的邱蔚六院士为本书精心地挑选了大量的照片并认真撰写文字说明。他和我成了忘年交。这是一种缘分,我深感荣幸。

时任九院院长的张志愿院士、时任九院院长(现任上海交通大学党委副书记、上海交通大学医学院党委书记)的范先群教授、院党委书记沈国芳教授,时任上海交通大学医学院党委副书记(现任上海新华医院党委书记)的唐国瑶教授,九院副院长(现任上海交通大学医学院副院长)的吴正一、邱蔚六院士的秘书王琪赟、九院党委宣传委员徐英,中国工程院院士传记编撰出版办公室审读老师葛能全、郑召霞和郭永新,今日出版社社长兼总编辑沈惠民,人民卫生出版社编辑为本书的出版做了许多工作,在这里躬上我最真诚的谢意!

邱蔚六院士的秘书王琪赟、九院原档案科科长陈祖亮在采访工作中给予了我很大的帮助,使我从他俩这里了解到大量的细节和第一手材料。王琪赟秘书还承担了邱蔚六院士书稿修改的打字工作。葛能全和郑召霞老师对书稿提出了宝贵的修改意见。在此,我要向王琪赟、陈祖亮和葛能全三位献上由衷的谢意和歉意! 同时,要特别感谢原上海第二医科大学校长、世界卫生组织医学官员、现上海交通大学医学院顾问王一飞教授为这本书作序。

2016年7月8日8时，当上海外滩那高耸的海关大钟奏响《东方红》报时音乐和清脆悦耳的钟声回荡在黄浦江畔时，我的倾情之作终于完成了。这悠扬的钟声总能触动人们内心的心弦，激起阵阵涟漪。

《邱蔚六传》，以传记文学的体裁叙述了中国口腔医学界泰斗邱蔚六院士半个多世纪的传奇的故事，记录了邱蔚六院士谱写的半个多世纪阔步前进的闪光足迹。因此，它又是一本可供人们参阅、借鉴、学习的教材和一本通俗读本；更是一曲中国口腔颌面外科发展的壮歌，一本激励后人的励志书籍。

愿《邱蔚六传》的出版可告慰无数为中国口腔颌面外科的发展和崛起付出心血的前辈们，中国口腔颌面外科的后来人一定能传承你们的仁爱之心、仁心之术，薪火相传。

严伟明

2016年7月8日

作者简介

严伟明，毕业于复旦大学新闻专业。1986年起从事新闻工作，当过记者和编辑，曾任上海经济报新闻部主任和总编办公室主任；上海广播电视台（SMG）资深媒体人；兼任今日出版社副总编辑。在三十年笔耕生涯中，写下了近三百万字各种体裁的新闻作品。其中，《丢掉的手帕何时捡起来》《西气东输竞标烽烟起》《宝钢直面反倾销：胜诉率近九

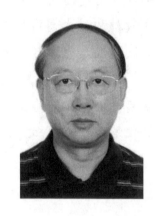

成》《上海上市公司50亿国资年内重组》《宝钢：重振山河今更强》《19.87元："红领巾"与宝钢20年情缘》《同舟共济渡难关——上海企业急援全国抗非纪实》《上海电力：用心塑造城市精神的亲民使者》等10余篇作品分获华东经济信息报刊好新闻竞赛一等奖、上海新闻奖、上海优秀新闻作品奖和"中华环保世纪行"（上海）好新闻一等奖；个人还荣获上海新闻界抗击非典新闻宣传优秀记者奖。

近年来，撰写出版的长篇报告文学集和人物传记和散文集有：《梦飞蓝天》《生命开始的地方》、《海立：冷暖二十年——一个记者眼中的上海日立》《新华60年——一位记者眼中的上海新华医院》《剑胆琴心 上下求索 邱蔚六》《东海瀛洲》等。